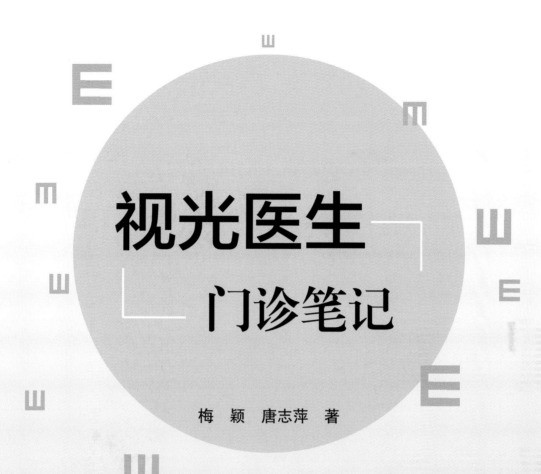

视光医生
门诊笔记

梅　颖　唐志萍　著

人民卫生出版社

图书在版编目（CIP）数据

视光医生门诊笔记/梅颖,唐志萍著. —北京:人民卫生出版社,2017

ISBN 978-7-117-24188-5

Ⅰ. ①视… Ⅱ. ①梅… ②唐… Ⅲ. ①屈光学－基本知识 Ⅳ. ①R778

中国版本图书馆 CIP 数据核字（2017）第 035762 号

| 人卫智网 | www.ipmph.com | 医学教育、学术、考试、健康，购书智慧智能综合服务平台 |
| 人卫官网 | www.pmph.com | 人卫官方资讯发布平台 |

视光医生门诊笔记

著　　者：梅　颖　唐志萍
出版发行：人民卫生出版社（中继线 010-59780011）
地　　址：北京市朝阳区潘家园南里 19 号
邮　　编：100021
E - mail：pmph @ pmph.com
购书热线：010-59787592　　010-59787584　　010-65264830
印　　刷：北京铭成印刷有限公司
经　　销：新华书店
开　　本：787×1092　1/16　　印张：15　　插页：14
字　　数：365 千字
版　　次：2017 年 3 月第 1 版　　2024 年 2 月第 1 版第 14 次印刷
标准书号：ISBN 978-7-117-24188-5/R · 24189
定　　价：48.00 元

打击盗版举报电话：010-59787491　　E-mail：WQ @ pmph.com
（凡属印装质量问题请与本社市场营销中心联系退换）

序　一

　　近十多年来，尽管我国眼视光学已显示出快速发展的态势，但发展还不均衡，尤其从业人员比较匮乏，专业水准和程度也参差不齐。目前我国教育部公布的获得五年制本科眼视光医学专业教育资质的仅有五所医科院校，分别是：温州医科大学、天津医科大学、福建医科大学、南京医科大学、山东中医药大学。但是除温州医科大学外，另外 4 所大学是 2015 年才获得相关的教育资质的，也就是说至少还有 4～5 年才能迎来一批具备一定专业化程度和水平的眼视光医生。而目前视光行业却急需高素质、高技能的人才，现有的从业者也需要规范的继续教育才能跟上眼视光学的快速发展，以满足市场的需求。

　　梅颖医师具有临床医学本科和眼视光学硕士的教育背景。他毕业后一直在眼视光医学临床一线工作，这些年来，他总结提炼临床中的技能、知识，并以微博、博客、微信公众号的方式在同行中传播这些经验和知识。他的文章对一些视光技能、知识还薄弱的基层视光师和眼镜店人员有较大的帮助，对行业的发展有一定的贡献，也是对视光学教育的补充和贡献，日积月累，他一直坚持分享心得体会，也拥有了相当多的粉丝，获得了同行的认可。2015 年梅颖医生通过严格的层层筛选和审核，脱颖而出，进入了中国眼视光英才计划 - 明日之星项目，成为第一批学员。在明日之星项目中，他接受国际视野、多元化、领导力等多维度的培训，与此同时他萌发了把自己日常学习、记录的视光学临床笔记出版成书的想法。当他把这个想法告知于我时，我很是欣赏和支持这个想法，我认为乐于分享的精神是要大力倡导的。

　　在视光诊疗活动中常常会遇到很多问题，从业者需要不断阅读文献学习，经常参加学术会议以更新知识，尤其对于初入行者，这是一个艰苦而漫长的过程。而我们现在看到的正是梅颖医师总结自身多年来的从业经验，以笔记的形式向读者展示他在日常临床工作中的点滴思考和积累，内容非常贴近临床，而且行文通俗易懂，图文并茂。相信本书将会是现行视光学教程的良好补充。

　　在视光学的快速发展过程中，我们需要更多的像梅颖一样的优秀医生来助力眼视光学科、行业的建设和发展。

温州医科大学附属眼视光医院　瞿　佳
2017 年 1 月

序　二

梅花香自苦寒来

一

有幸拜读过梅颖主任的专著和视光博文，更欣喜的是他的又一本新书即将出版，一本原创的书，凝聚点点滴滴的思考和实践，让我特别赞佩。

6年多前我初识梅主任，是2010年4月我院第十届国际眼科及视光学学术会议（COOC）期间，我特别去"近视防控专场"表达支持，恭听梅主任演讲"建立屈光发育档案对儿童屈光不正防控的有效性研究"。瞿小妹教授和褚仁远教授2009年在中华眼科杂志发表"建立儿童屈光发育档案是预防近视的基础步骤"为儿童近视防控提出思路，COOC上梅主任的讲座融合他和团队自己的实践特色，使更多人分享经验与体会，我非常称赞。

更让我称赞不已的是，这些年来梅主任一直笔耕不辍，将他日常的视光实践和思考凝结成文，通过互联网传播给更多的视光同行和眼科同行。一个个视光临床案例分析，展示了梅主任对视光学的精深的理解和创新实践，也反映了一位优秀的视光学人才学以致用、活学活用的学习和成长的历程。

眼视光学是一门在实践中不断发展的科学，眼视光人才在不同时代也有不同的炼成模式。梅主任作为辛勤耕耘视光一线的青年才俊，多年来并没有在传统的大医院大眼科，而是在"非主流"的轨迹上创出自己的新路。行之愈笃，则知之益明，梅主任精湛的视光临床技能，出色的接触镜特殊验配技术，既来自于积累，更来自于勤奋，更在于他抱有远大理想，对视光学前沿的新知识和新技术孜孜以求，同时脚踏实地，对每一个病例都专注，对每一双眼睛都敬畏，对每一次验光都视若初次积极思考。

我期待这本重点聚焦视光学知识、概念、方法以及特殊角膜接触镜验配的新书早日面世，我也相信这本视光技术的临床应用的书，必对所有视光从业者有较大裨益，不仅仅是眼视光医生和眼视光领域的学生，也包括眼视光教师、研究者和管理者。

二

视光学是眼科诊疗的起点，也是视觉健康的基础守护者，在我国的需求极大，且存在着极大的不均匀性。互联网为视光学的发展带来极大的成长性空间，有志于眼视光的青年从业者，一定会从梅主任身上学习到那些可贵的品质，积极向上，深耕细耕，心无旁骛，厚积薄发。现在和未来，视光学的好大夫也须是互联网的好大夫，梅主任在互联网上的视光学医教和科普探索，也是学习的榜样，当许多人不知分答是什么的时候，梅主任已经用分答分享近视知识给需要的人们。我把之前我写的小文与梅颖主任共勉，作为序的一部分。

三

每一个大夫都想做一个好大夫，我在银川好大夫论坛获颁"年度好大夫"时，却不免惶恐。我知道我付出不懈的努力去帮助人，即使对网络上素不相识的患者也毫不犹豫施与援手，这是一个大夫的本分，但我深知以好大夫的标准来衡量，我的差距并不是一点点。后来我看到奖状，"感谢您 2016 年通过好大夫在线平台对患者提供的无私帮助"，我稍稍舒然，这是褒奖付出辛劳的过程。

与我获得的其他很多奖项不同的是，诚然我已被好大夫网站连续三年评为年度好大夫，但我从来没有递交过任何申报材料。2015 年度，我的团队瑛美和克博士也获奖，我们在北京一起领奖合影，我那时问网站工作人员，我是怎么获奖的，他们只说是网站统计出的结果。或许网站有它自己的一套评价体系和方法，正好我平时的劳作和患者反馈与它合拍，就获得好大夫的"好大夫"称号。

看看自己周围，德才兼备的好大夫多不胜数。怎样的好大夫是真正的好大夫呢？比如我看到的前辈中有很多好大夫，没有一个没有慈怀恻隐之心的，也没有一个不掌握精湛的医术。我看到的好大夫，有一些同道有着极为深厚的科学素养，并有艺术缪斯的指尖垂青，是真正的良医中的良医，还有一些，更是治未病的上医的品质与修为，特别用心地致力于防病和疾控，就算当下看不出防控的端倪，也仍然全力以赴，钻研精深。

好大夫需要掌握扎实的医学知识，保持理论与实践的最及时最密切的结合。好大夫"医者父母心"是面向病痛者的仁慈爱心，不允许在诊疗的时候被金钱和权势左右，从内心尊重和爱护到每一位患者，不分贵贱亲疏，不论他来自遥远贫苦的农村，还是来自富贵腾达的都市。好大夫来自临床实践的修行，所谓临床，就是天天在患者床边和身边，观察，观察，边治疗边观察，随时修正，确保每一片药，每一滴眼药水，都发挥最大成效。但凡面对患者，好大夫总会深心凄怆，对于那些疾患者，不仅仅诊疗生理疾病，还要主动去为患者拂去心理的痹痛。

最重要的固然是医术，是做一名好大夫的前提。但当下，很多时候与其说一个大夫拥有精妙医术，不如说，一个大夫和他的团队拥有不一般的诊疗力量。现代医疗分工极其细致入微，与患者面对面的大夫可能只有一二个，背后支撑协作的医生、护士、技术员、科研人员是一大群，精准的医术，来自于科技转化的创新协力。诊疗的对象和疾病不一样，单兵作战的好大夫也比比皆是，手到病除，是每一个患者的期盼。

大夫也有无能为力的时候，事实上是很多时候无能为力。无论疾病是简单还是复杂，患者是主动还是被动，与医术同样重要的是，好大夫必须拥有一种能力，面对任何患者都保持礼貌和耐心的能力，面对任何同道都保持谦虚和尊重的能力，对任何器官和组织病变的干预都保持敬畏和慎独的能力。

从古至今，大夫看病一直是凭良心而行，隔行很难真正评判是好还是不够好。一个大夫的医术如何，医德如何，取决于一个大夫所在的时代和成长的土壤。内心勇于奉献，同行心悦诚服，患者沉甸甸口碑，这个标准始终如一。在互联网时代，好大夫的标准并没有改变，改变的是诊疗过程医患沟通、满意度评价的传播方程式，或也可说，改变的是医患社交模式。

互联网时代，当然需要互联网定义的好大夫，在新的互联网无边无界的医患社交模式中，好大夫的内涵是否深蕴未来之光？

　　活跃在微信微博和博客中的"网红"、"微红"大夫，相对于网络上"深居简出"的传统型医护人员，更容易获得广大患者的关注和评价。很多双肩挑的名医大家，由于其他事务繁重，或只服务顶级小样本，或开放门诊的时间实在太少，无法接诊亟待诊疗的更多患者，评分很高但诊量较少，诊后报到也注定较少。互联网的精髓是无边界，新一代患者需要的是跨越藩篱"有求必应"，好大夫在线这样的网站"好大夫"，有耕耘，就有收获。

　　任何一名大夫，无论在繁华大都市，还是在边陲小乡镇，无论是在等级森严的传统大医院，还是在分散的小医院，都不再重要，重要的是在网络上建立属于自己的个性化的医患交流的通道。更重要的是，无愧于做一名好大夫的初心，与更多患者建立一种健康长远的关系，而在互联网上，势必要接受更广阔的考验。

　　同时，一名大夫发挥被"单位"定型思维所束缚的看不见的光和热，对于社会对于患者是最好不过，对于医务人员自身的解放也是一种促进。对一名大夫，无论对其医疗服务的网络评论是否合理是否全面，由于互联网无边界的特性，患者的真实诉求和评价置于一个开阔的空间，经过时间过滤，客观上将更公平公正，超越传统体系和"单位人"的评估局限性。

　　当我在论坛现场，看到北京专家在线上开出第一张皮肤科的处方，那是一张法律许可的处方，我忍不住想，体制内"又红又专"高大上的大夫，将来也会更多地接地气，与更多网络患者握手。我也想到，有些学科的部分疾病，确可以在互联网上进行诊治，包括眼视光学中的近视验光配镜，近视手术后的复查等，当然也有前提。我还想到，我应该与更多人分享感受，特别要鼓励每一位年轻人主动拥抱网络医疗，因为年轻大夫和临床第一线的大夫包括住院医师是网络原住民，最适合在互联网医疗大潮中冲浪。

　　去年看到例子是江苏一位大夫，他在好大夫年度典礼现身说法，通过互联网在肺移植手术领域做出成绩，跨越他所在城市的边界。今年看到安徽的一位基层大夫，他在小儿生长发育领域的工作业绩远远超过他医院平台，他的数篇科普文都位居好大夫网站前列，阅读量接近百万。好大夫最直观的是咨询问答数量，真实反映患者的需求，不论是用药还是动刀，还是理性释疑，大浪淘沙，好大夫总会发光。

　　将来更多人会认同，与患者网络上的"近距离"真诚交流，即使是短暂的专业帮助，也非常重要非常值得。最朴素的话来自特鲁多，Trudeau 说，有时去治愈，常常去帮助，总是去安慰。未来的诊疗与咨询，不一定每次总在病床边，但一定，时常就在网络上。一个好大夫没有边界，一个好大夫的未来，SCI 论文、课题、职称……直接相关的是，实实在在地帮助到更多患者，同行和患者由衷尊重，焕发人性的光辉。

四

　　期待梅主任的新书，也期待他更进一步的开拓。本知他天分高明，性情颖慧，在视觉健康的路上，一路阳光。

复旦大学附属眼耳鼻喉科医院　周行涛
2017 年 1 月 30 日

前　言

有一次同行交流时有人问：你是怎么学习视光学的？我的回答是三个字——记笔记！不知不觉从事视光一线工作也有18年了，这些年来养成了记录有趣的、疑难的视光学临床案例的习惯，并且都及时地发布到我的新浪博客和微信公众平台——"梅医生的视光工作室"与同行们讨论分享。自2010年4月6日我在新浪博客写下第一篇博客文章以来，不知不觉已经发表了各类"网络笔记"580余篇，其中包括临床案例分析、临床思考总结、文献阅读笔记、视光学读书报告、学术会议参会总结、前沿的视光学知识和新进展、新研究分享等。日积月累，这些笔记赫然已形成了我的视光学学习成长日记——这就是我学习的秘密！

2015年、2016年我对这些"笔记"中关于硬性角膜接触镜的案例和心得的文章做了整理，分别在人民卫生出版社出版了《硬性角膜接触镜验配案例图解》和《硬性角膜接触镜验配跟我学》两本书，也非常荣幸地受到了很多同行的关注。闲暇之余，再回看这些文章，发现除了已发表的和接触镜相关的文章外，还有不少文字是可以整理出来与同行交流分享的，比如视光门诊的流程建设、规划布局，视光学的服务理念，各类屈光不正的临床配镜案例、双眼视功能的检查分析、视觉训练相关知识、视光学的医患沟通等。所以很想再整理成册分享给各位同行，也就定下了撰写本书的目标。

由于角膜接触镜方面的文章已经整理出版，所以本书重点聚焦于接触镜以外的视光学知识、概念和方法，仅在第六章中，对特殊角膜接触镜的验配做一介绍，作为视光学前沿知识分享。

此外，在临床工作中也遇到过一些困惑，或是对一些视光概念有不同的看法，我通过讨论稿的形式与同行进行了交流，并得到了网友的关注和讨论，自己也进一步加深了理解和认识。且不论这些结论是否正确，至少是一种好的探索、学习的方式，也是一种我分享自己日常学习、理解、分析视光临床案例思维的方法。我把这些内容放到第六章，作为讨论和开拓思维的形式和大家分享。

本书的文字均为原创，也是一个资深视光医生多年从业的知识凝聚和精华，同时也展示了视光医生知识积累和学习的过程。本书并不是视光学的教科书，没有教科书式的知识，没有对视光学基础理论做系统介绍，没有复杂的光学公式，没有视光操作步骤，更多的是我遇到过的视光临床案例分析和我对视光学概念的理解，视光技术的临床应用。本书适合视光从业者阅读，包括视光初学者、验光师、视光医生、临床眼科医师、医学院校学生、视光职业学校学生。本书也适合视光行业创业者、视光诊所管理者、眼镜店人员阅读，书中提到的视光门诊流程建设，标准化、信息化要素都是现代视光企业组织和管理的要素。本书也可为医学院校、视光职业学校教师和科研人员提供参考。

　　本书的撰写得到了唐志萍博士的支持,她不但提供了很多案例,还对文章中的一些专业文献和文字整理做出了不少贡献。人民卫生出版社的编辑对本书做了悉心的指导。上海根植企业管理咨询有限公司也帮助完成了一些图片处理和绘制。本书凝聚了许多人的智慧和心血,在此感谢大家的辛勤劳动。

　　封底提供了"梅医生的视光工作室"微信公众号的二维码,可作为和读者交流的一个平台,欢迎大家关注和交流。

梅　颖

2016 年 12 月　于上海

作者简介

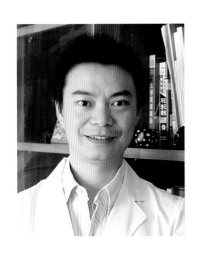

梅颖

　　上海新虹桥国际医学中心，副主任医师。天津医科大学早稻田眼镜职业培训学校名誉校长。国际角膜塑形学会（FIAO）资深会员、国际角膜塑形学会亚洲分会（SIAOA）资深会员、美国视觉训练和发展学会（COVD）会员。1999年本科毕业于中山医科大学，2004年硕士毕业于温州医科大学。"梅医生的视光工作室"，是视光学界知名微信公众号、知名博客。专长角膜塑形、圆锥角膜诊疗、RGP镜验配；视疲劳诊断、视功能分析和视觉训练。

　　《中国眼镜科技杂志》专栏作者。著有《硬性角膜接触镜验配案例图解》《硬性角膜接触镜验配跟我学》，担任《中职教接触镜验配技术》副主编，参与《斜弱视和双眼视处理技术》的编写。

　　眼视光英才计划"明日之星"成员。

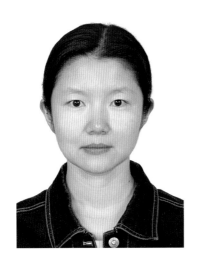

唐志萍

　　昆明医科大学第一附属医院眼科，副主任医师、眼科学博士。1999年毕业于北京医科大学，主要从事眼科临床工作，并对视网膜、视神经保护进行了大量的研究工作。主持云南省科技厅面上项目及昆明医科大学创新基金，并承担多项国家自然基金的研究工作。

目　录

第一章

··

茶话"眼视光学"

1999 年本科视光学毕业时，被问到你是学什么专业的时候，我总是要花费很多精力去解释和介绍什么是视光学，总是得到一个"哦"的似是而非的、迷茫的回答；这时如果接着回答说，就是眼科，则对方眼前一亮表示"仰望"；如果回答说"就是处理近视、远视、配眼镜"，则换来的必然是好奇的神态——你学了这么多年还是名牌大学就为配个眼镜啊？

当然，随着时代的发展，视光学也逐渐受到重视了，但视光学到底是什么学科？解决什么问题？还真不是一句话就容易说清楚的。所以本章先谈谈我对视光学的理解吧。

第一节　什么是"眼视光学"

以前当人们看不清的时候会到眼镜店以"看得清楚"为标准购买一副眼镜，随着人们生活水平的不断提高，对视觉质量的要求也变为"不仅看得清楚，还要看得舒服、持久"。这就提出了以物理光学矫正主导的验光配镜模式，必须向以医学系统理论为基础的技术服务模式转变。视光学（optometry）正是在这样的背景下诞生的，是将现代光学技术与现代眼科学有机结合，运用现代光学的原理和先进的科学技术来解决视觉方面的问题，是以注重眼睛的健康保健为主，提供视觉检查、屈光矫正眼镜的验配、角膜接触镜的验配，同时提供近视控制、低视力保健、视觉训练、公众视觉保健普及和咨询等服务的学科。1997 年，中山医科大学成立了视光学专业，这在当时是全国第一所在本科教育阶段设置视光专业的高等医学院校。对于视光专业是什么，大家都没有清晰的概念，甚至一些眼科临床医生都不太清楚。怀着对新兴学科的憧憬，1997 年 3 月我加入了这个新专业的队伍，也从此踏上了视光之路。这样算来，从进入视光学的学习领域已经 20 年了，对这个学科和行业的了解也越来越深。然而，视光学的价值体现、公众的理解程度却还需要一段时间来实现。本节整理了相关的文献资料和专家观点，对眼视光学的概念做详细描述。

一、视光学的国际定义

世界卫生组织叫 WHO，世界视光学组织叫 WCO（The World Council of Optometry），WCO 是隶属于世界卫生组织的一个组织。WCO 发布的视光学的定义可视为视光学的国际定义：眼视光学是一种独立的、受过良好教育的、规范（许可 / 注册）的眼和视觉的健康保健医学专业，通过处方配镜、视功能训练、光学及药物等方法来诊断、治疗和预防相关疾病和障碍，达到增进视力、改善视功能的目的。视光师是眼睛和视觉系统初级卫生保健从业者，提供全面的眼睛和视力保健，包括验光，眼病的检查、诊断和处理，视觉系统异常的康复。视光师的 10 项主要工作内容，包括：

1. 眼镜的应用与矫正 视光师需要按照顾客的不同需求，结合检查提供最好的眼镜处方。包括对眼镜处方的核对、眼镜成品质量检验和配戴校准，并能够提供关于适应戴镜、戴镜时间、眼镜的职业用途及护理等咨询服务。

2. 角膜接触镜的验配 视光师为配戴接触镜者提供全部诊疗服务，包括屈光性和治疗性角膜接触镜的诊断、检查、评估，并能够对病人的配戴指导进行培训，熟悉接触镜的护理及眼部健康评估。

3. 儿童视力保健 儿童早期视觉发育档案的建立，弱视、斜视、先天性眼部疾病的早期筛查，近视的预防和科普教育。视光师常常是最早发现儿童阅读和学习问题的专业人士，而早期的确诊、治疗可解决视觉异常引起的阅读和学习障碍，促进儿童的身心健康。

4. 老年视力矫正 眼部健康的筛查利于早期发现一些潜在的问题，减少由于高血压、动脉硬化、糖尿病、药物并发症等对眼睛健康的影响，同时早期屈光检查和功能评估可以发现青光眼、白内障等对眼部健康的影响。同时，善于解决老年眼病伴随的屈光问题，减少紫外线和蓝光的损伤。

5. 低视力康复 低视力是指不能通过药物、手术提高视力者，一般双眼的矫正视力在 0.3 以下。视光师可通过光学手段帮助其最有效地利用残余视力，并进行行为康复。临床低视力常常是由于晚期青光眼、黄斑变性、糖尿病和先天性白内障、遗传性眼病（白化病、视网膜色素变性）、先天因素（眼球震颤、视神经萎缩）等造成。

6. 与职业有关的视力问题 视光师需要为一些特殊职业配制适合其职业的安全防护镜或作相应处理，并提供有效的视力保健。

7. 双眼视觉的诊断与视觉训练 双眼视功能评估包含全部视觉效率的测试，如调节、集合功能和眼球运动功能（固视、跟随和扫视运动）。对于视疲劳或异常的双眼视，视光师通过一系列先进的视觉训练，使诸如弱视、隐斜、调节和聚散功能异常者康复，减缓症状的困扰，并通过一些视觉信息传递训练包括视认知和知觉的技能，促进其阅读和学习成绩的提高，并提高其工作效率。

8. 运动视力的测定及评估 专长于运动视力研究的视光师能验配防护、矫正眼镜（包括角膜接触镜）以提高运动视力。在确实保护眼睛的前提下，这对大多数体育爱好者在体育竞赛中取得好成绩是非常重要的。

9. 眼前段疾病处理 在一些国家，法律允许视光师可以取出眼表异物，可使用并开具非处方药物。

10. 眼准分子激光屈光手术的术前/术后护理 视光师通过检查屈光状况、眼部健康及生理状况，能为其提供术前咨询，并对术后由于视觉功能异常引起的短暂视力回退提供康复训练。上述 WCO 对视光学和视光师的定义和服务范畴可以在 WCO 的官方网站 www.worldoptometry.org 上查询到。

二、眼视光学行业服务范畴

2010 年 WHO 公布的最新数据将屈光不正患者统计在视力损伤范围内，因屈光不正得不到矫正导致视力损伤者占 42%，而白内障、青光眼、年龄相关性黄斑变性、糖尿病视网膜病变、沙眼、角膜盲及其他则分别占视力损伤者总人数的 33%、2%、1%、1%、1% 及 18%（图 1-1-1 是 WOC 发布的全球视力损伤的病因分类）。同时，与视功能相关的视觉健康问题（属于视光学的服务范畴）也越来越多，并受到人们的重视（表 1-1-1）。处理、解决这些与视功能相关的视觉健康问题就是眼视光学的行业服务范畴，其中屈光不正是视光学服务的重点。

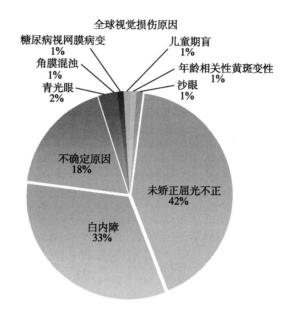

图 1-1-1　全球视力损伤的病因分类

表 1-1-1　视功能相关的视觉健康问题

视觉健康问题		
近视	人群	≈30%
	小学生	≈35%
	中学生	≈50%
	大学生	≈70%
远视		≈10%
儿童斜视弱视	儿童中	≈8%
低视力		≈1%
老视		≈35%
白内障手术后屈光问题	>50 岁	≈70%
准分子激光手术后屈光问题		≈15%
双眼视觉问题 / 视疲劳		≈15%

西方的视光学已经发展了 150 年，比较成熟。我国的视光学起步比较晚，20 世纪 80 年代才迅速发展起来，但是顺应了时代的潮流。眼视光学的目标就是保护眼睛的健康，改善视力的清晰程度，促进舒适的视觉感受。近年来，我国与视觉和视功能有关的眼病患者日益增多，而目前从业人员的数量和质量却远远不能满足患者对视功能进行矫正和治疗的要求。目前国内多所院校相继开展了视光学教育以满足视光人才需求，也使视光学逐渐成为新兴的热门学科。

三、眼科学、视光学和视觉科学的区别

眼科学、视光学和视觉科学联系紧密，但其含义和工作的范围又有一定的差别。准确地理解和把握眼科学、视光学和视觉科学的实质含义将有助于发展这三门学科，也有利于我国眼病防治和眼保健的全面、健康地开展。

眼科学（ophthalmology）是研究视觉器官疾病的发生、发展和转归以及预防、诊断、治疗和康复的医学科学，是临床医学的重要分支。眼科学源于外科学，是最先从外科学中分离出来的学科。经过医学院校的学习，以及眼科学知识和技能的培训，具有基本独立从事和承担眼科学医疗活动的能力和责任的医师才能成为眼科医师（ophthalmologist），他们是临床医学专业培养而产生的。随着眼科学的发展，眼科学又进一步分为玻璃体和视网膜、青光眼、白内障、眼外伤、角膜病、葡萄膜病、斜视与小儿眼病、屈光、眼整形眼眶等亚专业，一般由具有综合眼科知识和服务能力以及亚专科的专门知识和能力的高年资眼科医师来承担，其中屈光主要从事眼科的屈光不正的诊断和治疗，是眼科学的重要内容之一，是眼科医师应当掌握的知识和具有的实践能力。

视光学（optometry）源于物理学的分支——光学（optics）。视光学主要研究眼的光学特性，从事屈光不正的检测和矫治，包括应用框架眼镜、角膜接触镜等来矫正屈光不正。在一些国家（如美国），视光学还提供初级眼保健服务，包括视力测量和常见眼病的筛查和诊治。由于视光学和眼科学发展轨迹的不同，人才培养途径的差别以及服务对象的重叠，两个学科之间存在着一定的冲突。在我国，作为理学学科的视光学（非临床医学专业）的培养目标是具备屈光学知识和屈光不正矫治能力的视光师（optometrist），而不是培养眼科医师。他们与眼科医师共同为屈光不正的患者提供服务。

视觉科学（vision science）是脑科学领域的重要分支，是指为探索视觉系统发育、视觉信息加工网络和通道、视觉色觉产生机制以及和视觉相关的认知和行为问题的交叉学科的统称。主要包括视觉神经科学、视觉心理物理学、视觉计算科学、视觉认知心理学等。视觉科学也泛指与视觉相关的一系列学科的统称。视觉科学为基础学科，从事视觉科学研究的主要是研究工作者，也可以是眼科医师和视光师。

四、视光医师和眼科医师的区别

视光医师和眼科医师的差别，简单说，前者更关注视觉功能的改善和优化，主要专业领域为常规的验光配镜，接触镜验配，双眼视觉功能障碍诊断和处理，低视力康复，包括一些阅读障碍，脑损伤后视觉相关功能康复等；后者更关注眼的器质性病变的诊断和治疗，分设角膜病、晶状体病、视网膜病、眼眶和肿瘤、神经眼科等多个亚专业。功能是建立在完备的视觉器官上的，眼科医师和眼视光医师共同组成眼健康保健的队伍。

五、我国的近视现状

北京大学中国健康发展研究中心发布的《国民视觉健康报告》称:我国高中生和大学生的近视患病率都超过70%,青少年近视患病率已经高居世界第一位。研究显示,2012年我国5岁以上总人口中,近视和远视的患病人数大约5亿,其中近视的总患病人数在4.5亿左右,患有高度近视的总人口高达3000万。保守估计,各类视力缺陷导致的社会经济成本将高达5600亿元左右,占GDP的比例高达1.1%左右。算上视觉健康对生命质量的损失,占GDP的比例将达到2.93%。若没有有效的政策干预,到2020年,我国5岁以上人口的近视患病率将增长到51%左右,患病人口将达7亿。近视已经成为影响我国当代和未来人口素质的"国病",近视即是典型的属于视光学"领域",所以处理"国病"问题的视光师是非常稀缺的。

六、我国视光学人才的需求状况

按温州医科大学视光学院院长瞿佳教授的介绍:美国约有39 000个视光医师,眼科医师有18 000人。即视光医师与眼科医师共57 000人,美国人口有3.15亿,算下来每10 000人口里面有1.23个视光医师,0.57个眼科医师,视光医师与眼科医师之比为2.2∶1,视光医师2倍于眼科医师。以此推算,我国大约需要30万视光医师+眼科医师,但是目前中国注册登记的眼科医师却只有不到3万,人才缺口还很大。

七、我国的眼视光学相关从业人员的岗位工作范畴

目前我国眼视光学专业将学科方向确定在屈光不正矫治、视觉保健、初级医学保健和视觉科学研究。眼视光(技)师是从事独立的初级眼保健,诊断、处理视觉系统、眼睛及其附属结构的疾病和功能异常以及相关全身性疾病,具备眼视光学专业素质的从业人员;也可以是在医疗机构中辅助、配合眼科医师完成眼病的诊治,并独立从事视功能康复的从业人员。

目前我国眼视光及其相关从业人员主要分布于各级医院眼科、眼科医院、眼镜行(公司、店)和视光学仪器产品生产销售公司。从事以下工作:①基础保健:主要分布于各级医院眼科、眼科医院,由护士和其他专业的技术员承担,小部分由眼科医师兼任。儿童眼保健主要由儿保医师从事。②基础视光学:为大部分视光学从业人员的主要任务,分布于各种眼视光工作场所,尤其是各种规模的眼镜店(企业),从业人员通过跟师学艺或短期培训而从事此项工作,素质参差不齐。任务包括:验光、处方眼镜、老视的检查和验光等。③接触镜的验配:接触镜作为三类医学器具,它的验配事关视力障碍患者的眼睛的健康,不适当的验配可导致严重并发症。科学的验配应由接受高等视光学专业教育的人员从事。但由于我国视光学教育严重落后,几乎所有接触镜的验配人员均为普通的商品销售人员,或仅仅接受过一些较大的国际接触镜公司短期培训的人员。④双眼视异常和斜视弱视:主要分布于中大型医院的眼科或部分眼科医院,大部分由眼科医师兼任,小部分由眼视光专业人员或护士进行。⑤低视力:除极少数中心城市的大型医院的眼科外,此项工作基本未开展。⑥眼视光特殊检查:从事各项眼科特殊检查,配合眼科医师的诊疗工作。主要分布于医院眼科和眼科医院,大部分由眼科医师兼任,小部分由护士或技术员从事。⑦仪器设备保养

维护:主要分布于各大型医院的眼科,由眼科医师兼任或医院的设备维修人员进行。⑧经营销售管理:分布于各种眼镜企业或视光学产品公司,由医学专业或其他专业人员进行。

八、我国的视光学教育和发展模式

全球视光学的发展模式是多样的。美国、加拿大等视光学先进国家,视光学属于大健康的范畴,核心从业人员获得 OD(视光学博士,doctor of optometry)学位后,才能成为"执业视光医生",我们称为"北美模式"。这种教育模式下,视光学专业学生在完成四年普通大学本科学习后,再接受另外四年的视光学专业教育。八年学习结束后,成绩合格者授予视光学博士(医师)学位。毕业生在通过全美统一的视光学执照考试后,即可拥有开具普通眼科用药和眼镜处方权。该模式所培养的视光师主要提供针对社区和大众的眼科初级保健服务。澳大利亚、欧洲、中国香港地区、菲律宾等国家和地区的视光学主要以理工模式为主,我们称为"英联邦模式"。这种模式下,视光学教育由理工类大学提供,本科教育为四年制,在教学上侧重于视光学的专业知识,而对临床眼科知识涉及不深,学业结束后对合格毕业生授予视光学本科学位。该模式所培养的视光师所获学位为理学学士,不具备药物处方权,主要在视光学诊所和眼镜店从事相关视觉保健工作。此外,亚洲、非洲大部分国家侧重于技工、师带徒这一方式,为视光技术类,严格意义上还属于"眼镜验配"。不同国家视光学发展模式比较可归纳于表 1-1-2。

表 1-1-2 不同国家视光学发展模式比较

英文	dispensing optician	refracting optician	optometrist	optometrist	doctor of optometry
中文译文	配镜师	验光师	视光师	视光师	眼视光医师
工作范畴	配镜	配镜 验光 视觉筛查	配镜 验光 视觉筛查 眼科疾病筛查(无药物处方权)	配镜 验光 视觉筛查 眼科疾病诊断(诊断性用药)	配镜 验光 视觉筛查 眼科疾病诊断(诊断性用药) 眼科疾病治疗(治疗性用药)
适用国家	希腊 土耳其 法国	比利时 法国 意大利	德国 西班牙 瑞典	澳大利亚 爱尔兰 挪威 英国(95%)	美国 加拿大 英国(5%)

我国视光学属于起步晚、类型多样的一类,在过去的二十余年中,我国的视光学教育从零开始,发展到现今已有多种教育模式并存,主要包括:"二年制""三年制"的高职高专教育,"四年制"(视光学)、"五年制"(眼视光医学)本科教育及硕士和博士研究生教育。此外,社会上还存在许多短期的眼镜从业人员培训班,毕业者可获得劳动部门颁发的眼镜验光员职业资格证书,这些从业人员受到的视光学教育时间更短而不规范,一般不到3个月。

视光学高等教育分为"五年制"(眼视光医学)和"四年制"(视光学)两种。"五年制"培养的是医师,故而对临床医学的知识及操作都要求更高。"四年制"培养的是专业的视光师,故其侧重点在视光学领域内,而对临床医学的知识要求不高。"四年制"的毕业生无处方权和手术权,毕业后主要从事视光学专业领域的工作。"五年制"的毕业生具有处方权和手术权,可到综合性或专科医院作临床眼科医生或视光门诊医师,从事眼科疾病诊治和视光学专业的临床医疗工作。目前我国教育部公布的获得五年制本科眼视光医学专业教育资质的有五所院校,分别是:温州医科大学、天津医科大学、福建医科大学、南京医科大学、山东中医药大学。四年制和五年制的视光教育模式比较总结于表1-1-3。总之,五年制眼视光医学类似于美国、加拿大的八年制,偏医学类。四年制类似于澳大利亚和欧洲,偏理工类。

表 1-1-3   四年制和五年制的视光教育模式比较

	四年制	五年制
学位	理学学士	医学学士
医疗资质	无	处方权和手术权
教学设置	医学技术教育	临床医学教育
课程设置	医学基础、临床医学和视光学专业课程	医学基础、临床医学和视光学专业课程
课程安排和重点	理论学习时间为三年,专业实习时间为一年。侧重点在视光学领域内,而对临床医学的知识要求不高	理论学习时间为三年半,临床轮转实习时间为一年半。对临床医学的知识及操作都要求更高
职业定位	视光师	临床眼科医生/视光师
职业发展	在医院定位为技师,从事视光学专业领域工作和一系列临床辅助性检查工作。也可以从事高校教师、研究学者及公司培训师等非医疗工作	临床眼科医生或视光门诊医师;各大高校从事科教研究工作,还可以到视光学产品公司从事公司事务培训师等非医疗工作

附:视光师——多有价值的职业!

来自美国纽约州立大学眼视光学院的段昌敏教授(Changmin Duan O.D.)介绍:在美国,视光师是一个与医生类似的职业。美国对视光师的培养体系完善,获得本科学士学位的学生要通过视光学院学制四年的学习后才可以获得OD的学位。而且视光学生毕业后还必须通过全国统一考试,并取得所在州的行医执照,才能成为真正的视光师,可以执业。视光师是一个终生学习的职业,执照每两年更新一次,重新审核,要求执业视光师每年修20~30个继续教育学分。

美国的视光师是独立的基本医疗保健提供者,从事检查、诊断、治疗和管理眼睛与眼附属器疾病,视觉功能紊乱的视觉系统,以及诊断全身病的眼部表现。他们是眼保健的主要执行者,进行全面眼科检查,开具眼镜或接触镜处方,诊断、跟踪和治疗眼睛和视觉系统的疾病;开具眼部用药处方及全身治疗用药(美国50个州中的48个州可以合法用药)。专项服务包括特殊接触镜、低视力康复、视功能训练,专科也包括老年医学、小儿专科等。视光师与其他科医生在法律上享有等同的待遇,对于相同的服务,国家及各商业保险的给付额是相同的。

2015年我参加美国的VBD(visionbydesign)会议期间,有幸参观了美国休斯敦视光学院,看到了Association of Schools and Colleges of Optometry(ASCO)(美国视光学学院协会)招募视光师的宣传册中有几张照片和几段话,简单明了地解释了视光师是做什么的(原文名:What do Optometrists do?)。为更深入地理解视光师的工作,把这些文字译为中文作为延伸阅读。

视光师——多有价值的职业！

"今天，我帮这个小小板球队每人的平均成绩提高了100分哦！"

视光师通过视觉健康的检查服务提高了这些孩子的视觉质量，让他们在板球运动中获得了更好的成绩。

"今天，我帮一个只能留守在家的老奶奶找回了观赏窗外小鸟的乐趣！"

视力的严重缺失夺走了这位年长女士曾经钟爱的生活乐趣：从她的大玻璃窗眺望窗外的小鸟。她的视光师给她验配了视力辅助的仪器，她的生活又重添了一抹亮彩。

有人会告诉你视光师（Doctors of Optometry, O.D.）诊断并治疗眼睛的问题。我们说那只是眼科视光师工作的一部分。视光师真正在做的，每一天，一点一滴带来的，是真实的人，真实的生活里最真切的改变！

视光师帮"他"揭开生活新的展望，帮"她"找回遗失的乐趣，为"他们"更大的成就注入力量，让"我们"生活的体验更加真实。这就是视光师们真正在做的！

"今天，他们挽救了一位年轻的妈妈的生命。我很高兴我是他们中的一员。"

一位妈妈找到视光师，检查她看东西复视的问题（double vision，看一个物体有两个影像，重影）。这位妈妈在怀孕6个月的时候流产，对这个年轻妈妈来说，无疑是巨大的打击。几个月来，其他的医疗机构都并没重视她的问题，而是把这些问题归结于丧失爱子的痛苦和压力。当视光师和她聊天时，视光师注意到这位妈妈的右眼有轻微的凸出而且它向右转动明显受限。怀疑可能有更深层的问题，视光师立刻安排病人去照片，结果发现她右眼后有个脑瘤。幸运的是，因为及时发现，病人成功接受了脑瘤和小部分头骨的切除手术以及后续的头骨重建整形术。现在，这位37岁、已经是两个孩子妈妈的患者，每次预约和视光师检查眼睛时，都会给她一个大大的拥抱！

我们关心病人，一个有笑有泪的、有苦有乐的人。We see the whole patient!

全身性疾病（systemic disease）

作为一个基层医疗护理的提供者，视光师接受过一系列基础健康问题的培训。他们常常是一些重大疾病的第一个"侦探兵"，例如糖尿病、高血压，甚至脑卒中和肿瘤。

"今天，我给了一位冰球运动员一个重回球场的机会。"

脑震荡引起的视觉功能失调——视功能训练帮助了他。

我们让梦想照进现实。We make great feats possible.

已经做了一年候补队员，并且还没有准备好重返冰场，这位曾经的职业冰球手已经开始觉得这次脑震荡会成为他事业的终结。尽管球队已经尽可能提供了最好的治疗条件，但是眼睛后的奇怪压迫感，平衡感和空间感知力的不正常，以及在空旷空间里或一转头就感到头晕目眩的问题却仍然挥之不去。

视光师通过一套长达4小时的检测，最终追溯到这些症状是脑震荡引起的视觉功能失调。在之后4个月的时间里，这位选手找视光师进行了一系列进阶的、一对一的视功能训练（vision therapy）疗程。每一次训练疗程之间，视光师都会监测病人的情况和进步，并通过邮件、信息和视频不断改进和调整训练内容。

当他的视觉功能逐渐恢复到受伤前的水平，这个后卫悍将不仅登上他的冰靴成功参加了下个赛季，并且收获了他事业的最佳表现——帮助他的团队杀入了"斯坦利杯"（冰球运动的最高荣誉）的最后决赛（季后赛）。

视觉训练（vision therapy）

专业服务于视觉训练的视光师为病人提供针对性的、个性化的治疗方案，来矫正一系列的视觉功能不调问题。例如：从弱视（lazy eye）和"斜瞟眼"（斜视，wandering eye），到眼睛聚焦、移动和协同转动的功能失调。

"今天，我给小宝贝'变'出了一世界的小小奇迹。"

在视光师的社区公益检查中发现她9个月大的小儿子患有先天性白内障。

我们关心孩子，我们用心服务社群。We care for kids and communities.

一位年轻妈妈被视光师的诊断惊呆了：她9个月大的小儿子患有先天性白内障。她本来一点都不觉得宝贝的眼睛有问题，只是社区刚好在给0～1岁婴儿进行免费的"全面眼睛检查（Comprehensive Eye Assessment）"服务。视光师安抚了焦虑的妈妈，并向她详细介绍了诊疗的方案，提供了后续跟进的一系列治疗。白内障一移除，小宝贝的家长立马注意到他超认真地观察周围的小小细节：妈妈毛衣上的刺绣小花花，爸爸下巴上的胡子茬……宝宝的世界，以及他和爸爸妈妈的微妙连接，从此有了清晰焦点。

儿童视光护理（pediatric optometry）

有视光师专业服务和解决儿童的视力和视觉质量问题，他们会帮助塑造小朋友的身体、学业和社交全方面的健康的成长。

社区视光保健服务（community health optometry）

在美国，有很多通过美国眼视光协会（AOA）发起的公益活动，例如 InfantSEE®，是为0～6岁的婴儿进行免费的全面眼睛检查。视光师的付出影响着人们的生活，在为社区居民的健康和福利做着不断的推动和努力。

"今天，我帮一个受伤的英雄得以更快地康复。"
我们爱那些为了人们安全付出一切的人！We give to those who give all.

这个战士的眼睛有着典型的退伍军人常有的症状：那是从伊拉克和阿富汗的战场上，脑部受到创伤性的伤害而带来的：视野模糊，畏光，和严重的干眼症。视光师在退伍老兵医疗护理中心工作的经验告诉她，这类战后遗留症状是非常复杂的，涉及多个感官，也常是基于神经系统方面的。这需要跨专业医护团队的会诊和护理。

在后续几个月的治疗里，视光师和其他医生紧密合作：通过变色镜片缓解眼睛畏光；利用巩膜接触镜，可以通过人工泪液让眼睛保持湿润，缓解严重干眼症的困扰。随着医护团队不断地舒缓战士的疾痛（和经常的头痛），眼睛症状的困扰逐渐消减，也让这位英勇老兵向康复又走近了一步。

部队/老兵眼视光服务（military/veterans affairs optometry）

有一些视光师是部队的医护机构的现役军官，还有一些会在美国国内各类老兵服务机构为士兵提供眼视光服务。

跨专业医护团队（interprofessional health care teams）

视光师和理疗师，或者其他医疗保健的专业人员有机结合，为需要的病人提供护理和治疗。他们会在诊所、医院或专科中心提供这样的服务。

"今天，我帮一位工人得以继续快乐地工作！"
我们关心的，不仅仅是他的眼睛。We care for more than eyes.

担心丢掉工作，这个重机械操作工面对逐渐减退的视力的方式是：当它不存在。当他终于去寻求治疗时，他的青光眼已经严重影响到他的视力：他不能再开车，或操作机器了。视光师知道，这个 56 岁的病人需要的不仅仅是治疗，还有生活的新方向。在之后的三年里，视光师帮助这位病人参与了各种针对视功能受损病人的志愿者活动：残障福利，在职培训，低视力康复和教育。同时通过治疗，他也帮助控制和减缓了这位病人青光眼的发展。掌握了新的技能后，这个因病失业在家的操作工在公司找到了新的岗位。现在，他又对未来充满了希望。

眼病（ocular disease）

视光师通过诊断和治疗青光眼、白内障、黄斑变性以及其他的会影响视力，甚至导致失明的眼部疾病，来保护病人的视觉健康。

低视力康复（low-vision rehabilitation）

这个专业的眼科视光师主要针对治疗的，是没有办法通过常规框架眼镜或角膜接触镜（隐形眼镜）矫正视力的病人。通过使用类似放大镜、望远镜等视力辅助仪器，使这类病人能在生活中有更多自主性。

"今天，我帮一位难民守护住了心中叫'希望'的种子。"

需要时，我们会对世界伸出援手。We reach out to the world.

2010 年，持续 12 小时的地震和不断的余震，海地几乎被夷为平地，近 25 万人丧生。第一批海外医护团队驻扎在 Port-au-Prince 机场设立的临时医院里。几周后，一位年轻的视光师也加入了他们的行列。在机场小跑道上架起的帐篷里，他帮几百个有眼部感染风险的无依无靠的地震生还者进行了眼睛筛查。其中有一个已经感染了严重细菌性结膜炎（红眼病）的年轻小伙子，视光师一发现他的症状就立刻为他做了诊治。如果他的情况没有及时发现，这小小的感染就会让他失明。这会给这个在地震中因头部受伤并已经接受了眼睛和面部整容手术的受害者更大的打击。

援救任务（mission trips）

各类人道主义组织中，视光师常常是稀缺的医护志愿者。他们既能给缺乏医护资源的人们提供眼睛的基础的医疗护理，也能够给受伤脆弱的他们提供更专业的眼疾诊治。

这就是眼科视光师每天的工作呀！That's what optometrist do!

视光师是眼睛的基层医疗护理工作者，他 / 她也是我们最宝贵的感官之一：视觉，最前线的保护者。或大或小，每一天，视光师都在为他们的病人带来生活中的改变。病人的视力得到矫正，致盲眼疾的提前预防，眼睛的疾病得以避免，生活之美也由此发生。这，便是视光师工作的价值。

在美国，作为受过高等教育的眼睛专家，视光师保护着眼睛的健康。他们帮助诊断、治疗，并对眼睛和视觉（不仅仅是视力）的健康问题进行管理和干预。一个视光师的一天是充满各种挑战的，他需要为病人提供各种不同的护理：为顾客开具眼镜 / 接触镜的配镜处方，治疗部分眼病如青光眼（glaucoma）、视网膜病变（retinopathy），处理门诊小手术（minor surgical procedures），以及眼睛手术的术前、术后护理（pre-and post-operative care）。病人离开视光师诊室时脸上的笑容和他们看到的更明晰的世界，是给视光师最大的奖励。

作为一名视光师，你的工作会给自己带来快乐和成就，与此同时，你为他人带来的更多！

从事视光工作,你会有:

1. 一份稳定的事业:你可以预期不错的收入和稳定的就业。对于视光服务的需求会随着人口年龄的增长及对眼睛和视觉健康护理需求的提升而越来越大。实际上,依据美国劳动部的数据,美国视光行业的就业在 2020 年预计提高 33%。眼科视光师也享受着丰厚的薪资待遇并且还有很大的增长空间。美国视光协会(AOA)数据显示,美国视光师平均薪资约为 \$129 385(RMB 802 187),而联合执业的拥有者的平均薪资达到了 \$203 230(RMB 1 260 000)。

2. 追求无限的可能:你可以在市区、周边或郊区的社群提供服务。你可以自己独立执业,也可以加入其他联合执业的诊所。你可以独立工作,也可以在其他视光诊所执业,或者投身学术。你可以服务于部队、政府机构,或其他公共健康机构。你也可以往更专业的领域拓展,提供小儿视光(pediatrics)、运动视觉(sports vision)、视觉康复(rehabilitative vision)等专业服务;眼视光服务是会随着生活中的机遇和责任变化而不断演变和进步的。

3. 平衡工作和生活:你可以拥有一份充满挑战的眼部健康基层护理的职业,也能拥有丰富多彩的生活。眼科视光师职业享有很多职业优势:多种职业方向选择,常规的上下班时间,同时享有舒适的工作环境(例如,来访的病人也喜欢这样的服务!)。这些优势,让视光师这个职业成为医疗服务职业中最灵活弹性的职业。美国视光协会(American Optometric Association)的调查显示,美国视光师每周的平均工作时间仅为 37.3 小时呢!

4. 从事一份受尊重的职业:你会和一名有专业技能的基层医疗的医生享有同样的地位和尊重,这是在你对病人长期的护理和关心中建立起来的;眼视光服务是需要密切和病人互动的:不断提问,听取病人的诉求,和病人讨论最适用的治疗方案——随着这些互动,视光师和病人的默契关系与信任也由此建立。

Start now.Start here.Here's how you do it! 选择眼视光,从这里开始!

获得相应的学位:

"在美国,只有一种学位可以让你成为一名眼科视光师,那就是 Doctor of Optometry(OD),一个四年制的眼视光学医学博士学位。这意味着你需要花像牙科和其他医学博士一样的修学时间,但是不需要经过住院医师培训(residency training)就可以开始执业(住院医师训练在某些视光服务执业的地区也有提供类似训练)。OD 学生需要学习眼球的结构、功能、常见问题,同时也要学习人体解剖、生物化学、生理学等课程。就是要让他们成为能全面保护病人健康及福利的基础医疗提供者。"

修读对应的课程:

"在美国,希望从事眼科视光师的学生要先完成本科学位,并在理工学科(science)打好良好基础,最好是四年制良好的大学教育。眼视光专业是要求非常严格的,入学的竞争也比较激烈。很多学生会提前修读一些为理工和医学学科设计的基础科学课程。比如你想申请医学院,你要先积累一定的实验室的经验以及学习生物、化学、有机化学、基础物理、微生物学的基本定律。"

丰富你的阅历:

"现在可以来了解一些一手的医疗健康护理职业的信息了:拜访你自己的眼科视光师,咨询一下。向你的视光师学习,因为他 / 她关心自己的病人,也正服务于病人。真实的职业经历和生活经验会告诉你眼科视光师就是你应该选择的职业!根据美国 CNNMoney's 调查排名,眼科视光师排在全美100最理想工作的第12名。"

根据美国视光学学院协会宣传册整理制作

Association of Schools and Colleges of Optometry(ASCO)

第二节 探索视光学的5.0时代

从20世纪80年代始,我国开始发展视光学,虽然起步较晚而且发展不平衡,但总体发展却是突飞猛进的,所以行业形态也是多样性的。对于我国视光学发展的历史和未来,我认为可以分解为"5.0"时代,分别是:验光0.5时代——验光1.0时代——验光1.5时代——验光2.0时代——视光3.0时代——视光3.5时代——眼视光医学4.0时代——眼视光医学5.0时代。细说如下:

验光0.5时代:20世纪80年代以前,眼镜店验光,是没有电脑验光仪的,客观验光靠人工检影。会检影的验光师很少,而检影检得好的验光师更少。所以,当时的验光过程基本没有"技术含量":患者坐在视力表前,验光师从近视度数低的试片开始不断逐级增加近视光度,直到患者表示"看到1.0的视标或者看得清楚"为验光终点。这种方法姑且称为"盲插片"验光,用"盲插片"验光,检查结果必然是不准确的,更无法检查散光,所以早期的眼镜多以球镜为主,柱镜片(散光片)很少。

验光1.0时代:20世纪90年代始,电脑验光仪出现了。有的眼镜店宣传电脑验光更准确,将之视为招牌,"电脑验光,立等可取"是那个时代眼镜店验光的标志。有的眼镜店直接用电脑验光的结果作为配镜处方,也有的眼镜店在电脑验光结果的基础上做主观验光。虽然验光仍然是以看到1.0为目标,但是以电脑验光仪作为客观验光的方法,提高了准确性,而且能精确检测散光,所以柱镜片(散光镜片)也逐渐多起来了。然而这种做法在很多验光操作细节上存在问题,而且验光时把人的双眼孤立起来,分别验光,没有考虑双眼视觉平衡和同时使用双眼时的视觉、视功能问题。

验光1.5时代:后来,现代视光学检查的必需设备——综合验光仪出现了,但多数眼镜店把综合验光仪当做一种展示用的"高端验光设备"作为摆设,不会使用或不使用综合验光仪验光,还是沿用1.0时代的方法,我们姑且称为1.5时代。

验光2.0时代:验光师能真正使用综合验光仪进行主观验光精确检查散光轴位与光度,进行红绿平衡确定验光终点,通过双眼平衡确认双眼的调节平衡,并试戴感觉舒适就算进入了验光2.0时代。此时,验光不仅考虑单眼能看得清晰,更考虑了双眼的视觉平衡。

视光3.0时代:通过综合验光仪进行视功能检查:检查眼睛变焦的能力(调节)和双眼协调一致的能力(集合)以及双眼配合的能力(双眼视);了解视功能是否有异常,异常是否是造成近视、近视发展、视觉疲劳的原因。验光师可以针对性地为患者提供个性化屈光矫正方案,提供近视干预治疗、防控措施以及处理视觉疲劳的训练方案。在2.0时代的基础上,验光还需要考虑双眼视觉功能的问题。但是由于没有医生或者因为技术原因,无法开展需要依赖医疗资质和相应复杂、深层次的治疗技术,如:角膜塑形(国家要求有医疗机构资质才能开展)、视觉训练等。

视光3.5时代:掌握并开展了视觉训练技术,能处理眼的功能性问题,如视觉疲劳,视觉功能异常(调节、集合异常)。但还没有眼科医生和医疗资质,无法开展与临床眼科结合紧密的深层次角膜接触镜（Ⅲ类医疗器械）技术，如圆锥角膜 RGP 验配治疗、婴幼儿 RGP 验配、角膜塑形技术。这在眼镜店的层面，可谓做到了极致，我们称为 3.5 时代。

眼视光医学 4.0 时代：具备医疗资质，有视光医生，引进角膜地形图、裂隙灯前节照相、眼压、IOL-MASTER（或 LENS STAR）等相关眼科检查设备，开展与临床眼科结合紧密的深层次角膜接触镜（Ⅲ类医疗器械）技术，斜弱视的诊断和非手术治疗，角膜手术后屈光重建的接触镜验配、圆锥角膜 RGP 验配治疗、婴幼儿 RGP 验配、角膜塑形等技术。4.0 时代，能处理更多的视光学问题，但如没有眼科临床医生，还会有无法处理和眼科临床相关问题的情况，遇到非视光类的临床眼病时无法做出相应的判断处理或转诊；如果没有相关的角膜病基础，也无法很好地处理接触镜相关并发症，异常角膜问题。同时，在 4.0 时代除了能做好临床的患者服务外，视光医师还具备了对临床资料进行归纳总结的能力，初步具备了科学研究总结的能力。

眼视光医学 5.0 时代：具备技能全面的眼视光医生——形成类似美国的现代化视光学模式。视光医生不仅具备 4.0 时代的视光学技术，还同时具备临床眼科门诊能力，拥有更多的临床眼科检查设备，能诊断和处理眼科常见病、多发病，对专科眼病进行转诊，成为患者眼保健的"守门人"，是百姓的初级眼保健维护者。视光医师具备相应的学术能力，形成医疗、教学、研究的团队，在眼视光领域具备撰写科研、教学学术论文、专著的能力。视光学的 5.0 时代的视光医师，才是真正实现了眼科医师（ophthalmologist）、视光医师（optometrist）、验光师（optician）三个"o"结合的最佳状态，视光医师在眼科医生和验光师之间起到了桥梁作用，把眼科和验配有机地结合起来，这将会是未来我国视光学发展的方向和目标（图 1-2-1）。

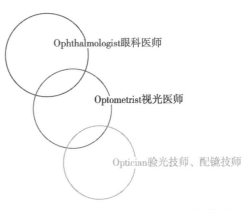

图 1-2-1 眼科医生、视光医师、验光师的关系

结合我国视光学学制设置，我把 0.5 时代～2.0 时代称为"验光时代"；把 3.0 时代～3.5 时代称为"视光时代"；把 4.0 时代～5.0 时代称为"眼视光医学时代"。从 0.5 到 5.0 时代，提供的视光服务从对单眼视力的矫正，到初级眼保健和全面的视光学服务；使用的视光检查设备越来越多，检查处理的时间越来越长；对服务人员的要求也越来越高了。视光学的 5.0 时代可总结汇总为表 1-2-1。

表 1-2-1 视光学的 5.0 时代

时代	设备	属性	人员	视光服务	目标	特点
0.5	镜片箱	验光	验光师	盲插片（插片箱采取实验方法，先用近视镜片，再用远视镜片对患者进行实验）	单眼视力 1.0	度数不准确
1.0	电脑验光	验光	验光师	在电脑验光的基础上进行检影验光，再插片主观验光	单眼视力 1.0	度数相对准确；没有考虑双眼同时使用的问题

续表

时代	设备	属性	人员	视光服务	目标	特点
1.5	摆设综合验光仪	验光	验光师	在电脑验光的基础上进行检影验光,再插片主观验光	单眼视力1.0	度数相对准确;没有考虑双眼同时使用的问题
2.0	摆设综合验光仪	验光	验光师	用综合验光仪做主觉验光,考虑双眼平衡	考虑双眼平衡,视力1.0	度数准确,配戴舒适
3.0	使用综合验光仪	视光	视光师	同时做视功能检查(调节、集合检查)和分析	考虑视功能,视疲劳	处理视觉异常,个性化处理方案,近视控制方案
3.5	使用综合验光仪	视光	视光师	同时做视功能检查(调节、集合检查)和分析;给出近视控制方案,个性化方案	考虑视功能,视疲劳	能开展视觉训练处理视觉功能异常,但无法开展复杂接触镜技术
4.0	角膜地形图、前节照相	眼视光医学	眼视光医师	特殊角膜接触镜验配:RGP,角膜塑形验配	开展深层次的视光医学技术	能开展视觉训练、塑形验配等;未能结合临床眼科应用
5.0	临床眼科检查设备	眼视光医学	眼视光医师	眼科常见病诊疗、转诊	初级眼保健	眼科临床+眼视光学技术+医、教、研

第三节 验光不能只见"屈光不正"不见人

有很多新参加工作的验光师问,为什么严格按照教科书进行综合验光仪主观验光,花费了很多时间和精力,结果却不如快速插片验光来的结果准确?正好不久前我作为评委参加了某学校的学生"验配技能大赛",发现这个问题居然非常普遍。接下来也走访了许多眼镜、视光同行,发现了一个奇怪的现象:越"认真"做验光流程的验光师,验光的结果还越不准!这是怎么回事?难道综合验光仪上做主觉验光还不如简单的插片验光吗?原因分析如下:

"认真"的验光师专注于流程,每一步都按教科书来,按部就班。却常常犯了"只见屈光不正,不见人"的错误!把患者当做不会动的"机器",一味在综合验光仪上操作,缺乏与患者的交流和对患者的关注。从单眼MPMVA到双眼平衡,甚至调节、集合的检查,"一气呵成",前后20多分钟的检查,没有给患者休息的机会,有的人还要花费更长的时间做检查操作。很多患者被连续检查下来,不断判断视标清晰与否,腰酸背痛、"眼睛发麻",尤其是夏天,天气闷热,连续检查下来,患者如果面部距离验光仪太近,汗气把视孔搞得"雾蒙蒙",还会造成度数越验越高的情况。对于患者来说,接受这样的视光检查可谓是一种折磨,长时间的连续检查,没近视的患者可能都被诱发出调节紧张和视疲劳,可谓没有近视的人都折腾出近视了……

验光师应该随时记住:我们验光、服务的对象是人,不是机器;验光也要以人为本!

使用综合验光仪的目的是为了尽可能地减少调节或防止诱发调节。长时间的验光操作也会由于被检查者"紧张"、近感知调节等因素而诱发调节,而导致最终主觉验光结果不准确。验光师在操作过程中应利用调整镜片的时机让患者休息、和患者交流，减少患者的紧张感，这对于初次接受验光检查的儿童尤其重要。

对于镜眼距离的调整，不是仅仅开始时调整好就不管，而是要在验光过程中不断复核，观察患者是否脸贴得太近或距离验光仪太远；观察是否汗气雾化视孔，要及时擦干净镜片保持镜片清晰等。

很多验光师验光时没有抓住主次：做散光确定轴向时，一味追求"两面一样清"，反复检查，花费了很多时间，交叉柱镜转了一圈还没有找到合适的轴向。综合验光仪主觉验光固然是为了得到患者准确的屈光状态，但也要结合实际的情况，比如，对于低度散光患者，本就对少量的轴向变化感觉不敏感，况且就算能把散光轴向做得非常准确，但对于国家的装配允差标准，低度散光的允差范围 5 度，还远大于验光师精确到 1 度、2 度的轴向范围。也就是说，验光师辛苦做出来的散光轴向，有可能在装配时出现的误差就"被允许了"。所以低度数散光的轴向可以不必"非常精确"而花费大量时间来做，如果诱发患者调节就得不偿失了，可谓捡了芝麻丢了西瓜。

使用综合验光仪上做主觉验光得到的结果只是反映根据患者主观反应得到的屈光状态，不是最终的配镜处方。配镜处方则还需要结合患者的用眼需求、年龄、眼位等进行综合判断，所以这个结果更多是做参考的！验光师在做检查时对于无法理解检查过程或者年龄比较大无法有效配合的患者，可以根据经验快速判断而缩短验光检查的时间。

所以在验光过程中，验光师要更多地考虑和顾及患者的感受，不能为验光而验光。验光过程中，轻松的交谈、实时让患者休息放松非常必要，也是优秀验光师必备的操作技能。

第四节　人工智能会取代验光操作吗

现代视光学的各类教材中主观验光的操作方法和流程已经高度标准化了。以采用综合验光仪给患者做主觉验光为例，教科书中有非常详细的说明，具体每一步如何操作，患者在验光师调整光学镜片后作出主观反应，依据不同的反应验光师再作出相应的镜片调整。比如，通过判断交叉柱镜"1 面"清楚还是"2 面"清楚来判断轴向的调整方向，柱镜量的精确等。验光师最终通过终点判断标准，确定患者眼睛的主觉验光结果。目前很多视光教育学校还有一些模拟软件供学生练习主观验光操作或考试使用。这种软件模拟患者对给出的镜片的不同感受，验光师根据软件中的"患者"反应作出相应的综合验光仪操作调整，直至达到验光终点。相信现在多数的眼镜店、视光中心、医院等的从业人员通过培训和练习都能做好这个步骤，达到找出眼球真实的屈光状态的目标。

现在来让我充分发挥一下想象力吧！未来是否会出现一种人工智能来完成这些标准化的主观验光操作呢？在软件中设置好各类患者可能出现的反应，对于不同的反应表现给出不同的操作——这是否会出现由人工智能取代人的专业操作的情况呢？我想这个问题的答案是"yes and no"——会，也不会。怎么说呢？

Yes，人工智能会取代验光操作。连给学生练习用的软件都在教学中应用好几年了，给人做的主观验光操作的人工智能还远吗？如果仅仅是为了找出眼睛的真实屈光状态，比如：眼的屈光度是近视多少度？散光多少度？在什么轴向上？我想这个问题的答案是"yes"。主觉验光操作流程的标准化意味着这个过程可以由人工智能取代，而且还可以做得更好。

No，人工智能很难取代验光师。这与上一条的结论并不矛盾，人工智能可以取代标准化的操作，却取代不了个性化的人思维方式，即是说人工智能可以取代验光操作环节，却取代不了人的服务。即使大家都能把眼球真实的屈光状态找出来，即把准确验光做好，为什么临床上还有各类戴镜不适、戴镜不当导致的问题，比如视疲劳和近视进展加快？因为准确验光，仅仅反映了眼球的屈光状态，只完成了"准确"这一步骤还远远不够。戴眼镜还涉及个体的用眼环境、用眼方式、年龄、适应性、眼位、调节能力、集合能力、ACA 等非常多的因素，配镜时还需要根据具体的检查结果等调整验光处方，这叫"合适"。我们给患者配镜的目的，是以达到符合用眼需求为目的的，而不仅仅是"完全矫正眼球的屈光"。"准确"的验光却不一定是"合适"的，我们不是给死的机器做屈光矫正，而是给活的人做配镜。再准确的验光，也不如正确使用配镜原则重要。好的验光师，体现在对配镜原则的掌握上，而不是说验光结果多么准确。从这个角度看，这种整合多种复杂的因素和人的实际生活环境考虑，给患者"验配合适的眼镜"是人工智能或者软件难以取代的，或者说短期内是无法取代的。

所以，重点是如何在已经获得"准确"的眼球的屈光状态数据和视功能检查结果的基础上，结合用眼环境、用眼方式、年龄、适应性、眼位、调节能力、集合能力、ACA 等多种因素给出"合适"的眼镜处方。

结论

随着现代视光学的发展和进步，从业人员水平的不断提高，视光工作的重点已经悄然从验光"准确"向验配"合适"的眼镜发展了。视光师的学习和工作重点也应该从"会验光"提升到"会给配镜处方"了，验光师应该更多地学习电脑做不了的综合分析的"给合适处方"的知识和方法。

第五节　眼镜是视光医生的临床用药，买药需谨慎

今天眼镜暴利说又见新闻头条，这种时不时翻出来炒冷饭赚眼球的新闻很多，也不是什么稀奇事，但这样的炒作每次仍然能激起些浪花。该新闻发出后短短 10 小时，已经累计6 万多跟帖，远超国家政改等大新闻。跟帖无非是眼镜店经营者与网友舌辩眼镜店是否暴利的问题。看到各网友如何配便宜眼镜，如何找免费或廉价验光网上配镜的"技术贴"。我们这些苦读多年视光学的书呆子情何以堪？结合近期的几个小插曲，说说个人的看法。

第一件事：有关眼镜行业暴利的新闻。反复强调眼镜暴利者，必然有其目的性，自我上大学时眼镜暴利之说就持续不断地上新闻媒体头条。然而，这么多年过去了，一个门槛不高、更没有垄断，完全开放、充分竞争的小行业十几、二十年高居"暴利"龙头，实在是令人不解。就商品而言，在市场多种业态的激烈竞争中，出于某经营方市场竞争的需要，眼镜暴利说的"定期炒作"成为了一种市场策略。客观地说，没有垄断，充分开放的自由竞争市场哪有暴利可言？

第二件事：昨天，我的新浪微博上有网友提供了他的角膜地形图照片和验光结果，请我给他出一个角膜塑形镜片处方，我只能说出不了，因为：①不同品牌的角膜地形图测量结果是有差异的；②角膜地形图测量的准确性和测量操作、患者配合有关；③就算该地形图结果非常准确，单凭角膜地形图的结果还远远不能作为处方的依据；④最重要的是，没有现场评

估和过夜试戴过程是无论如何也无法出处方的,上帝也不能。

第三件事:有好几位网友在线上留言,或直接电话咨询,详细询问什么品牌的RGP、角膜塑形镜片好,请我推荐之类的问题。每次看到诸如此类的跟帖都让人头痛不堪。我国民众对眼镜(包括各类接触镜)多还停留在"商品"的认识中。"大牌""进口""产品质量好"是配镜的首要考虑因素,而提供验配的服务常常是细枝末节。在我看来,重要的是验配流程是否规范,处方是否科学合理,是否符合个人的用眼环境和需求,是否对眼睛健康有利等。而这些要素更多地取决于验配师的专业技术水平,而不是具体商品的属性如何。再好的产品,如果没有正确的验配,也是有害的。看得见的商品是容易被重视的,而看不见的服务是容易被忽视的,这也许是我们和发达国家消费观的差距吧。试想一个错误或者不合理的处方,即便使用的是非常高大上的产品,对眼睛、对视觉都是有害的。至于RGP,角膜塑形这样高度专业、验配高度复杂的技术,没有面对面的检查评估完全是无法给出处方的。患者是否合适验配?使用什么样的镜片设计?配戴方式等问题都没有确定,何来提什么品牌更适合呢?

就眼镜而言,早期的眼镜店是以售卖眼镜产品为主,不具备我们今天所说的视光学技能。以看清楚1.0的视标为标准的插片验光还远远不代表视光学。所以,验光服务是免费的,配镜是立等可取的。这种业务模式造成的结果就是:眼镜商品是最重要的,验配服务是无价值或低价值的,导致多数眼镜店出现验光10分钟,讨价还价30分钟的现象。这正是因为眼镜店技术弱势,甚至空白,所以强调商品属性。

实际上,眼镜产品就是视光医生的临床用药,视光检查和眼镜验配高度关联。眼镜的处方,不是单单靠屈光检查就能得到的。发达国家的"验光师"(视光医生,optometry doctor)是doctor,需要长达8年以上的博士教育和1年以上的临床实习才能为顾客验配眼镜、开具处方。可见,这并不是表面看起来这么简单。而是以前的我们做得太简单,还被认为是合理的、是常态的。粗放式的以看1.0为标准的验光,不但大幅度贬低了这门科学的严肃性,更给戴镜者带来了长期的、慢性的、无声无息的视觉损坏。行业最终将衰落为无休止的暴利争论和价格战,低廉产品和假货横行的市场,最终受害的依然是各类屈光不正患者,造成的更是大量的近视儿童和近视并发症。行业衰落,并不能带来真正便宜的产品价格和免费的服务,而是完全没有服务。如果技术服务不受重视,没有市场,技术人才是不愿也不会从事这个行业的,是否患者为了配眼镜也要飞美国去?

当然,存在也即是合理。当技术服务未受到足够的重视时,自然也存在在眼镜店或医院享受免费或廉价的验光检查服务,到网络购买便宜眼镜的市场。这种做法其实是贬低和侵犯了视光技术人员的劳动价值。即便如此,验配的专业技术服务方和眼镜商品的售卖方脱节,损坏的只有患者的眼健康利益。一旦出问题则无法寻找问题的原因。眼镜商品的售卖方会说:我是按你提供的处方做的眼镜,是处方的问题;验配的专业技术方会说:你自己做的眼镜,是眼镜的问题。(我们不知道网络验配的眼镜如何确认该镜架的面型测量参数是否与患者一致?面型测量参数是指镜架配戴时,其光学中心包括瞳距、瞳高、倾斜角、面弯等是否与患者的面型一致,使得配装的镜片光学中心与瞳孔一致而无棱镜效应,这个过程需要先有镜架后戴起镜架后再做测量。在目前的技术条件下,网购眼镜如何在没购到镜架前就测量?)更加可怕的是,由于人眼具备一定的适应能力,不合适的处方或产品对视觉健康的损坏是无声无息的,更是长期的,等发现时常常悔之晚矣。另外,医院验光是有多种目的的。很多眼科验光并不是以验配眼镜为目的的,更多的是以排除眼病、确认白内障程度等为目的的"诊断性验光",这样的处方完全不是用来做配镜处方的。很多医院眼科也没有配镜业务,其验光师也缺乏以验配眼镜为目的的处方经验。

随着视光技术的逐渐发展和成熟,这正在渐渐改变着。专业视光院校毕业的从业者不断增多,市场不断规范,我想只重产品不重视技术者最终会被淘汰。我们每一个视光从业者和教育者都在努力提升和改变着行业的技术水平与素养。通过专业的检查给出个性化的处方和验配将会是符合顾客视觉健康的服务模式,也才是正常的健康的行业模式。

所以,眼镜不仅仅是商品,而是视光医生的临床用药,买药需谨慎!

第二章
现代视光门诊流程建设

第一节　什么是视光门诊

世界视光学会（World Council of Optometry，WCO）官方网站（http://www.worldoptometry.org/）上可以查询到"视光服务"的定义：optometrists are the primary healthcare practitioners of the eye and visual（眼和视觉）system who provide comprehensive eye and vision care（初级眼和视觉保健），which includes refraction（验光）and dispensing（处方），diagnosis（诊断）and management of disease（眼病处理）in the eye, and the rehabilitation（视觉康复）of conditions of the visual system.

在这个定义中，眼视光专业人员提供的服务要素包括：①眼科基础保健工作；②眼部疾病的诊断和初步治疗；③屈光不正的检查和眼镜验配；④视觉系统的功能性康复服务。而在我们多数人的眼中，"视光"仅局限于其中的"屈光不正的检查和眼镜验配"。

什么是视光门诊呢？视光门诊与以"屈光不正的检查和眼镜验配"为主营业务的眼镜店有什么不同？先来看看视光学最发达的美国的视光诊所是怎么运营的。

视光医生 Albert K. Chun OD 在洛杉矶的 South Bay Optometry 诊所是一个以视觉训练为服务特色的视光诊所（图 2-1-1），正好我在参加美国视觉训练与发展协会会议期间有幸参观了 South Bay Optometry 诊所，介绍如下。

诊所面积约 150 平方米，在加州的私人诊所中算是面积很大的。其中 1/5 是眼镜商品销售区；1/5 是接待区、眼镜加工间；1/5 是视光检查区域；1/5 是视觉训练区域；1/5 是候诊和患者教育区域。

除 Albert K. Chun 医生外，诊所由 1 名接待员、3 名视觉训练师、1 名加工师组成。Albert K. Chun 医生会在对每一个患者做充分的交流、检查及评估后，制订个体视觉训练方案，并由视觉训练师完成训练过程。Albert K. Chun 医生还定期和他的训练师们研究患者病案资料、讨论和修订训练方案。在这里患者可以享受到与医生的充分交流、可靠的治疗服务，当然价格也不菲：在 South Bay Optometry 诊所，一般眼睛检查，即裂隙灯、眼底检查、屈光检查等初级眼保健检查，收费 110～115 美元 / 次；作进一步检查确定是否需要进行视觉训练，

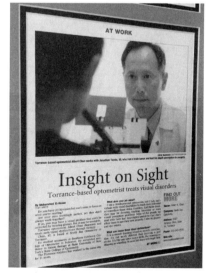

图 2-1-1　诊所墙上 Albert K. Chun 医师的介绍

即调节、集合、扫视、视觉认知等视觉功能检查，收费是 250 美元 / 次。然后每次"一对一"视觉训练的费用为 215 美元，而且这样的训练频度为每周 1～2 次，每次 1 小时左右；同时，患者还需要在家自己完成每天 10～15 分钟的家庭训练项目。

视光诊室布置非常紧凑，但麻雀虽小，五脏俱全。综合验光台整合了眼底镜、检影镜、角膜曲率、裂隙灯，后面办公桌上有间接眼底镜（图 2-1-2）。墙上挂着的"电视机"是视力表，美国的视光诊所多采用这种"电视"式的视力表，通过镜面反射使用，节省空间。

一间检查室有非接触性眼压、电脑验光仪、视野机。同一间检查室里能有那么多设备仪器（图 2-1-3），这也归功于预约就诊制度，一次一位患者，可以独自使用。

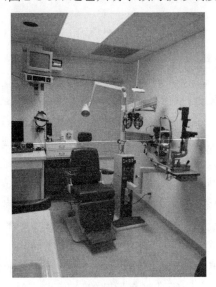

图 2-1-2　视光诊室

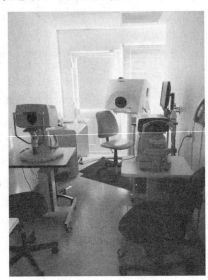

图 2-1-3　检查室

常用的检查、训练小器械（遮盖片、各类双面镜、棱镜、视力卡片、测量尺等）整齐地分类挂在墙上（图 2-1-4）。Albert K. Chun 医师还自制了一些小工具（图 2-1-5）。

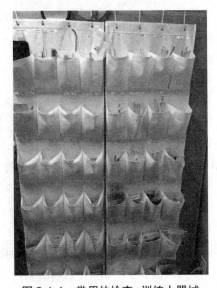

图 2-1-4　常用的检查、训练小器械

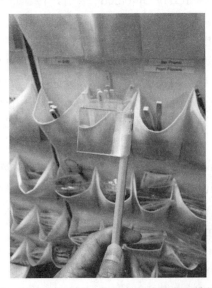

图 2-1-5　Albert K. Chun 医师自制的棱镜翻转检查拍

视功能训练室是独立的空间,多数是一些基础训练工具(图2-1-6)。

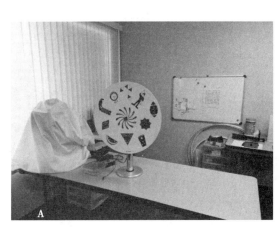
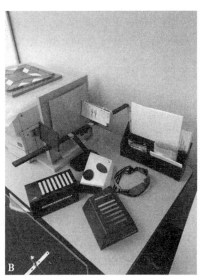

图 2-1-6 视功能训练室一角

诊所最大的区域居然是这个约 35 平方米的患者教育、交流的教室(图 2-1-7)。医患交流受到多大的重视可见一斑。美国患者也会问:为什么要花费这么多钱到诊所来,既没有任何医疗设备的治疗,也不购买眼镜,而是像玩游戏一样做视觉训练?Albert K. Chun 医生会在这个医患交流区以通俗易懂的方式,图文并茂地介绍视觉训练的意义和目的,让患者能够理解和接受。

训练工具是可以根据患者的需求自己设计的(图 2-1-8),这是个性化治疗的体现,统一的工具未必人人都适合。

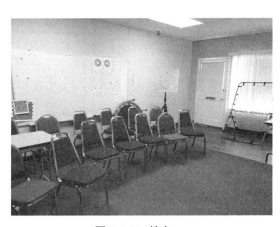
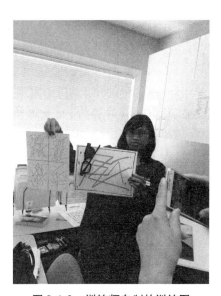

图 2-1-7 教室   图 2-1-8 训练师自制的训练图

　　我们再来看美国休斯敦的一个以硬性接触镜为服务特色的视光诊所。诊所内前、后节OCT、视野、眼压、地形图等精良的设备已经超过一般的眼科门诊了（图2-1-9）。满墙的试戴片，是做硬性接触镜验配的必备工具（图2-1-10）。诊所的医患交流空间仍然很大（图2-1-11）。该视光诊所承担了社区的初级眼保健服务，而且医疗服务性收入占诊所收入的1/3。

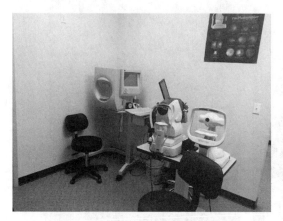

图2-1-9　休斯敦视光诊所的检查室

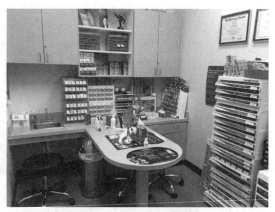

图2-1-10　接触镜验配室

　　我们发现美国的视光诊所有一些共同的特点：

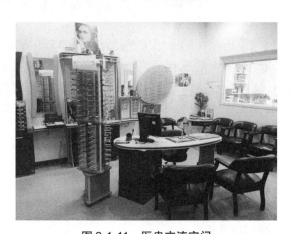

图2-1-11　医患交流空间

- 从收费标准、销售区域占比、服务模式看，美国视光诊所真正体现的是人的服务价值，而不是商品价值，诊所中眼镜销售、器械销售只是附带的，诊所的主要收入来源是诊查费、训练费，这体现了对技术服务劳动的尊重。（而国内多数视光机构是以商品的价格为主导，而检查服务的价格超低或免费，商品销售区域做得"高大上"，而诊查区域则压缩在最不起眼的角落，总的来说产品比技术值钱。）
- 基本的视光检查、视觉训练主体、病例档案记录都由助手来完成，医生最多的时间花在治疗方案制订和与患者交流上。而国内，医生都在写病历、应对检查、处理病人交费问题上花费大量的时间，而医患交流的时间被压缩得少得可怜，人文关怀实在难于看到。
- 诊所都有不小面积的区域作为医患交流的场所，医生高度重视医患交流。
- 预约是诊所基本服务纪律，患者不少，但诊所总是安静有序，体现的是病人的高依从性和对医生的高度尊重。
- 视光服务范围很广，各类病种，各年龄的病人都有，而国内的患者还是以屈光矫正的人群为主。视光医生常常是这个社区"唯一"的眼科医生，患者有眼睛健康问题或眼睛不舒服、看不清楚会首先想到去视光诊所就诊，有疑难问题的再被转诊到专科。

所以，视光诊所并不是眼镜店靠多购入点检查设备升级成为的"视光中心"，而是在服务模式上的变革。视光诊所应该是承担社区初级眼保健，并在此基础上开展专科视光学服务的具备医疗服务价值的机构。如上述介绍的两家诊所都是在处理日常的眼保健、眼病患者外，再开展视觉训练、硬性接触镜验配的专科视光学服务；视光诊所侧重于"视觉功能"的提高和康复，是主要应用光学方法结合手术、药物等医学手段处理、治疗视觉问题的机构。通俗地讲，验光就是视光诊疗，眼镜是光学药物。

对于眼镜店来说，其业务的核心是以产品销售为目标管理的，比如：每月的销售目标是多少？如何分配到员工，其中不同的商品销售目标是多少？而视光诊所应该体现其医疗价值，业务核心应该按医疗服务类型来管理，体现视光专业服务，比如：每月能完成多少患者的眼保健"体检"？开展多少RGP、角膜塑形业务？能处理多少圆锥角膜等需要特殊接触镜验配的患者？能完成多少儿童屈光发育档案的建立？做多少社区的视力普查和公益讲座活动？每年是否能有相关学术论文发表？

我想理解视光诊所的业务核心，才能更好地理解什么是视光诊所。所以，销售规模并不是定义视光诊所还是眼镜店的标准，其开展的核心业务才是。

小结：

视光门诊与传统的眼镜店表面上看都像是"售卖眼镜"的，但其本质是有差异的。视光门诊提供的是全程、体系化的眼保健和视觉健康服务，具备比较强的医疗属性，承担初级眼保健的职能；而眼镜店或验配中心只是上述职能中的一个环节——验配一副舒适的眼镜，其商业属性更明显。这种差异意味着二者在人才结构、管理和营销目标、营运场所布局、服务内容、服务流程、病案档案、信息化系统等多方面都不同。

第二节　视光门诊流程建设

前文提到，视光门诊和眼镜店有本质的区别，而这些区别要如何表现出来？我认为重点是从服务流程来区别的。视光门诊总的服务流程应该包括：①接待和预检；②专业检查和服务；③个性化屈光矫正方案制订；④产品推荐、顾客沟通和营销；⑤取镜、患者教育；⑥复诊。其中①和⑤一般由助理完成，其他的项目流程由专业人员（视光医生或视光师）完成，以下分别说明。

一、接待和预检

（一）问诊

在传统眼镜店，顾客进门首先听到的接待用语可能是："您好，需要帮助吗？需要验光吗？需要购买眼镜吗……"导向非常明确，传达给顾客的概念是：你进来是以"验光、配镜"为目的的，我的服务是以达成售卖眼镜或相关商品为目标。按前文的分析，视光门诊的业务核心远远不局限于此，所以需要在接待环节就传达视光专业属性和医疗属性，向患者展示视光门诊的眼保健和视觉健康服务特色，区别于"卖眼镜"。我认为可以通过类似眼科门诊问诊的形式来进行。把和视光相关的眼保健、视觉健康问题做成表格式的问卷形式，既提高了问诊的效率，又统一了问诊的方法方式，还降低了接待人员操作的技术门槛，使得这项工作可以由视光师的助理来完成。

问诊的内容应该尽量详细，包括了解顾客来诊目的、用眼习惯、眼镜戴镜史、既往史和家族史等问题，这些问题都是有共性的，可以做成统一化的模板，比如：

您检查眼睛的原因是什么？：
（　）定期检查
（　）眼睛不舒服
（　）视物不清
（　）眼镜戴着不舒服
（　）配眼镜
（　）配隐形眼镜
（　）视力普查不合格
（　）其他：＿＿＿＿＿＿＿＿＿＿＿＿＿＿＿
上次检查眼睛的日期：
首次发现视力下降的年龄：＿＿＿＿＿＿＿＿＿＿

了解您的用眼习惯：
您外出时是否戴太阳镜或变色镜：（　）经常戴　（　）偶尔戴　（　）不戴
日常视野需求：（　）无特殊　（　）远距大视野　（　）近距小视野
每天近距离用眼的时间有＿＿＿小时，其中阅读／写字＿＿＿小时，眼睛到书本的距离是＿＿＿cm。
使用电脑＿＿＿小时，眼睛到屏幕的距离是＿＿＿cm，电脑屏幕的高度是：（　）比眼高（　）与眼平行　（　）比眼低
您爱好参加哪些户外活动：＿＿＿＿＿＿＿＿＿＿＿＿

了解您的戴镜史：
戴镜史：（　）从未戴镜　（　）需要时戴镜　（　）经常戴镜
戴镜类型：（　）框镜眼镜　（　）隐形眼镜（　）框镜和隐形交替使用（　）其他：＿＿＿
每年度数改变：（　）小于100度　（　）大于100度（含）
更换眼镜周期：（　）每年　（　）每两年　（　）两年以上

了解您及家庭的病史：
您是否有一些眼部疾病或与视力相关的疾病？（　）无　（　）斜视　（　）上睑下垂（　）弱视　（　）其他：＿＿＿＿＿
是否有：（　）无　（　）高血压　（　）糖尿病　（　）甲亢等全身疾病
现阶段您是否吸烟？（　）是　（　）否
现阶段您是否怀孕？（　）是　（　）否
眼部手术史：＿＿＿＿＿＿＿＿＿＿＿＿＿＿＿＿＿
屈光手术史：＿＿＿＿＿＿＿＿＿＿＿＿＿＿＿＿＿

对于 16 岁以下的青少年儿童，出生时的情况与弱视、先天性眼疾等有关；另外遗传、生活习惯也和屈光不正有关，需要额外做问诊设计：

（　）16 岁以下额外做下述问诊：

出生体重：____克；是否早产：（　）是（　）否；有无吸氧史（　）是（　）否

妈妈怀孕时是否生病：（　）是（　）否

父母亲是否近视：　（　）是（　）否

如有：近视属于：（　）低度近视（小于 300 度）（　）中度近视（300 至 600 度）

（　）高度近视（高于 600 度）

握笔姿势：（　）拇指与食指不相碰（　）拇指与食指相碰（　）拇指与食指交叉

每天累积户外活动时间：____小时

对戴接触镜的患者，问诊的内容也会有些不同：

（　）戴过角膜接触镜者额外做下述问诊：

曾戴接触镜种类及更换周期：（　）软镜（　）彩片（　）透明（　）医用美容镜片

其他：_____

（　）年戴型（　）半年更换型（　）季度更换型

（　）月更换型（　）两周更换型（　）日抛

（　）RGP（　）角膜塑形（　）其他：

累计配戴时间：硬镜（　）RGP ____/年（　）角膜塑形____/年

配戴方式：（　）经常配戴（　）偶尔配戴

（　）日戴　小时 / 天

（　）弹性配戴，即偶尔过夜戴

（　）长戴，即过夜连续戴 / 天

停戴时间及原因：

您是否会定期做眼睛检查及护理？（　）是（　）偶尔（　）否

另外，还推荐采用经美国 FDA 批准的视觉行为与视觉品质评估问卷（表 2-2-1），如果问卷评分超过 16 分，则提示有视功能异常的问题，需要做进一步的视功能检查。问卷如下：

表 2-2-1　视觉行为与视觉品质评估问卷

您日常是否有眼睛疲劳症状？（　）偶尔（　）经常（　）否

	从不 0 分　有时 1 分　经常 2 分　频繁 3 分
1. 阅读或近距离工作时你是否觉得眼部疲劳或不适	
2. 阅读或近距离工作时你有否头痛	
3. 阅读或近距离工作时你是否觉得易困乏	
4. 阅读或近距离工作时，你的注意力是否不集中	
5. 你是否对记住读过的东西感到困难	
6. 阅读或近距离工作时是否会出现双影	
7. 阅读或近距离工作时你是否觉得文字移动、跳动、游动或在纸面上漂浮	

	从不0分　有时1分　经常2分　频繁3分
8. 你是否觉得你的阅读速度慢	
9. 阅读或近距离工作时你是否觉得眼痛、眼酸	
10. 阅读或近距离工作时你是否有一种眼球牵拉感	
11. 阅读或近距离工作时你是否会出现视物模糊或聚焦不准确	
12. 阅读或近距离工作时你是否会"串行"	
13. 阅读或近距离工作时你是否不得不重复读同一行	
14. 你是否回避阅读或近距离工作	
15. 你是否从视远转到视近或从视近转到视远聚焦困难	

★评分在16分以上需要通过相关的视功能检查发现问题

问卷评分：

（二）预检

标准问诊完成后，还需要做预检，主要包括视力检查和眼镜检测。

视力检查、电脑验光

	右眼	左眼
远视力（裸眼）		
远视力（戴镜）		
近视力（戴镜）		
近视力（裸眼）		
远视力（针孔视力）		
★光追随	□能□否	□能□否
★瞳孔对光反射	□能□否	□能□否
★主动浏览周围目标	□能□否	□能□否
★双眼辐辏注视手指	□能□否	□能□否

★为婴幼儿检查项目

电脑验光：
角膜曲率检查：

	右眼	左眼
角膜曲率	mm/　　D @ mm/　　D @	mm/　　D @ mm/　　D @
角膜散光	D	D

原镜测量：
原镜参数：（　）框架眼镜　　（　）隐形眼镜

光度：R：

　　　　L：

瞳距：　　mm　瞳高：　　mm　ADD：

镜架外观：（　）镀层脱落（　）腐蚀（　）有无漏缝（　）螺丝滑牙（　）（　）轻微变形（　）严重变形（　）焊点不牢

镜片外观：（　）轻微划伤（　）严重磨损（　）膜层损坏（　）膜层颜色不一致（　）崩边（　）过小（　）过大

二、专业检查和服务

完成接待和预检后，助理就把顾客交到专业人员（视光医生、视光师）处进行视光学的专业检查和服务。视光师需要和患者做进一步的沟通，或者称为二次问诊。这时的问诊和沟通是对前述模板化问诊的重要补充，是个性化、人性化的交流，和临床眼科的诊疗流程一样，询问患者的具体问题和需求，安排检查和解释为什么需要做这些检查，按检查结果给出结论和处理方案，解释为什么要给这样的处理方案，等等。以下把一些常规的检查和结论做成模板供大家参考，模板中提到的相关检查的方法和意义将在第三章和第四章中介绍和解释。

眼位检查：

33cm 角膜映光，角膜反光点位置：

（　）角膜中央	（　）鼻侧（　）颞侧 瞳孔缘与角膜缘间
（　）鼻侧（　）颞侧 瞳孔缘	（　）鼻侧（　）颞侧 角膜缘外

交替遮盖试验，非遮盖眼的眼球运动方向：

远距：（　）不动（　）由外向内（　）由内向外	近距：（　）不动（　）由外向内（　）由内向外

遮盖 - 去遮盖试验，非遮盖眼的眼球运动方向：

远距	近距
遮盖右眼时左眼： （　）不动（　）由外向内（　）由内向外	遮盖右眼时左眼： （　）不动（　）由外向内（　）由内向外
遮盖左眼时右眼： （　）不动（　）由外向内（　）由内向外	遮盖左眼时右眼： （　）不动（　）由外向内（　）由内向外
左眼去遮盖时右眼： （　）不动（　）返回注视位（　）停在偏斜位置上	左眼去遮盖时右眼： （　）不动（　）返回注视位（　）停在偏斜位置上

裂隙灯、眼底检查（接触镜检查需做泪膜破裂时间和泪河高度检查）

	右眼	左眼
外眼		
前段		
泪膜破裂时间		
泪河高度		
后段		

主视眼:(　　)右眼　(　　)左眼

屈光检查

检影

	球镜	柱镜	轴向	矫正视力
右眼				
左眼				

主观验光

	球镜	柱镜	轴向	全矫矫正视力
右眼				
左眼				

老视近附加:(老视验配适用)

习惯工作距离:_____cm

(　　)调节幅度((　　)推进法(　　)负镜片法)　_____D

(　　)融合性交叉柱镜 FCC_____D

试验性近附加(ADD)_____D

负相对性调节 / 正相对性调节(NRA/PRA)_____D

移近移远试验:移近_____cm 至移远_____cm 范围都保持清晰舒适_____D

最终近附加确定_____D

视功能检查

Worth 4 dot 法,40cm:

(　　)2 个红色的灯	(　　)5 个灯(2 个红的和 3 个绿的)
(　　)3 个绿色的灯	(　　)4 个灯(1 个红、2 个绿和 1 个混合红绿的灯)

Worth 4 dot 法,5m:

(　　)2 个红色的灯	(　　)5 个灯(2 个红的和 3 个绿的)
(　　)3 个绿色的灯	(　　)4 个灯(1 个红、2 个绿和一个混合红绿的灯)

调节功能检测

	右眼	左眼	双眼
负相对调节 NRA	D	D	D
调节反应 BCC	D	D	D
正相对调节 PRA	D	D	D
调节灵敏度 Flipper	(　　)周期 / 分 (　　)正镜困难 (　　)负镜困难 (　　)正负镜都困难	(　　)周期 / 分 (　　)正镜困难 (　　)负镜困难 (　　)正负镜都困难	(　　)周期 / 分 (　　)正镜困难 (　　)负镜困难 (　　)正负镜都困难
调节幅度 APC:推进法 (　　)负镜片法(　　)	D	D	D

双眼协调能力检查

	水平隐斜检查:( )马氏杆检查法 ( )Von Graefe 法	负融像性集合 NRV	正融像性集合 PRV
5m	( )外隐斜( )内隐斜	/ /	/ /
40cm	( )外隐斜( )内隐斜	/ /	/ /
40cm+1.00D	( )外隐斜( )内隐斜	————	————
集合近点检查(NPC):破裂点 cm 恢复点 cm			
ACA( )计算性( )梯度性:			

部分视功能检查正常值参考

远距离水平隐斜:$-1^{\triangle}\pm2^{\triangle}$	近距离水平隐斜:$-3^{\triangle}\pm3^{\triangle}$	AC/A:3~5:1
NRA:+ 2.00D±0.50D	BCC:+ 0.25D~+ 0.75D	PRA:−2.50D±1.00D
调节灵活度:单眼:12cpm 双眼:8cpm	调节幅度:15−0.25×年龄	集合近点:5cm
远用水平融像范围: BI:X/7±3/4±2 BO:$9\pm4^{\triangle}$/19±8/10±4	近用水平融像范围: BI:13±4/21±4/13±5 BO:17±5/21±6/11±7	

检查结论:

眼视光检查结论:( )正常( )其他:

屈光不正类型:

正视	近视	远视	散光
( )	单纯性( )复性( ) 低度( )中度( )高度( )	单纯性( )复性( ) 低度( )中度( )高度( )	规则( ):顺规( ) 逆规( ) 斜轴( )混合散光( ) 不规则散光( )

视功能检查分析:

( )正常

( )立体视低常 ( )色觉检查异常

( )调节过度 ( )调节不足 ( )调节灵活度差 ( )调节超前 ( )调节滞后

( )调节不持久 ( )集合不足 ( )集合过度 ( )散开不足 ( )散开过度

( )内隐斜 ( )外隐斜 ( )融像运动障碍

三、个性化屈光矫正方案制订

配镜的目的,是以达到符合用眼需求为目标的,而不仅仅是"矫正眼球的屈光不正"!比如,一个射击运动员,要求非常清晰的矫正视力。即使裸眼 1.0 的视力,仍然不能满足其职业需求,也许他仍然需要验配一个能矫正到 1.5 视力的眼镜;而一个不需要阅读的农民,即使有看近的老视问题,也不需要配戴老花镜。可见患者配戴眼镜的目的是因人而异的,所以配镜处方涉及患者的用眼环境、用眼方式、年龄、适应性、眼位、调节能力、集合能力等非常多的因素。视光师需要在验光的基础上，根据不同人群的特点和个体的具体需求来给配镜处方，这就涉及不同情况下的配镜处方原则，也是视光学学习的重点和核心，我们会在第四章中详细介绍。以下是一个个性化屈光矫正处方方案的模板，供大家参考。

个性化屈光矫正处理方案：

（　）框架眼镜	（　）单光：（　）非球面（　）球面（　）高折射率（　）特殊棱镜			
	（　）功能镜片：（　）渐变镜（　）抗疲劳（　）变色片（　）偏光片（　）减少周边离焦镜			
（　）隐形眼镜	（　）软镜：（　）常规型（　）散光型（　）抛弃型（　）短期抛弃型（　）医用美容片			
	（　）RGP：（　）超多弧区（　）双非球面（　）后复曲面（　）双复曲面（　）ROSE-K			
	（　）角膜塑形（　）常规角膜塑形（　）toric 角膜塑形			
（　）视觉训练				
（　）眼镜配戴方式	（　）常常戴（　）需要时戴（　）看近时戴（　）交替配戴			
（　）其他				
（　）复查时间	（　）一个月　（　）三个月　（　）半年　（　）一年（　）其他：			

其他：

四、产品推荐、顾客沟通和营销

与患者沟通屈光矫正方式和方案是视光门诊流程中非常重要的环节，必须由视光师或视光医师来做。从检查结果来分析、解释为什么要用这种方法矫正是最好的医患沟通，这样可以避开强调眼镜商品属性，避免患者联想到"卖眼镜"，也更容易令患者接受。

对于视光诊所来说，眼镜是光学药物，这和眼科医师开眼药是一样的概念，所以视光产品的销售在视光诊所是不可避免的，视光师对顾客的产品营销非常重要！给患者分析其检查结果后，再提出光学药物（商品）来，自然水到渠成，医生大可不必认为自己在推销眼镜。这也是很多视光医师需要突破的心理障碍，他们认为给患者开药很正常，而推荐眼镜则认为很"商业化"，让不懂专业的助理或销售人员去做。这样的话，前面的工作全白做了。就像是：医生诊断出一个疾病，而让药房的人员给患者开具体的药品和说明用法。

前文提到的美国视光诊所都有不小面积的区域作为医患交流的场所，他们是高度重视医患沟通的，不论是谁给患者做的检查，最后的沟通环节一定是由视光医生来完成的。好的视光医生，能通过医患沟通增加患者对诊所的信任度，提高对视光学医学属性的印象和认识。图 2-2-1 是休斯敦视光学院视光中心的"销售卖场"，表面看上去很像一个饭店或茶馆，产品都在壁柜中，中间大

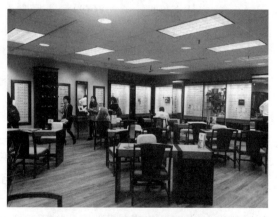

图 2-2-1　休斯敦视光学院视光中心

量的区域是供医患交流的桌椅。美国的视光诊所高度重视医患沟通。

五、取镜、患者教育

在视光诊所，并非是"眼镜卖出去了，销售过程完成了，流程就终止了"，取镜和一般性的患者教育仍然是视光门诊流程的重要环节，可由接受过训练的助理来完成，可以做成标准化的流程设计。比如设计取镜记录表单，要求患者签字，形成可追溯的记录，表明已完成相关的患者教育。记录应该包括：框架镜装配参数核对、框架镜使用指导和日常注意事项；接触镜日常注意事项，摘、戴镜指导；护理指导；紧急情况时处理方法；等等。

六、复诊

强调复诊非常重要，没有复诊或不重视复诊的视光诊所又变成眼镜店的经营模式了。复诊不仅仅是检查患者的"眼镜"怎么样了，坏了？变形了？（那是眼镜店强调的）视光门诊更多地要强调"眼睛"怎么样了，戴镜一段时间后视觉质量有没有提高，视功能有没有改善？戴镜后眼睛的健康状况怎么样，是否需要更换眼镜或者做其他医疗处理？

不同的视光服务项目的复查内容是不同的，下面分别列举视觉训练项目和角膜塑形镜的复查档案来说明。

举例一：视觉训练复查记录

视力检查	右眼	左眼
远视力（裸眼）		
远视力（戴镜）		
近视力（裸眼）		
远视力（针孔视力）		

一、全矫验光

	球镜	柱镜	轴向	全矫矫正视力
右眼				
左眼				

二、调节功能检查

	右眼	左眼	双眼
负相对调节 NRA	D	D	D
调节反应 BCC	D	D	D
正相对调节 PRA	D	D	D
调节灵敏度 Flipper	次/分 □正镜困难 □负镜困难 □正负镜都困难	次/分 □正镜困难 □负镜困难 □正负镜都困难	次/分 □正镜困难 □负镜困难 □正负镜都困难
调节幅度 APC 推进法□ 负镜片法□	D	D	D

较上次检查是否改善：□是　　□否　结果分析：

三、双眼视功能的检查

	水平隐斜检查： □马氏杆检查法 □ Von Graefe 法	负融像性集合 NRV	正融像性集合 PRV
5m	□ EXO □ ESO	/ /	/ /
40cm	□ EXO □ ESO	/ /	/ /
40cm+1.00D	□ EXO □ ESO	——————	——————
集合近点检查（NPC）：破裂点 cm 恢复点 cm			
ACA □计算性□梯度性：			

较上次检查是否改善：□是 □否 结果分析：

四、其他检查结果

五、本周期训练效果的评估

视力	屈光度数变化	主观症状改善

六、训练调整、注意事项和其他处理方案

举例二：角膜塑形复查记录

	常规复诊（一般早晨起床摘镜后2小时内来复诊）
1	问诊：每日戴镜时间：每日摘镜时间：_____ 每日戴镜持续时间：_____
	戴镜舒适度和眼睛情况：_____
2	裸眼视力检查，裸眼验光，了解残余屈光不正情况
	右眼：裸眼视力：_____ 主观验光：_____
	左眼：裸眼视力：_____ 主观验光：_____
3	裸眼裂隙灯检查，了解角膜着色、水肿情况（角膜上皮脱落应该在2级以内。如果摘镜4小时以上，是不应该有角膜上皮脱落的）
	右眼：_____
	左眼：_____

续表

4	镜片检查：镜片应无划痕和沉淀物
	右眼镜片：_____
	左眼镜片：_____
5	角膜地形图检查，了解过夜戴镜的镜片位置和治疗区大小（建议打印后粘贴于此处）
6	裂隙灯下检查镜片配适：
	右眼：_____
	左眼：_____
7	检查镜片处理的依从性：检查镜盒、吸棒等，是否清洁，是否需要更换；是否做日常清洁，让患者演示平时处理镜盒、吸棒等的操作，看是否规范。检查结果：_____ _____
8	眼轴检查（每半年检查）：
	右眼：_____
	左眼：_____
9	复查结论：□继续戴镜 □更换新镜
10	再次进行镜片摘、戴镜手法，镜盒、吸棒处理方法以及日常注意事项等的患者教育

复诊的收费同样重要，收费能体现视光诊所的医疗属性，可分一费制和每次收费制。美国的视光诊所多是每次收费的，检查多少按标准收多少费用。但按我国国情来看，采用一费制似乎更合理：一费制规定在一定的时间范围内，患者可以随时回来接受所有的验配检查和相关服务。这种收费尤其适合角膜接触镜的相关服务，比如角膜塑形的验配，一次收几百元检查费，可以包括一段时间内（如 2 年）的所有复查。一费制的收费标准还要按服务的难易程度和需要持续的时间而分不同层次。采用一费制收费，患者会愿意经常来复诊，因为在规定的时间期限内是免费复诊的，所以患者不会觉得经常复诊有经济上或心理上的负担，医生和患者可以建立更好的交流，患者能获得开心和健康的视光服务体验。同时要注意的是采用一费制时，患者复查是不再收费的，管理者需要设计体现医生、助理对复诊患者的工作量计量，否则员工会失去积极性和责任心。

最后还需要说明一下，视光门诊的流程设计按使用的对象分为内部流程和外部流程。顾名思义，内部流程是员工的工作操作流程、管理流程，应该做得尽量详细，能形成文件和管理制度，可以做得很复杂，供员工学习用，如图 2-2-2 是角膜塑形镜的验配流程。注意，内部流程不要张贴在诊所墙面。外部流程是对患者的服务指导和营销工具，应该尽量简单易懂，建议以实际场景图片或者以漫画的形式体现。图 2-2-3 是一个视光检查流程的漫画示意图，是展示给患者看的，这就是外部流程，是要张贴在诊所墙面作为患者就诊指引和营销使用的。

小结一下，现代视光门诊至少要有以下 6 个环节：①接待和预检；②专业检查和服务；③个性化屈光矫正方案制订；④产品推荐、顾客沟通和营销；⑤取镜、患者教育；⑥复诊。视光门诊通过流程打造专业服务，用行动表达和传递专业和医疗属性。

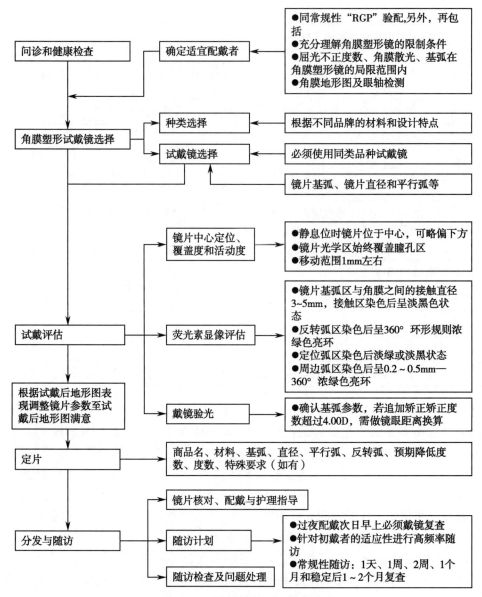

图 2-2-2 角膜塑形镜的验配流程

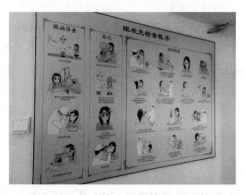

图 2-2-3 视光检查流程的漫画示意图

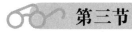

第三节 视光门诊流程的标准化和信息化建设

一、视光门诊流程建设的核心——标准化

视光门诊流程建设的核心是标准化,标准化能降低专业人才门槛,统一服务标准;通过标准的流程设计、档案管理体现诊所的专业化,体现视光学的医疗属性,弱化商品属性,增加患者黏性。视光门诊的流程建设同时也是诊所服务质量管控的核心,从图 2-3-1 中,我们可以看到视光门诊的服务质量控制和营运管理都是围绕着流程运转的。

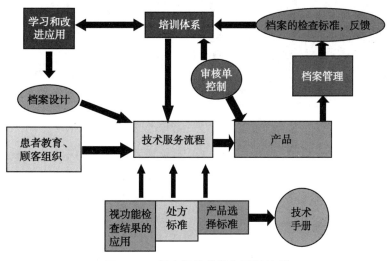

图 2-3-1 视光门诊的服务质量控制

这个核心的核心是标准化,比如:设定选择视光产品的标准化——适应证;设定多数的配镜处方原则,比如:儿童扩瞳验光的标准;眼镜更换的标准;低屈光度是否配镜的标准;眼镜使用的标准:是随时戴还是看远时戴;技术操作环节、患者交流的"话术"标准,比如如何和患者解释做红绿试验的目的;如何给家长说明做屈光发育档案的好处;角膜接触镜验配中眼表检查的分级标准;渐变多焦点镜的验配流程……相关内容会在后续的章节中陆续介绍。

标准化还是视光服务质量的管控工具,比如对于角膜塑形、RGP、渐变多焦点镜等的验配,属于专业化程度高、技术含量高的视光服务,可以通过订单审核进行质量控制。视光师把对患者做视光服务过程中的关键节点,通过详细的档案系统记录下来并形成标准化的审核单,由高年资、高级别的视光医师对这些关键节点的检查数据结果进行分析,尽量重现视光服务过程,并分析其处理方案、处方是否合理——这就是订单审核。图 2-3-2 是一个角膜塑形的审核单,其中包括患者和视光师的基本信息,患者的基础检查资料(电脑验光、角膜曲率、眼压、眼轴、角膜地形图 simk、e 值、HVID、瞳孔横径等),试戴参数,试戴后患者的视觉质量主诉,定片参数,并提供试戴时的荧光评估图和试戴后的地形图差异图等翔实的数据。有了这些翔实的记录,上级医师在审核这些资料时,相当于把这个角膜塑形的验配过程重新做了一遍,以此来评价视光师给的处方结果是否合理。这不仅仅保证了技术服务质量,也是一个带教学和专业交流的过程。

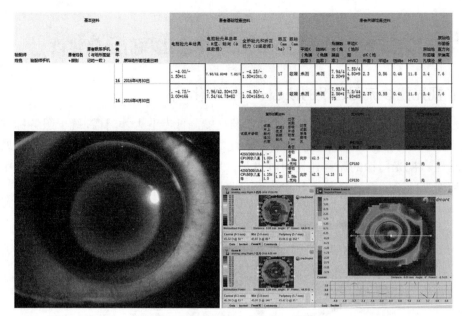

图 2-3-2 角膜塑形的审核单

角膜塑形、RGP 的验配过程和审核方法在笔者的另一本著书《硬性角膜接触镜验配跟我学》一书中有非常详细的介绍,而在《硬性角膜接触镜验配案例图解》一书中有大量的案例分析,都是我在日常工作审核订单的过程中发现的,有兴趣的读者可以参考上述两本书。

二、视光门诊的高效管理——信息化

虽然上述视光门诊流程和管理过程中的内容都可以设计为各类标准,但是实际操作过程中我们发现执行起来是非常困难的。随着患者的累积,纸质的档案很难形成可高效检索、抽查的系统。尤其是建立屈光发育档案的儿童,每半年要来做一次屈光发育档案,生成一次记录,而且这个群体基数非常大,纸质档案很快就堆积成小山一样,而且无法快速找到原来的档案。找不到档案时,员工常常会为儿童新建一个,这样就失去了建屈光档案的连续性,失去了建儿童屈光发育档案的意义。此外,像角膜塑形、RGP 验配过程中产生的各类评估图像,地形图资料也不可能都打印出来,否则不但打印成本高,而且非常难管理。如果这个难题不解决,标准化流程管理很难执行下去。

我想电子化的信息系统是最佳的解决方案:能否把这些标准化的表格式档案设计转换为电子化信息系统,把视光门诊的服务变为一个个专业模块;可设定默认的执行人员并分类授权,谁做哪些步骤;设定"必做"项目:什么患者、什么情况下,哪些检查是必须做的,哪些是可以选做的……

以我在视光门诊的工作经验和对视光业务的理解,理想的视光门诊信息化系统应该具备以下特点:

1. 电子化 将流程标准化,实现病患数据可持续积累,可交互,可快捷检索、审核、授权修改、添加新记录。其中硬性角膜接触镜相关的视光服务系统,流程复杂、复查频度高,专业性强,需要管理各类图像资料,更需要这种信息化系统进行管理。即可以通过电子信息化系统来管理视光门诊的服务流程。

2. 移动化 实现远程、跨平台交互,最大限度提高数据运用的完整、实时和便利性。比如患者可以在手机或 iPad 端填写初步问诊资料和调查问卷,医师也可以在手机上填写病历档案。

3. 社交化 将数据的采集和使用扩展到患者端跟踪患者,实现依从性管理、提高患者的参与度和传播性,比如患者复诊提醒、日常行为提醒;比如自动完成青少年屈光趋势图的绘制,直观表现近视干预后的屈光发展趋势,通过移动互联网使家长获得及时的提醒和建议等。

4. 智能化 探索视光领域的用户数据采集、分析、诊断的自动化、智能化之道,比如视光大数据采集,地区儿童近视患病率、近视程度分析等,为学术研究提供翔实的基础数据;为教育部门提供本行政区域完整准确的青少年视力发育信息,为近视防控提供依据。

5. 精准筛查 筛查各类目标人群,如定位高度近视眼患者,定位戴镜视力差,需要更换眼镜的患者。流程可控:可设置必需的流程步骤,否则无法正常进行后续步骤,如开处方、下订单、收费等。

6. 质量管控 方便监督和检查,对视光服务质量做管理和控制,可以对现有档案抽查评分,奖罚相应责任人员。

7. 远程审核、会诊 对技术类处方,如 RGP、角膜塑形等由资深医师审核,控制验配质量;也可授权第三方专家审核实现远程医疗和远程会诊。

8. 工作及时反馈 可完成医护人员分类工作量统计,实时查看日绩效和预估月度绩效,员工激励实时反馈,效果加强。患者满意度调查及复诊到达率等主客观指标,可作为业绩指标的加权项。

遗憾的是视光门诊是近年来才出现的新业态,所以目前市场上还没有一款这样现成的信息化系统,多数是眼镜店管理的"进、销、存"货品管理系统,完全无法满足视光门诊业务和流程管理的需要。没有就自己做,所以我们目前正组织团队合作开发这样的视光信息化系统(图 2-3-3),预计 2017 年初上市。

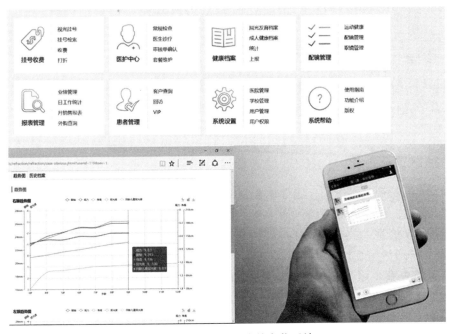

图 2-3-3 理想的视光信息化系统

总而言之，现代视光门诊流程建设的核心是标准化，标准化是快速打造服务团队和高效经营的法宝；而支持实现标准化流程管理的路径就是信息化。

第四节　视光门诊的布局

视光门诊是近年来的新业态，国内目前还没有规范的视光门诊的布局标准。有幸参观过我国台湾、我国香港地区和美国的一些视光诊所，各有特点，但我想我国国情不同，发达国家和地区的视光门诊结构还不宜直接拿来用，我们得有自己的视光门诊模式，这个模式是什么呢？让我发挥一下想象力吧，理想中的视光门诊应该具备以下的功能区域：

一、接诊区／分诊区

接诊／分诊区不仅是像医院那样的区域，还应该承担患者教育的功能，所以这里还应该设置患者教育厅或医患交流室，这里是眼视光公共卫生宣教的区域，有可安排公益讲座的教室。大众科普讲座是最高效的医患沟通方式，也是很有意义的公益活动，同时也是视光医师的工作职责。另外，候诊区也应该有电子屏幕，循环播放就诊流程、眼视光科普知识等。

二、普查区

人群视力普查是视光门诊应该承担的重要工作，所以还应该设置专门的普查区，普查区紧邻着接诊／分诊区。在这里来做普查的人群（可以是儿童或者成人）可以接受"流水线"式的流程化检查，快速获得普查结果并高效记录。普查区同时也是儿童视光科普教育区，其墙面应该粘贴儿童近视防控、正确用眼卫生的科普知识，方便儿童在等待检查时阅读学习。这里是视光检查的起点，也是视光检查的终点。比如建立儿童屈光发育档案：儿童先在这里接受宣教，再接受身高体重、眼压、眼轴、角膜曲率等的检查；再回到这里，收回资料登记。

三、诊室

诊室承担初级眼保健和视光检查的功能，应该有整合了眼底镜、检影镜、角膜曲率、裂隙灯的综合验光仪组合台（可参考第二章第一节图 2-1-2），这样视医生可以在诊室中完成所有的相关检查。

四、接触镜验配区

接触镜验配是视光学中医疗属性比较强的服务项目，而且接触镜与临床眼科结合紧密，应作为重点打造。这个区域应该包括：

1. 验配室／诊室　放置裂隙灯（含眼前节照相）、档案柜，是检查、评估和档案管理的场所，也可兼做普通诊室使用。

2. 特殊检查室　用于放置角膜地形图、眼压计、A 超（IOL-MASTER）等硬性角膜接触镜相关检查设备。如有可能可以放置更多表 2-4-1 中的相关设备。

3. 配戴室　是患者洗手、摘镜、戴镜、镜片护理指导、日常使用维护接触镜卫生教育的场所，硬性接触镜的试戴镜组也放置在此处。

表 2-4-1 开展硬性角膜接触镜验配技术的相关医疗设备

眼科检查	裂隙灯显微镜（带前节照相功能），非接触式眼压计，检眼镜，计算机辅助角膜地形图，眼科 A 超或 IOL-MASTER，角膜测厚仪
视力、屈光检查	远用视力表、近用视力表、电脑验光仪、综合验光仪、检影镜、瞳距仪、镜片箱、不同瞳距试镜架、立体视检查图谱、色盲图谱
接触镜、框架眼镜检测设备	焦度计、曲率半径测定仪、投影仪、直径量规、测厚仪、透光率检测仪，各种放大镜
泪液检查	荧光素试纸、Schirmer 试纸、泪液镜、泪膜镜
附属用品	消毒用具，戴镜、摘镜用镜台，镜子，镜片盒，吸棒，各类清洗剂、护理液、试戴镜组，存放柜
特殊检查设备	非接触式角膜内皮显微镜，角膜知觉计，特殊染色剂

4. 角膜塑形体验区 提供验配者试戴塑形镜，观察短期配戴角膜塑形镜效果的场所。像病房一样，设置有休息床，可平卧睡眠状态试戴塑形镜。

五、常规验光室

验光技师做屈光检查、视功能检查的区域。

六、视觉训练区域

指导患者在诊所内进行视觉训练的场所，有各类丰富的视觉训练仪器设备。也是指导患者使用家用训练工具的场所。

七、视觉体验区

包括给成人做渐变镜体验的生活场景，如：厨房、书房、驾车场景软件、户外场景软件等；包括软件模拟框架眼镜配戴效果的体验区。

八、远程会诊中心

这里不仅提供远程会诊的功能，同时也是学术交流、学术会议、医师交接班和教学、学习的场所。

九、儿童户外活动展示区

户外活动是预防近视的有效方法，儿童户外活动展示区是科普教育的一种有效形式。

十、其他常规功能区域

包括眼镜装配室、药房 / 取镜处、商品售卖区、更衣间、消毒室、医师办公室等。

第五节 从电脑验光中可以发现的视功能问题

电脑验光仪是视光门诊、眼镜店必不可少的基本设备，一个没有视光学知识的员工也可以几分钟就学会如何操作使用它。除了能快速地获得人眼的屈光结果外，电脑验光仪还有些隐藏的用途。

先来看看电脑验光仪有哪些特点：

1. 多数情况下对散光的度数和轴向比较精确　人眼的散光常常是相对稳定的，也与调节无关，所以电脑验光获得的散光的结果重复性好，相对精确。一些病理原因也会造成散光，比如晶状体半脱位或圆锥角膜等不规则角膜散光，这些特殊的情况下做电脑验光散光会变化，也测不准确。

2. 电脑验光时应引导患者自然睁大眼睛，否则会因为眼睑压力的变化而造成散光的变化。

3. 球镜的结果受到调节的影响较大，精确度差。儿童调节力强，未做睫状肌麻痹时电脑验光球镜的结果就容易波动，重复性差。

4. 电脑验光时，检查者要注意引导语言，如："现在你在路的尽头看到一幢房子，请仔细盯着房子看，不要看路，想象着房子在路的尽头。"这样才能让患者的调节尽量放松下来。如果检查时特意让患者盯着电脑验光仪视标中近处的路面看，验光结果常常会出现近视过矫正。所以给患者合适的语言引导是电脑验光测量准确的前提。

5. 泪膜不稳定，如干眼，也会影响电脑验光的结果。

从上述特点，我们可以推导出电脑验光过程中的注意事项：

1. 当三次电脑验光的结果球镜相差 0.50D 以上时，说明患者可能存在调节方面的问题，验光时更要做好雾视，在视功能检查时可重点做调节方面的检查。

2. 如果电脑验光时发现散光的度数和轴向不稳定，变化比较大，要注意是否患者检查时未配合，眼睛未自然睁大，或者排除有无器质性病变如晶状体脱位、圆锥角膜、不规则散光等造成散光波动。

3. 每次测量时可以通过设备上的电子屏窗口看到患者瞳孔的变化，如果在检查的过程中瞳孔变化快、灵敏，说明其调节灵活度好，这种情况多见于小孩或年轻人；反之如果在检查的过程中瞳孔变化慢甚至瞳孔固定无变化，则说明可能调节灵活度差，或调节迟钝，调节力差甚至是有器质性的病变，多见于老年人。在后续的视光检查时可重点检查寻找原因，如果是年轻人则可重点检查其调节灵活度。

4. 结合视力检查的结果看：如果裸眼视力不太差，如 0.8，但电脑验光结果为 -1.00D（表现为相对较高的度数），说明可能有调节痉挛的情况存在。

5. 嘱患者盯着电脑验光的视标看时，如果发现角膜中心反光点不在正中央，说明可能其 Kappa 角比较大，即视轴和光轴的差异大。大的 Kappa 角测量瞳距时误差会变大，在做渐变镜时要注意，瞳距误差大会影响渐变镜的配装而造成配戴不适。

6. 泪膜不稳定的患者可以先用人工泪液点眼后再做检测。

电脑验光仪方便、操作简单、快捷、相对准确而重复性好，我们使用时还可以关注很多细节，提示一些患者可能出现的问题，方便后续的视光检查。

第六节　综合验光仪摆放过近对验光的影响

有一位验光师说他们验的光总是近视度数不够，欠矫，怎么回事？后来我去看了他们的验光室才发现，他们的综合验光仪位置摆放距离墙面才 2.2m，太近了。我说因为综合验光仪摆放过近，所以验光结果就容易欠矫正。综合验光仪应该摆放距离墙面多远才是合适的？一般来说，综合验光仪的验光盘（又称牛头、肺头）距离投影视标的墙面距离应该大于3m。那如果综合验光仪投影机的位置放得过近会怎样影响验光结果呢？

一般认为 5m 以外物体发出的光线是平行光，所以视力检查都要求在 5m 以上。5m 产生的调节刺激是 1/5=0.2D 即 20 度，比较低可忽略。但距离越近就会产生越多的调节，比如 3m 时产生的调节刺激是 1/3=0.33D 即 33 度，也忽略不计了。但如果距离再近，大于 33 度，就不可忽略了。

为了方便理解，我们以一个极端的例子来说明距离对验光的影响。假设我们在 1m 的距离做"远距验光"，即综合验光仪位置放在距离墙面 1m 的地方验光。在 5m 远标准距离验光时一个 100 度近视（−1.00DS——1.0）的人，在 1m 的距离做"远距验光"时，由于其远点就在 1m 处，就是说，他正好能看清楚 1m 远的视标，验光结果为平光——1.0，不需要配镜了。此时就产生了欠矫正 100 度近视的情况。同理，在 2m 远做"远距验光"时就会产生 1/2=0.5D，50 度近视欠矫；3m 验光时产生 1/3m=0.33D，33 度近视欠矫的结果。

也有人提出疑问：投影仪投出的视标按投影的距离是自动调整视标大小的，距离越近视标也越小，只要 1.0 的视标在验光距离处在人眼里的像的大小是 1 分角就行，不会影响验光结果的啊？

的确，用投影机，对视标的视角是不会随距离的改变而改变的。但是，距离近了，调节却增加了，这里说的不是视角变化的问题，而是调节对验光结果的影响。

所以，当我们验光距离过近，由于调节的影响就会导致最终度数欠矫正了。有一些验配机构为了节省空间，把验光室做得很小，还用外部投影机投射视标，这种做法就会造成验光近视欠矫。解决的方案其实很简单：换内置式投影的视力表仪（"魔术箱"）视标就好。

第七节　验光前详细问诊的重要性

多数眼镜店接待顾客的第一句话常常都是"你好，需要配镜吗？"之后通过简单的插片验光就能给出配镜处方，售卖眼镜。过程中验光师与顾客交流的主要内容集中在眼镜产品的介绍上，而较少对顾客的生活工作情况、用眼情况、眼部病史等做详细的询问了解。其实这样的配镜是不全面的，由于配镜前了解到的信息不足，常常会造成顾客投诉和退货。其实在详细问诊前，我们是不能确定顾客是否是来配镜的，没完成相关的视光检查前也不知道顾客需要配什么眼镜。那么具体应该如何做、做哪些验光前的问诊呢？

一、主诉和现病史

顾客来配镜的原因和目的是什么？对视力的需求是什么，是要求一般日常生活视力（0.8~1.0）还是要更好的视力？比如射击运动，要求 1.2 以上的视力。眼镜是用来看远还是看近的？了解后才知道对于顾客的个体视力矫正是到 0.6、1.0，还是 1.5，而不是统一的 1.0 了。

视力不好，如模糊、视物不清、视近困难等的时长；了解其视力问题是短期出现的还是长期存在的。如果短期出现快速视力下降，那就需要排除眼科器质性病变的问题。如果是长期存在的视力问题，到眼镜店的顾客一般都是屈光问题。

有没有伴随症状：如眼睛流泪、眼前黑影飘、眼睛酸胀干涩等问题？如有，要询问这些情况出现的时长；有无治疗过，怎么治疗的？如果顾客有上述伴随症状时，我们排除眼科器质性病变后要通过视光学的方法发现其有无视疲劳情况，并通过合适的光学工具或视觉训练处理。

二、戴镜史

原来戴什么眼镜？隐形还是框架眼镜？或是一些特殊的眼镜如渐变镜、硬性隐形眼镜等。是什么度数？怎么配戴的，持续配戴还是需要时配戴？有没有停戴的情况，为什么要停戴？

根据原来的戴镜习惯、戴镜史，我们给顾客验配新的眼镜时就能结合验配眼镜的形式（框架眼镜还是接触镜）和眼镜的光度、轴向等因素综合考虑（成人尽量不改变原有的戴镜习惯和方式），增加顾客的配戴适应性和舒适度。

仅凭顾客的口述旧镜的度数等是不够准确的，因为顾客口述的眼镜光度只是一个模糊的范围，顾客更不知道镜片瞳距、瞳高等配装参数，所以如果顾客戴着旧眼镜，一定要通过焦度计来检测眼镜的光度和装配数据。旧眼镜的验配参数对新验配眼镜有重要的参考意义。对成人来说，新配镜与旧镜相比要避免有过大的光度、散光轴向的变化。

三、日常、生活习惯

不同的生活习惯、兴趣爱好对配镜有重要的影响。通过对日常、生活习惯的了解，我们可以最大限度地了解顾客的视力、视野需求并按需求给配镜处方。比如：室外活动多而室外空气条件差的顾客，不建议用硬性接触镜 RGP；用电脑多、阅读写字多的顾客要考虑其视近需求而减少一些近视度数；眼睛与电脑屏幕高度的相对位置，这对于做渐变镜的顾客要告知其使用电脑时要求屏幕比眼睛低，以方便使用近用区；眼睛到阅读物的习惯距离则是下加光度的重要参考；对视野需求的了解，比如开车和运动需要大视野，方便我们给渐变镜的顾客确认镜片设计。

四、眼科、全身病史的询问

询问有无眼科疾病史、手术史。有眼科病史的，尤其是影响视力矫正的眼病史、手术史，会影响屈光矫正。通过询问详细了解眼科病史后，如果视力不能矫正，就要从眼病查找原因了。另外，了解有无青光眼病史、青光眼家族史，对后面的扩瞳检查就更有必要了。切记，有闭角型青光眼病史患者不能轻易进行扩瞳验光，眼科医生确认后才能做。

全身病史也要询问，如有高血压、糖尿病的，有可能会因眼底出血或其他并发症影响视力的矫正。

有药物过敏史的，要注意可能会发生护理液过敏。如：有药物过敏史的隐形眼镜配戴者出现眼红等并发症就可能是对护理液过敏。

对于儿童来说，还要问围产期健康状况。比如早产和低体重儿发生近视、弱视的可能性较正常儿童大。

可见，有经验的验光师在配镜前通过详细的问诊就能初步判断眼镜要怎么配，大大提高眼镜的验配效率。同时也能让顾客感觉到验光师的专业性而建立信任。

第八节　为什么验光前一定要做视力检查

很多验光师验光前不查视力而直接验光，其实这是非常不好的习惯。验光前的视力检查可以提供很多有用的信息。验光前的视力检查常常包括以下内容：

1. 裸眼远视力　了解裸眼视力，初步判断顾客的生活情况。如裸眼视力在 0.3 以下则不能满足基本的日常生活，强烈建议配镜光学矫正。

2. 戴镜远视力　了解顾客戴原来眼镜的视力矫正情况。如果原来的眼镜戴镜视力远低于正常（1.0）则要分析原因：很久没有做视光检查，度数增加了？（此时，新配镜以提高矫正视力。）有眼病，视力不能矫正？（可能本次验光也不能提高矫正视力，需要提前说明。）习惯了低矫正的度数，足矫无法适应？（此时要注意，本次配镜度数也要欠矫些，避免适应性问题。）

3. 裸眼近视力　如果裸眼近视力好于裸眼远视力，说明顾客可能是近视眼；如果裸眼远视力好于裸眼近视力，说明顾客可能是远视眼；如果裸眼近视力、裸眼远视力都不好，说明顾客可能是散光而且散光比较大；如果裸眼远视力好而裸眼近视力差，说明顾客可能是老视。

4. 戴镜近视力　如果戴镜远视力好而戴镜近视力差，提示远视欠矫正或调节不足、老视；如果戴镜远视力差而戴镜近视力好，提示近视欠矫正。

5. 针孔远视力　很重要，但很多验光师都忽略了没做。针孔远视力如果较裸眼远视力提高，说明顾客有屈光方面的问题；如果针孔远视力较裸眼远视力无提高甚至下降，说明有眼科器质性病变，屈光矫正视力可能也无法提高。

可见，视力检查能初步判断患者是否屈光不正及屈光不正的性质。视力检查是视光检查的常规内容，是必做的内容，验光师应学会分析和应用视力检查的结果。

附：视力检查场地要求和视力检查方法

视力检查场地要求

有遮光窗帘，可以形成暗房，安放标准视力表灯箱。

灯箱和反射镜：1.0 视力行与被检查者的眼睛位置平行；镜子放置于距离墙面 2.8m 标记处并正对灯箱的位置。距灯箱视力表平面 1m、2m 处分别做标记。距灯箱视力表平面 1m 处向灯箱方向能看到最大的 E 视标（0.1）时视力为 0.02，向镜子方向能看到最大的 E 视标（0.1）时视力为 0.08；距灯箱视力表平面 2m 处向灯箱方向能看到最大的 E 视标（0.1）时视力为 0.04，向镜子方向能看到最大的 E 视标（0.1）时视力为 0.06。

灯箱下的椅子：要求可以调节高度。

安装视力表的注意事项

（1）表面须清洁平整。

（2）表的高度以表上 1.0 视力（对数视力表上 5.0）的标记与被检查的眼等高为准。

（3）视力表上必须有适当、均匀、固定不变的照明度，一般为 400～1000lx，且必须避免由侧方照来的光线，及直接照射到被检者眼部的光线。阴晴不定的自然光线亦不适宜，以免引起不准确的检查结果。

（4）表与被检者的距离必须正确固定，国际标准视力表，患者距表为 5m。如室内距离不够 5m 长，则在 2.5m 处置一平面镜来反射视力表。此时最小一行标记应稍高过被检者头顶。

视力的检查与记录方法

（1）检查前应向被检者说明正确观察视力表的方法。

（2）两眼分别检查，先查右眼，后查左眼。查一眼时，须以遮眼板将另一眼完全遮住。

但注意勿压迫眼球。戴眼镜的学生查完裸眼视力还应该查戴镜视力。

（3）检查时，让被检者先看清最大一行标记，如能辨认，则自上而下，由大至小，逐级将较小标记指给被检者看，直至查出能清楚辨认的最小一行标记。如估计患者视力尚佳，则不必由最大一行标记查起，可酌情由较小字行开始。

国际标准视力表上各行标记的一侧，均注明有在 5m 距离看清楚该行时所代表的视力。检查时，如果被检者仅能辨认表上最大的"0.1"行 E 字缺口方向，就记录视力为"0.1"；如果能辨认"0.2"行 E 字缺口方向，、则记录为"0.2"；如此类推。能认清"1.0"行或更小的行次者，即为正常视力。

注意 0.8 以上的视力行数允许错 2 个；0.5、0.6 的视力允许错 1 个；如果超过这个标准就认为达不到该行视力标准。

（4）如被检者在 5m 距离外不能辨认出表上任何字标，可让被检者走近视力表，直到能辨认表上"0.1"行标记为止。此时的计算方法为：视力 =0.1× 被检者所在距离（m）/5（m）。举例：如 4m 处能认出则记录"0.08"（0.1×4/5=0.08）；同样如在 2m 处认出，则为"0.04"（0.1×2/5=0.04）。

（5）如被检者在 1m 处尚不能看清"0.1"行标记，则让其背光数医生手指，记录能看清的最远距离，例如在 30cm 处能看清指数，则记录为"30cm 指数"或"CF/30cm"。如果将医生手指移至最近距离仍不能辨认指数，可让其辨认是否有手在眼前摇动，记录其能看清手动的最远距离，如在 10cm 处可以看到，即记录为"HM/10cm"。

第九节　有关视光光学产品的选择

除了框架眼镜、软性接触镜外，做屈光矫正、近视控制方面的产品还很多，怎么根据检查的结果向顾客推荐合适的产品？什么产品才是最适合顾客的？这是很多验光师常常面对的问题。本文给出基本的推荐原则供参考。

单光镜片

1．单光球面镜片——适用于屈光度数较小、角膜曲率正常或较陡者。

2．单光非球面镜片——适用于屈光度数较大、角膜曲率正常或平坦者。非球面镜片周边的近视光度变低，正好与周边曲率平坦的角膜对应，可以减少周边视网膜像的离焦而获得更好的视觉质量和近视控制。

3．变色镜片——适用于对比敏感度差或早中期的白内障患者。

4．减少旁中心远视性离焦镜片——在提供清晰中心视力的同时，也改善周边视网膜成像品质，减少周边远视性离焦，从而延缓近视进展。适用于轴性近视、近视度数增长较快的儿童。一般不适用于病理性近视、近视伴有高度外隐斜者。

渐变多焦点镜

1．一般适用于老视者。

2．远视眼患者看近时需要付出更多的调节力，也适合配渐变镜。

3．AC/A 高的患者看近时容易集合过度，戴渐变镜通过减少看近时的调节刺激以减少过度的集合，缓解视疲劳。

4．如儿童近视患者需要使用渐变镜做近视控制时要遵循以下原则：

1）内隐斜儿童适合配戴渐变镜，外隐斜患者配戴渐变镜会加重外隐斜程度。

2）眼轴及角膜曲率正常的儿童，如眼轴及角膜曲率不正常，如曲率过平坦或陡峭等，说明可能伴有先天性、病理性近视因素，通过渐变镜近视控制效果不会好。

3）先天性、病理性近视儿童不适合使用渐变镜控制近视。

4）儿童渐变镜验配后每半年要复查一次视功能，通过检查结果决定是否可以继续配戴。

5）一般在 18 岁前会改成戴单光镜片。

三棱镜

适用于有眼位问题而且通过视觉训练无效者。也可用于减少眼球震颤，处理代偿头位。具体的使用方法会在后面的章节中说明。

视功能训练

1. 给予上述光学工具验配处理后，仍有视疲劳症状者。

2. 裸眼视力时好时坏，不稳定。视功能检查时发现：调节超前、NRA 值下降、调节灵活度差尤其正片通过困难者，则怀疑所进行的屈光检查中存在假性近视成分。

3. 有视疲劳症状，视功能检查时发现调节滞后、PRA 值下降，调节灵活度差尤其负片通过困难等情况时根据检查结果给予制定训练方案，包括调节功能训练、集合功能训练、融像功能训练等。

助视器

改善或提高低视力患者视觉及活动能力的任何一种装置或设备。50%～70% 低视力患者可依靠助视器提高视力，适用于低视力患者。

软性角膜接触镜

无配戴禁忌证、依从性好，尤其适合屈光参差的患者。

硬性角膜接触镜

硬性角膜接触镜的适应证和选择比较复杂，篇幅有限，不在本书阐述。有兴趣的同学可翻阅《硬性角膜接触镜验配跟我学》一书。

视光师了解光学产品的特性，就像眼科医生需要了解不同眼药的药理作用、副作用一样，这样才能更好地给患者做产品推荐。

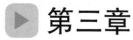

第三章

视光门诊基本知识技能

第一节 近视眼的世界你不懂

近视眼患者看到的世界到底是怎么样的？远视眼、散光眼患者看到的世界是怎么样的？他们戴上框架眼镜后看到的世界又是怎么样的呢？

一、近视眼的世界

正视眼，成像在视网膜上，视物清晰；-3.00DS 近视，成像在视网膜前，模糊；-9.00DS 近视，成像在视网膜很前的位置，非常模糊。所以，近视度数越高，远距视物越模糊（图 3-1-1）。

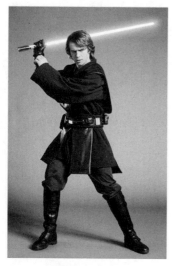
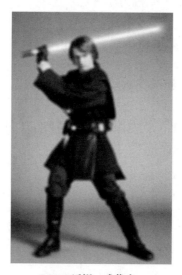
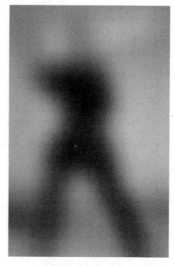

正视眼，成像在
视网膜上

-3.00DS近视，成像在
视网膜前，模糊

-9.00DS近视，成像在
视网膜很前的位置，
非常模糊

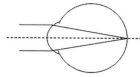
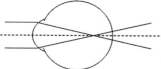
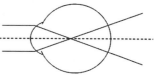

图 3-1-1　近视眼看远时的物像

戴 −3.00DS 框架眼镜，看到的影像缩小，而且镜片对光的透过率不是 100%，所以还会略变暗；戴 −9.00DS 框架眼镜，看到的影像明显缩小，而且镜片厚，对光的透过率更低，所以更暗。因此，近视度数越高，戴框架镜时，视物缩小越多（图 3-1-2）。

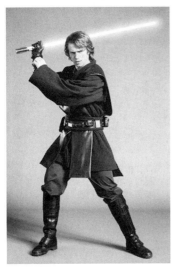 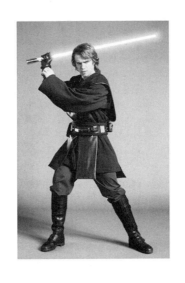 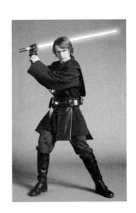

真实的图像　　　　　　戴−3.00DS眼镜，看到的影　　戴−9.00DS眼镜，看到的影
　　　　　　　　　　　像缩小，而且镜片对光的　　像明显缩小，而且镜片厚，
　　　　　　　　　　　透过率不是100%，所以还　　对光的透过率更小，所以
　　　　　　　　　　　会略变暗　　　　　　　　更暗

图 3-1-2　近视戴框架镜矫正后看到的物像

二、远视眼的世界

+2.00DS 远视眼，调节可以代偿，视物清晰，但年龄大的成人容易视疲劳；+4.00DS 远视，成像在视网膜后，调节难以代偿，表现为模糊、"使劲看"时可短暂清楚，容易视疲劳；+6.00DS 远视，成像在视网膜很后的位置，动用调节也无法代偿，视物非常模糊。低度远视可以通过自身调节代偿，不用戴镜；中度远视代偿不足，容易视疲劳；高度远视调节难以代偿，视物模糊，但由于大脑放弃调节尝试了，反而不容易出现视疲劳。

年龄越小，调节力越强，对远视的耐受能力越好，症状也越不明显（图 3-1-3）。

+2.00DS 远视眼，戴镜矫正后看远不需要调节代偿，视物清晰，也不会视疲劳；但正镜片视物放大，看到的影像略放大；戴 +4.00DS 远视镜，放大率增加，看到的影像放大；戴 +6.00DS 远视镜，放大率比较大，看到的影像放大很多。因此，远视镜有放大作用，远视度数越高，放大作用越大（图 3-1-4）。

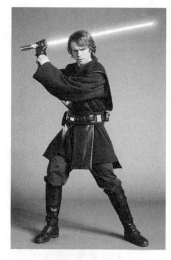 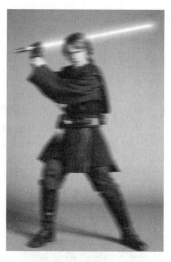 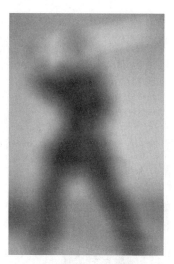

+2.00DS 远视眼，调节可以代偿，视物清晰，但年龄大的成人容易视疲劳

+4.00DS远视，成像在视网膜后，调节难以代偿，表现为模糊、"使劲看"时可短暂清楚，容易视疲劳

+6.00DS远视，成像在视网膜很后的位置，动用调节也无法代偿，视物非常模糊

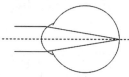 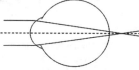 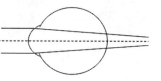

图 3-1-3　远视眼视远时看到的物像

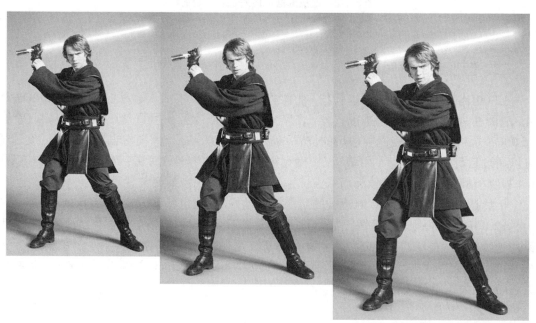

+2.00DS 远视眼，戴镜矫正后看远不需要调节代偿，视物清晰，也不会视疲劳；但正镜片视物放大，看到的影像略放大

戴+4.00DS远视镜，放大率增加，看到的影像放大

戴+6.00DS远视镜，放大率比较大，看到的影像放大很多

图 3-1-4　远视戴框架镜矫正后看到的物像

三、屈光参差者的世界

右眼 −3.00DS 近视，左眼正视眼时，双眼不戴镜时看到的影像一边清晰、一边模糊（图 3-1-5）。

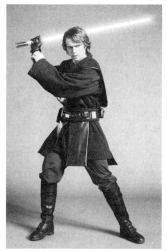 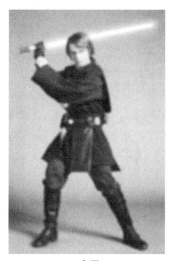

左眼 　　　　　　　　　　　　　　　右眼

右眼−3.00DS近视，左眼正视眼时，双眼不戴镜时看到的影像

图 3-1-5 屈光参差患者双眼看到的物像

屈光参差指双眼的屈光度不一致，当双眼光度相差 2.50D 以上时，大脑就难以融像了，戴框架镜会比较不适。右眼戴 −3.00DS 近视镜，左眼戴平光镜时，双眼看到的影像一边大、一边小，而且亮度有差异，但还可以忍受，勉强可以融像。所以，屈光参差不大时，大脑可以融像（图 3-1-6）。

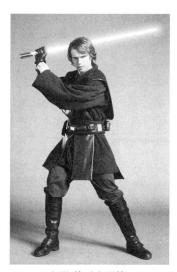 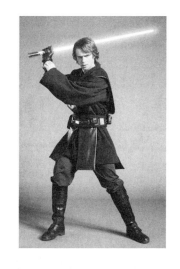

左眼 戴平光眼镜 　　　　　　　　右眼 戴−3.00DS近视眼镜

右眼戴−3.00DS近视，左眼戴平光镜时，双眼看到的影像——一边大、一边小，而且亮度有差异，但还可以忍受，勉强可以融像

图 3-1-6 3.00D 屈光参差戴框架镜矫正后看到的物像

右眼戴 -9.00DS 近视镜, 左眼戴 -3.00DS 近视镜时, 双眼看到的影像明显不等大, 大脑无法融像, 戴镜不适。当屈光参差大时, 大脑无法融像(图 3-1-7)。

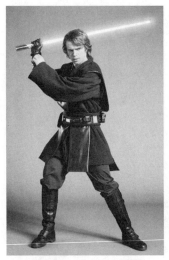
左眼 戴-3.00DS近视眼镜

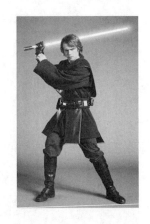
右眼戴-9.00DS眼镜, 看到的影像明显缩小, 看到的影像更暗

右眼戴-9.00DS近视, 左眼戴-3.00DS近视镜时, 双眼看到的影像明显不等大, 大脑无法融像, 戴镜不适。

图 3-1-7 6.00D 屈光参差戴框架镜矫正后看到的物像

四、散光眼的世界

1. 顺规散光 -3.00DC×180 的散光眼, 水平方向仍成像在视网膜上, 水平方向视物清晰; 但垂直方向成像在视网膜前, 垂直方向视物模糊(图 3-1-8)。

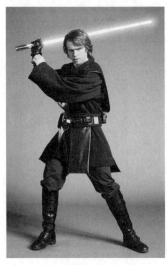
真实影像

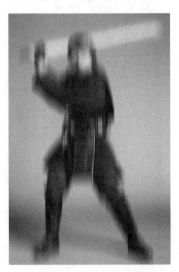
-3.00DC × 180 散光眼影像

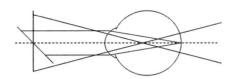

−3.00DC×180的散光眼,水平方向仍成像在视网膜
上,水平方向视物清晰;但垂直方向成像在视网膜
前,垂直方向视物模糊

图3-1-8 顺规散光眼看到的物像

戴 −3.00DC×180 的散光镜时,水平方向视物无放大或缩小,但垂直方向视物缩小;看人呈"矮胖型"(图3-1-9)。

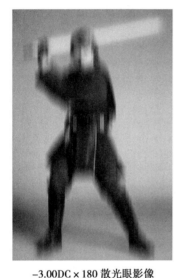
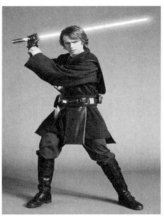
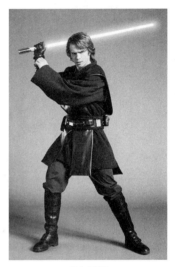

−3.00DC × 180 散光眼影像

戴−3.00DC × 180 散光镜矫正
后看到的影像,"矮胖型"

真实影像

戴−3.00DC × 180的散光镜时,水平方向视物无放大或缩小,
但垂直方向视物缩小;看人呈"矮胖型"

图3-1-9 顺规散光戴框架镜矫正后看到的物像

2. 逆规散光 同理,−3.00DC×90 的散光眼,垂直方向仍成像在视网膜上,垂直方向视物清晰;但水平方向成像在视网膜前,水平方向视物模糊。戴 −3.00DC×90 的散光镜时,垂直方向视物无放大或缩小,但水平方向视物缩小;看人呈"瘦高型"(图3-1-10)。

3. 斜轴散光 −3.00DC×45 的散光眼,在45°方向成像在视网膜上,45°方向视物清晰;但135°方向成像在视网膜前,135°方向视物模糊;−3.00DC×140 的散光眼,在140°方向成像在视网膜上,140°方向视物清晰;但50°方向成像在视网膜前,50°方向视物模糊(图3-1-11)。

戴 −3.00DC×45 的散光镜矫正后,45°方向无放大率,而135°方向成像缩小;图像向135°方向扭曲;戴 −3.00DC×140 的散光镜矫正后,在140°方向无放大率,而50°方向成像缩小;图像向50°方向扭曲(图3-1-12)。所以,斜轴散光眼戴框架镜看到的世界是扭曲的,这种斜轴散光眼极难适应框架镜。

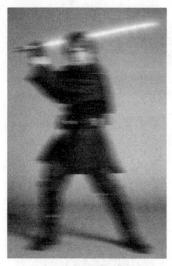 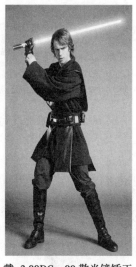 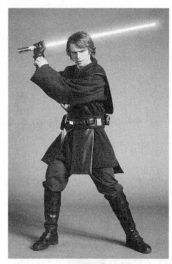

−3.00DC×90 散光眼影像　　　　戴−3.00DC×90 散光镜矫正　　　　　真实影像
后的看到影像，"瘦高型"

同理，−3.00DC×90的散光眼，垂直方向仍成像在视网膜上，垂直方向视物清晰；但水平方向成像在视网膜前，水平方向视物模糊

戴−3.00DC×90的散光镜时，垂直方向视物无放大或缩小，但水平方向视物缩小；看人呈"瘦高型"

图 3-1-10　逆规散光眼看到的物像和戴框架镜矫正后看到的物像

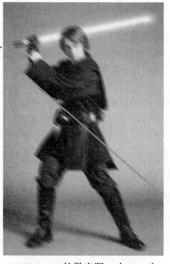 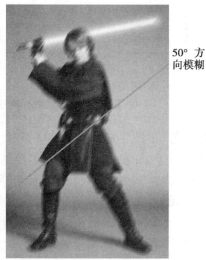

135° 方
向模糊

50° 方
向模糊

−3.00DC×45的散光眼，在45° 方　　−3.00DC×140的散光眼，在140°方
向成像在视网膜上，45° 方向视　　向成像在视网膜上，140° 方向
物清晰；但135° 方向成像在视网　　视物清晰；但50° 方向成像在视
膜前，135° 方向视物模糊　　　　网膜前，50° 方向视物模糊

图 3-1-11　斜轴散光眼看到的物像

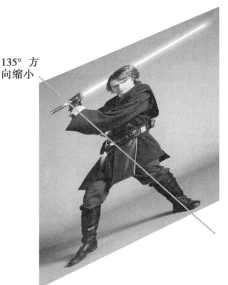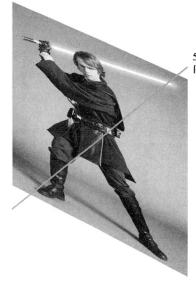

戴−3.00DC×45的散光镜矫正后，45°
方向无放大率，而135°方向成像缩小；
图像向135°方向扭曲

戴−3.00DC×140的散光镜矫正后，在
140°方向无放大率，而50°方向成像
缩小；图像向50°方向扭曲

图 3-1-12　斜轴散光眼戴框架镜矫正后看到的物像

五、当散光眼去查视力

0/−3.00DC×180，水平方向视物清晰；垂直方向上视物模糊——眯眼时，垂直方向上形成类似小孔眼镜的作用，变清晰了，所以眯眼猜测视标的准确率提高；0/−3.00DC×90，垂直方向上视物清晰；水平方向上视物模糊（图 3-1-13）。所以，顺规散光眼可以通过眯眼提高视力；逆规散光眼则容易猜测左右开口的视标，两种情况下视力都容易被高估。

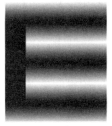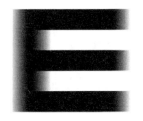

0/−3.00DC×180散光，水平方
向视物清晰；垂直方向上视物
模糊——眯眼时，垂直方向
上形成类似小孔眼镜的作用，变
清晰了，所以眯眼猜测视标的
准确率提高——视力容易高估

0/−3.00DC×90散光，垂直方
向上视物清晰；水平方向上
视物模糊

图 3-1-13　顺规和逆规散光看到的"E"视力表的影像

　　斜轴散光看到的 E 视标影像，在各方向都模糊，更难通过眯眼代偿，视力更差（图 3-1-14）。但患者可以通过倾斜头位，当散光轴向与视标开口方向呈水平一致或互相垂直时，达到上述顺规或逆规散光的效果，能提高猜测视标的准确率。所以，斜轴散光患者查视力时"歪头

斜脑"视物能提高一些视力。

斜轴散光对视力的影响最大，戴框架镜时也最不舒适。但如果戴角膜接触镜，没有镜眼距离，几乎没有放大率，视物也不会变形，就能还原真实世界的影像。其中 RGP 的效果最好，成像质量最高。同理，角膜塑形和角膜屈光手术也没有放大率和视物变形的情况。所以，斜轴散光不建议选择框架眼镜的矫正方式。

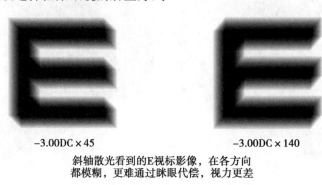

−3.00DC × 45   −3.00DC × 140

斜轴散光看到的E视标影像，在各方向
都模糊，更难通过眯眼代偿，视力更差

图 3-1-14　斜轴散光看到的"E"视力表的影像

六、结论

高度屈光不正、高度散光、高屈光参差、斜轴散光等患者，要尽量避免选择框架镜，戴接触镜或者采用屈光手术能获得较好的视觉质量。

 ## 第二节　视光门诊中裂隙灯的使用和常用照明法

多数眼镜店只关注验光，不做或不会做裂隙灯、眼底等眼睛健康方面的检查。然而验光前的眼健康检查非常重要，是初级眼保健的必须检查项目。在视光学临床工作中，裂隙灯检查更加重要，可以发现潜在的眼疾，或提前发现视力不能矫正的原因；对于顾客眼镜配戴方法方式也有极大的指导意义。比如，不做裂隙灯、检眼镜检查就直接验光，当发现视力无法矫正时常常不知所措；不做裂隙灯检查而直接验配接触镜，会使一些不适合验配的顾客引起如眼干、眼红、感染等并发症；更不能对接触镜的配戴状态进行评估。所以，验光师掌握基本的裂隙灯检查技能是非常有必要的。按最新的国家眼镜验光员职业标准，从中级验光员的职级起就要求掌握一些基本的眼健康检查技能。本文就介绍一下验光师在一般日常视光检查过程中使用裂隙灯做初步的眼睛健康检查的方法。

一、裂隙灯显微镜在验光前检查的作用

裂隙灯显微镜在验光前检查的作用主要包括以下三方面：

1. 用裂隙灯显微镜可以清楚地观察眼睑、结膜、巩膜、角膜、前房、虹膜、瞳孔晶状体及玻璃体前 1/3 等眼前段组织的病变情况，可确定病变的位置、性质、大小及其深度。若配以附件，如：平凹前置镜、眼底检查用接触镜、三面镜和前房角镜等，可分别对眼底黄斑部至锯齿缘周边部、前房角等部位进行精细检查。

2. 在接触镜的验配中，验配前对配戴者眼前段做常规检查，若发现有角膜炎、结膜

炎、大的睑裂斑、上眼睑严重下垂、眼睑闭合不全、瞬目迟钝（每分钟少于 12 次）等情况，应慎戴接触镜。在接触镜配戴前应对配戴者做特殊检查，如泪液破裂时间，了解泪道液分泌量和泪膜质量；在接触镜配戴后进行镜片配适的评估，主要包括：角膜覆盖程度的检查、镜片中心定位、眨眼时镜片的移动度、上视时镜片的下垂及"上推试验"时镜片的松紧度等。

3. 使用裂隙灯显微镜还可以检查接触镜的表面质量：镜片表面的光滑度和镜片的完整性，评价镜片生产的工艺质量；镜片中有无不透明杂质、斑渍附着及混浊等现象，推断镜片材料的纯净度和聚合质量；镜片表面有无划痕、磨损和分辨镜片表面沉淀物的类型、颜色和形态等。

二、使用前仪器的调整和准备

1. 首先使被检者坐位舒适，头部固定于颌托和额靠上。

2. 通过调节台面高度、头架上下调节和调节仪器高度，使裂隙像上下位置适中。注意：调整后被检眼外眦部与头架侧方的刻线记号"一"对齐。

3. 通过操纵手柄和操纵杆调整仪器的左右和前后位置，以保证裂隙像位置正确且可清晰观察。

4. 转动手轮，可改变裂隙宽窄。

5. 改变裂隙照明系统和双目立体显微镜系统的夹角，也可用此手轮作拉手。

6. 裂隙长短用转动光圈进行调节。

7. 旋紧螺钉可固定裂隙照明系统和双目立体显微镜系统。

8. 注视灯可左右旋转，上下、远近自由选用，需要时令患眼注视目标方向。

三、裂隙灯的主要检查方法

裂隙灯显微镜应在暗室中使用，使用时，一般使照明光线来自颞侧，与显微镜成 40° 夹角。在照射不同部位和深度的结构时，如前房角、玻璃体或眼底等，则需要改变夹角，有时也可使患者转动眼球协助。让患者注视视标，或嘱其注视显微镜，但不应让患者向光线注视。通常先用低倍显微镜检查，此时所见物像清晰，视野较大，当要详查其中某部位时，再用较高的倍数，使物像增大，但视野变小。裂隙灯有六种照明法，视光门诊中最常见的是弥散光线照明法、直接焦点照明法、后部反光照明法，本节介绍这三种常用的方法。

（一）弥散光线照明法（diffuse illumination）

当用弥散光线照明法时，利用集合光线，低倍放大，可以对结膜、角膜、虹膜、晶状体作全面的观察。照明方式为：裂隙照明系统从较大角度斜向投射，同时将裂隙充分开大，广泛照射，或者加毛玻璃片使光线弥散，用低倍显微镜进行观察（图 3-2-1）。

这种方法便利、易于掌握，所观察的部位形态完整、具立体感。主要用于检查结膜、巩膜、角膜、晶状体等眼前部组织的情况，对角膜后弹力层皱褶、晶状体囊和老年人晶状体核的形态看得清晰。在接触镜验配中应用于验配前检查，包括睑结膜（彩图 3-2-2，见书末彩插）、角膜情况；测量配戴者角膜直径大小；戴镜后进行配适评估；镜片表面的质量检查等。

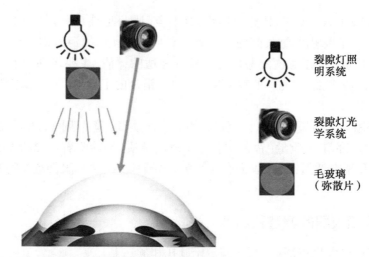

弥散光线照明法：裂隙照明系统从较大角度斜向、广泛照射，或加毛玻璃使光线弥散，用低倍显微镜进行观察

图 3-2-1　弥散光线照明法示意图

（二）直接焦点照明法（direct focal illumination）

直接焦点照明法又称斜照法，是裂隙灯显微镜检查法的基础。裂隙照明系统取侧方 45° 位置，显微镜正面观察，将光线的焦点调节到与显微镜的焦点完全一致，然后进行观察（图 3-2-3）。

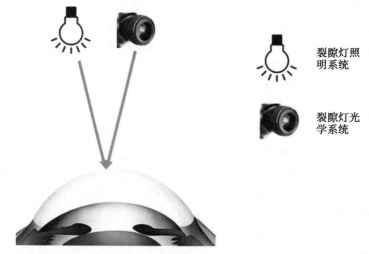

直接焦点照明法：照明系统和光学系统都聚焦于要观察的角膜部位

图 3-2-3　直接焦点照明法示意图

光线焦点落在不透明的组织上，如巩膜和虹膜时，因大部分光线被反射，少部分被分散和吸收，能得到一光亮而整齐的照射区；若焦点光线通过透明的屈光介质，如角膜或晶状体时则形成一灰色的光学平行六面体，此时可清楚分辨所查部位组织的病变情况。这种方法还可以检查诊断结膜乳头增殖、结膜滤泡、沙眼瘢痕、角膜薄翳、角膜异物、晶状体前囊色素、晶状体混浊、前房是否有 Tyndall 现象或房水闪辉阳性等体征。彩图 3-2-4（见书末彩插）是一个角膜 KP，使用裂隙灯直接焦点照明法观察，裂隙灯的光线和焦距都直接放在角膜后

表面，可以看到白色羊脂状的点状KP（箭头所示）。

（三）后部反光照明法（retro illumination）

后部反光照明法是借后方反射光线作为光源以检查眼的组织，对焦方法与直接焦点照明法基本相同，但检查时是将照明光线聚焦于组织后方的不透明组织上，而显微镜的聚焦点调整在被观察的组织上（图3-2-5）。

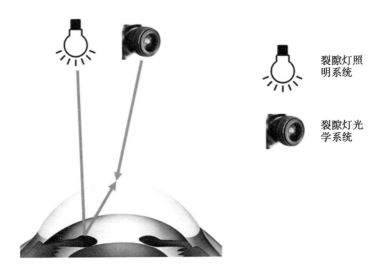

后部反光照明法：照明系统聚焦于虹膜或晶状体上，其反射光线从后面投射到角膜上形成光源，而裂隙灯的光学系统则聚焦于角膜上观察

图 3-2-5　后部反光照明法示意图

例如观察角膜时，裂隙照明光从右侧照入，通过角膜聚焦于虹膜或有混浊的晶状体上，而显微镜聚焦于角膜上。检查者观察前方的角膜部分，便可看到在光亮背景上出现的病变。当角膜有新生血管或角膜后沉着物等不透明组织时，就会在光亮的背景上显出不透明的点或线条。后部反光照明法便于观察角膜微小病变，可检查角膜后壁沉着物、角膜深层异物、角膜深层血管、角膜血管翳、晶状体的细小空泡等症，这类病症用直接焦点照明法无法明确诊断，而用此法往往易于确诊。初学者应该经常练习使用。

彩图3-2-6与彩图3-2-4（见书末彩插）是同一个病人，但使用的是后部照明法。照明系统聚焦于角膜后的虹膜上照亮虹膜，其反射光线从后面投射到角膜后表面，而裂隙灯的光学系统则聚焦于角膜后表面观察。此时看到的KP在相对暗的角膜上，对比度高，更明显。

彩图3-2-7（见书末彩插）是一个角膜新生血管的案例，使用后部反光照明法。裂隙灯的光源照亮后方虹膜后反射回角膜，光学系统聚焦与角膜上看到新生血管，较直接照明的方法明显很多。

裂隙灯显微镜检查还有另外三种使用方法：角膜缘分光照射法、镜面反光带照射法、间接照射法，在实际应用中常是多种检查法合并应用。检查者在已经熟练掌握各种检查法之后，常常能变为不自觉地随时合并交叉应用而达到运用自如的地步。

另外，在检查中裂隙的长度、宽度应依具体情况而定。最大的长度一般用于横扫眼部，综观眼部病变；在检查晶状体时可适当缩短长度，以减少眩目；配合前置镜或接触镜进行眼底或后部玻璃体检查时，长度也应适当缩短。

第三节　动态检影与开窗式电脑验光仪

什么是动态检影？什么是开窗式电脑验光仪？这两者还有些关系呢，本节就介绍一下动态检影与开窗式电脑验光仪。

一、动态检影

静态检影时，要求被检者看 5m 外的视标，调节和集合处于放松、静止的状态。检查者用检影镜通过找到"中和影像"为终点的方法来确定眼球的屈光度，是一种客观验光的方法。而动态检影就是通过检影的方法，检查调节状态下的眼球的屈光状态。与静态检影不同，动态检影时视标是设置在检影镜上的，被检者的视线始终注视着近距离的视标，即被检者是使用调节的，所以动态检影测量的是调节状态下眼球的屈光状态。静态检影和动态检影的区别见表 3-3-1。

表 3-3-1　动态检影与静态检影的区别

	静态检影	动态检影
被检者的调节、集合状态	静止的	活动的
视标的位置	大于或等于 5m	可自定义的近距离，视标在检影上
环境	暗室	明亮环境
检影距离	固定，一般是 1m、0.67m、0.5m 三种	可自定义的近距离
检查的目的	检查屈光不正的度数	检查调节功能

动态检影前要先足矫正屈光不正，被检者必须注视着检影镜筒身上的视标并保持清晰，实际上动态检影就是测定被检者的调节状态，从而达到不同的检查目的。动态检影对技术要求非常高，必须有扎实的静态检影基础才能有效地完成。

动态检影也是检查调节反应的一种方法，举例说明：

一个远距屈光全矫正的被检者，如果是在 40cm 距离处对他做动态检影，去除检影工作距离后计算其检影结果为 −2.25D，说明在这个近距离处，因为产生了调节，眼球的总屈光力变大了，客观验光的结果就是近视 −2.25D。则其调节反应为：2.50D（40cm 的调节刺激）−2.25D=0.25D，即是调节滞后 0.25D。如果去除检影工作距离后计算其检影结果为 −3.00D，说明在这个近距离处，客观验光的结果是近视 −3.00D。则其调节反应为：2.50D（40cm 的调节刺激）−3.00D=−0.50DD，即是调节超前 0.50D。当然也可以在 50cm、30cm、25cm 等不同的距离进行动态检影，测量出不同距离下的调节。如果只是需要对调节反应定性则更简单：屈光全矫后，把视标放在检影镜的窥孔上方进行检影，看到顺动说明调节滞后，看到逆动说明调节超前。

二、开窗式电脑验光仪

我们都知道检影是一种客观验光的方法，在电脑验光仪出现前，视光师以检影作为主要的客观验光手段。但随着电脑验光仪的出现，人们越来越依赖电脑验光。电脑验光仪尤其对睫状肌麻痹后的正常眼球的屈光状态测量具备良好的准确性和可重复性，而且检查效率远远高于检影验光，大幅度降低了客观验光的技术门槛而且非常方便快捷。电脑验光测量的是眼球看远距离时的屈光状态，相当于静态检影。那有没有像动态检影一样，能对看近距离状态下，有调节刺激状态下的眼球验光呢？——有，那就是开窗式电脑验光仪，或称开放视野自动验光仪（图3-3-1）。

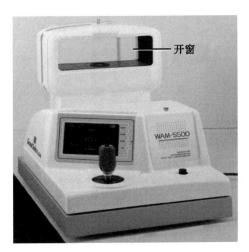

图 3-3-1　开窗式电脑验光仪

　　开窗式电脑验光仪，说白了就是一个电脑验光仪，测量原理和电脑验光仪是一样的，唯一不同的是视标的设置。电脑验光仪的视标是内置式的，是通过光学镜片组把视标放在"远距离"，所以测量出来的结果是眼球看远状态（无调节）的屈光结果。而开窗式电脑验光仪，人眼可通过透明的"开窗"去看视标，把视标设置在5m，那就测量出看5m距离的眼球的屈光状态；把视标设置在25cm，那就测量出看25cm距离时眼球的屈光状态。这就相当于一个做动态检影的电脑验光仪。同理，用开窗式电脑验光仪可以非常高效快捷地测量调节反应。例如：把视标设置在40cm处，一个正视眼的被检者的测量结果是−2.00D，则其调节反应为2.50D−2.00D=0.50D，调节滞后。

　　开窗式电脑验光仪还可以用于测量眼球的周边屈光，研究周边离焦理论。图3-3-2中，眼球注视侧面的视标，周边的视网膜就会转到被测量区，这时测量的结果就是眼球周边的屈光度。

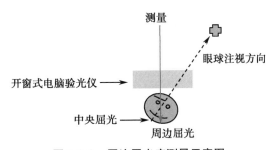

图 3-3-2　周边屈光度测量示意图

　　眼球向不同的方向注视时，就可以测量到眼球的周边屈光度，用周边的屈光度测量值减去中央屈光度测量值就得到周边离焦的状态，是远视性离焦还是近视性离焦（图3-3-3）。

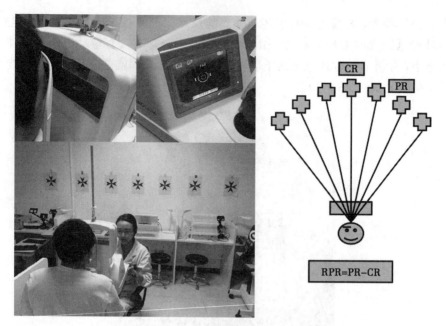

图 3-3-3　测量周边屈光度

小结：

动态检影是测量调节的方法。

开窗式电脑验光仪其实就是能做动态检影的电脑验光。

第四节　总散光、角膜散光、内在散光……傻傻分不清

眼科教科书上对规则性散光的定义是：由于角膜或晶状体的两条主子午线的弯曲度（即屈光力）不同所造成。这两个主子午线互相垂直，其中一个弯曲度最大，屈光力最强；另一个弯曲度最小、屈光力最弱，其他子午线的屈光力自最大屈光力经线向最小屈光力子午线顺序递减。因此，平行光线通过规则散光的屈光系统屈折后，不能形成焦点而是在两个互相垂直的经线上形成前后两条焦线。进一步解释就是：光线从不同的方向通过眼球的屈光系统不能落在同一个焦点上。这是由于眼球不同方向的屈光力不同形成两条焦线造成的。多数散光眼水平方向的眼球屈光力小而垂直方向的眼球屈光力大（图 3-4-1）。

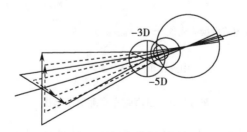

图 3-4-1　眼球不同方向的屈光力不同，形成两条焦线

如果在同一条子午线上，或在同一条子午线的不同部位，屈光力量表现不同的就称为不规则散光，不规则散光常常是由病理性的原因造成的。

很多家长都询问，孩子为什么会有散光？其实散光主要是由基因决定的，就像颜值的高低、身材高矮都是由基因决定的一样。当然还有一些属于继发性的散光，由于眼球的炎症、肿瘤、外伤或角膜疾病（如圆锥角膜）等引起角膜形状变化的因素造成，诸如角膜瘢痕、角膜手术、翼状胬肉、晶状体脱位等等因为角膜或晶状体等"屈光元件"发生了病理性改变造成的散光是继发性散光。

临床上通过柱镜（框架眼镜）矫正规则散光，但散光过大或不规则散光时，框架镜无法获得好的矫正效果，甚至无法矫正，此时接触镜，尤其是特殊设计的接触镜才能矫正这些异常的散光。大的角膜散光还需要使用硬性高透气角膜接触镜（RGP）来矫正。

处理散光前，我们需要分清楚几个散光的概念和关系：总散光、角膜散光、内在散光。

我们临床验配眼镜需要处理的主要是规则散光，规则散光主要是由角膜因素和角膜以外的眼球内因素形成的。由角膜因素形成的称为角膜散光，由角膜以外的眼球内因素形成的称为眼内散光。不规则散光多由于病理性因素造成，不在此处讨论。

总散光：验光结果反映的散光量。

角膜散光：角膜曲率检查计算出的散光量，反映角膜"不圆"的程度。

内在散光：角膜以外的眼球内因素（如晶状体因素）造成的散光。

所以，总散光＝角膜散光＋内在散光。

如果角膜表面不是如同乒乓球一样的圆球形，而表现为像橄榄球一样（椭圆球形），就会造成在不同的方向屈光力不同而形成角膜散光。多数散光眼的角膜表面都不是圆球形，所以角膜因素造成的散光是最多的。

怎么知道角膜表面的形状是乒乓球还是橄榄球呢？我们可以通过角膜曲率的检查发现。

角膜曲率：反映角膜的弯曲度。我们一般用其角膜屈光力和其所在的主子午线方向来表示。如44D@180是指角膜在180°水平方向上的屈光力是44D；如45D@90是指角膜在90°垂直方向上的屈光力是45D。如果在两条主子午线上的屈光力数值相同则说明角膜表面的形状是圆球形；如不同则说明角膜表面的形状是橄榄球，存在角膜散光。

怎样分析角膜曲率测量的散光量和轴向是否和验光结果一致？散光是内在散光还是角膜散光引起的？下面举例说明一下：

例一：总散光等于角膜散光的情况。

一右眼的验光结果是：

OD：-2.00DS/-1.00DC×180——1.0（即200度近视、100度近视散光眼矫正到1.0，散光轴向在180°水平方向）

角膜曲率是：43.5D@180　44.5D@90（即43.5D@180是指角膜在180°水平方向上的屈光度是43.5D；44.5D@90是指角膜在90°垂直方向上的屈光度是44.5D）。

由于水平方向和垂直方向的角膜屈光度不同，垂直和水平这两条主子午线的屈光度的差值就是角膜散光，在这个例子中是44.5D-43.5D=1.0D。垂直方向的角膜屈光力大于水平方向的角膜屈光力，我们称为顺规散光，也就是指近视散光在水平方向；如果倒过来，水平方向的角膜屈光力大于垂直方向的角膜屈光力，我们称为逆规散光，也就是指近视散光在垂直方向（图3-4-2）。

在这个例子中，垂直方向的角膜屈光度大于水平方向的角膜屈光度是顺规散光，即近视散光在水平方向，用数字表达就是：-1.00DC@180。

我们可以看到角膜散光与验光结果 OD：-2.00DS/-1.00DC×180——1.0 的散光量和方向一致，即：总散光是 -1.00D×180；角膜散光是 -1.00DC@180；所以：内在散光 = 总散光（-1.00D×180）- 角膜散光（-1.00DC@180）=0。

此时就可以确定总散光是由角膜散光构成的，内在散光为 0。

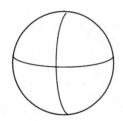 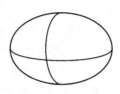 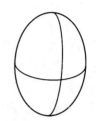

角膜各方向屈光　　　　　　　角膜垂直方向屈光力大　　　　　　角膜水平方向屈光力大
力相同——无角　　　　　　　于水平方向屈光力——　　　　　　于垂直方向屈光力——
膜散光　　　　　　　　　　　顺规角膜散光　　　　　　　　　　逆规角膜散光

图 3-4-2　顺规散光与逆规散光

例二：总散光等于内在散光的情况。

还是这只右眼，验光结果是：

OD：-2.00DS/-1.00DC×180——1.0（即 200 度近视、100 度近视散光矫正到 1.0，散光在 180°水平方向）

角膜曲率是：43.5D@180　43.5D@90（即 43.5D@180 是指角膜在 180°水平方向上的屈光度是 43.5D；43.5D@90 是指角膜在 90°垂直方向上的屈光度也是 43.5D）。

由于水平方向和垂直方向的角膜屈光度相同，表示角膜散光为 0。

我们可以看到总散光是 -1.00D×180；角膜散光是 0；所以：内在散光 = 总散光（-1.00D×180）- 角膜散光（0）=-1.00DC@180

此时就可以确定总散光是由内在散光构成的，内在散光为 -1.00DC@180。

例三：角膜散光和内在散光同时存在的情况。

还是这只右眼，验光结果是：

OD：-2.00DS/-1.00DC×180——1.0（即 200 度近视、100 度近视散光矫正到 1.0，散光在 180°水平方向）

角膜曲率是：43.5D@180　44D@90（即 43.5D@180 是指角膜在 180°水平方向上的屈光度是 43.5D；44D@90 是指角膜在 90°垂直方向上的屈光度是 44D）。

水平方向和垂直方向的角膜屈光度不同，垂直方向屈光度大于水平方向的屈光度，是在水平方向的近视顺规散光：44D-43.5D=-0.5D@180。

我们可以看到总散光是 -1.00D×180；角膜散光是 -0.5D@180；所以：内在散光 = 总散光（-1.00D×180）- 角膜散光（-0.5D@180）=-0.5D@180

此时就可以确定总散光是由内在散光 -0.5D@180 和角膜散光 -0.5D@180 共同构成的。

例四：角膜散光和内在散光同时存在但正好抵消的情况。

某右眼，验光结果是：

OD：−2.00DS——1.0（即 200 度近视矫正到 1.0，没有散光）

角膜曲率是：43.5D@180　44.5D@90（即 43.5D@180 是指角膜在 180° 水平方向上的屈光度是 43.5D；44.5D@90 是指角膜在 90° 垂直方向上的屈光度是 44.5D）。

水平方向和垂直方向的角膜屈光度不同，垂直方向屈光度大于水平方向的屈光度，是水平方向的近视顺规散光：44.5D−43.5D=−1D@180。

我们可以看到总散光是 0；角膜散光是 −1D@180；所以：内在散光 = 总散光（0）− 角膜散光（−1D@180）= +1D@180

此时就可以确定总散光是由内在散光 +1D@180 和角膜散光 −1D@180 共同构成的，而且角膜散光和内在散光正好抵消，而没有表现出总散光。

注意，上述案例中，角膜散光和内在散光的轴向是一致的，是比较理想的状态。但实际工作中还会有角膜散光和内在散光的轴向不一致的情况。此时如要具体计算的话，就需要把这些散光按矢量分解的方法分别分解到水平和垂直方向（或者均统一到某轴向上）再做计算了。由于篇幅有限，而且方法比较复杂，就不具体展开了。

为什么搞这么复杂？散光就散光了，还分角膜散光和内在散光，搞清楚又有什么用呢？

如果只是验配框架眼镜，那么我们只要测量总散光就好，配镜按散光的配镜处方原则处理就行。

但如果要验配接触镜呢？这时搞清楚角膜散光和内在散光就很有必要了。

1. 验配 Toric 软镜（散光软性隐形眼镜）　Toric 软镜都有着稳定系统设计，使得镜片能在角膜上稳定在一个轴位方向，以避免镜片散光的轴位变化。这个稳定系统可以通过棱镜垂重（棱镜垂重的原理就是让镜片做得像一个不倒翁）或截边等方法以保持镜片的散光轴向。如果没有角膜散光，或角膜散光不大时，这些稳定系统的设计还是可以在一个相对球形的角膜上获得稳定的轴向位置的。但是，如果角膜散光很大，软镜会贴附在一个椭圆球形（环曲面）的角膜表面。此时一个不对称的软镜稳定系统（不论是"不倒翁"的棱镜垂重方法还是截边法，都是让软镜变为不对称的设计）在一个大椭圆球形（环曲面）的角膜表面上是很难发挥作用的。大椭圆球形（环曲面）的角膜会产生比球面更大的对软镜的摩擦力。软镜在椭圆面上比在球面上更不容易自由旋转活动，所以这会影响软镜的稳定系统作用发挥。比如：当角膜散光是斜轴的，这时角膜是一个斜放着的椭球面，而需要的 Toric 软镜的定位系统设计却是让镜片尽量保持水平，这时瞬目时对斜轴椭球面产生的剪切力与镜片稳定系统的力量方向不一致，则导致镜片旋转，定位不良，严重影响视觉质量。即使角膜椭球面与镜片稳定系统一致，也会因为软镜贴附于椭球面，"摩擦力"大不容易旋转而破坏稳定系统发挥作用。

所以，散光分析，如散光的构成、大小，决定了是否可以使用软镜，使用什么软镜。

2. 验配 RGP　球面 RGP 可以矫正角膜散光而无法矫正内散光；复曲面 RGP 可以同时矫正内散光和角膜散光。验配前先对患者的散光构成进行分析，就可以参考选择什么样的 RGP 做矫正。

小结：

散光分为总散光、角膜散光、内在散光，三者的关系是：总散光 = 角膜散光 + 内在散光。做好散光分析对于矫正方式的选择非常重要！

为方便理解，我制作了表 3-4-1 供参考。

表 3-4-1　从散光分析看配镜推荐表

总散光	散光构成	推荐矫正方式					
		按散光的给处方原则配框架镜	常规软镜	Toric软镜	常规RGP	复曲面RGP	特殊设计RGP（圆锥角膜镜、巩膜镜、Piggy-back）
1.0D 以内（含1.0D）	任何情况	●	●				
	角膜散光为主	●	●		●		
	角膜散光大，但与内在散光相互抵消了	●	●				
1.0～2.5D（含2.5D）	总散光主要由角膜散光构成				●		
	总散光主要由内在散光构成	●		●			
	总散光由角膜散光和内在散光共同构成，且角膜散光小于2D	●		●			
	总散光由角膜散光和内在散光共同构成，且角膜散光大于等于2D	●			●	●	
2.5～3.0D（含3.0D）	总散光主要由角膜散光构成				●	●	
	总散光主要由内在散光构成	●		●			
	总散光由角膜散光和内在散光共同构成，且角膜散光小于2D	●		●			
	总散光由角膜散光和内在散光共同构成，且角膜散光大于等于2D					●	
3D 以上	总散光主要由角膜散光构成					●	
	总散光主要由内在散光构成	●					
	总散光由角膜散光和内在散光共同构成，且角膜散光小于2D	●					
	总散光由角膜散光和内在散光共同构成，且角膜散光大于等于2D					●	
	不规则散光				●		●

第五节　远视按调节的分类方法

远视（hyperopia）是指平行光束经过调节放松的眼球后成像于视网膜后的一种屈光状态。按远视的构成可以分为轴性远视和曲率性远视；按远视的屈光度高低可以分为低度、中度和高度远视等。其实远视还有一种按调节的分类方法，这种分类方法便于我们理解远视的验光、给处方的原则，后面章节中提到的相关临床案例也和这种分类有关，所以很值得学习。

一、总远视

总远视：为实际存在的远视总量，生理情况下我们是无法测量的，只有无任何调节的老视者才能测出，临床上使用散瞳验光来测量总远视。

二、功能性远视与绝对远视

功能性远视：是指可以使用自身调节力进行中和的一部分远视。

绝对远视：是指调用全部的自身调节力后仍然无法中和的那一部分远视。

功能性远视＋绝对远视＝总远视

当患者非常年轻，其调节幅度大于总远视时，患者可以使用自身调节力中和全部的远视，所以总远视与功能性远视相等，此时绝对远视为零。

当患者完全无调节力时（如老年），总远视为绝对远视，此时功能性远视为零。

随着患者年龄的增大，调节幅度逐渐下降，功能性远视和绝对远视的关系在不断变化。

举例说明：总远视＝4.00D　患者调节幅度＝10D

调节幅度＞总远视，因此总远视可以是功能性远视，该患者无矫正的情况下远距视力为1.0。

随着患者年龄的增大，调节幅度下降，其功能性远视将下降而绝对远视将增加。

三、显性远视与隐性远视

显性远视：可以通过干性验光发现的远视（不使用睫状肌麻痹验光或小瞳验光，称为"干性验光"），显性远视可以是功能性、绝对性或两者的结合。显性远视的量等于放在病人眼前的最大正镜片度数，视力达到1.0（MPMVA）。

所有的绝对远视为显性：绝对远视是无法用调节中和的那一部分远视，因此，可以通过干性验光发现。

隐性远视是干性验光发现不了的远视。远视者习惯性使用调节，显性远视可以不是总远视，隐性远视被调节所掩盖，使用干性验光无法显示。所以，隐性远视是显性远视（干性验光）和散瞳验光（湿性验光）的差异。

如果不使用散瞳剂我们发现不了隐性远视，随着患者年龄的增长，我们检查出来的远视比年轻时高，并不能认为是远视在增加，而是隐性远视逐步变为显性远视。

以上各种远视分类关系如表3-5-1。

表3-5-1　远视按调节的分类方法

分类方法	总远视		
按是否睫状肌麻痹验光	显性远视		隐性远视
按调节的代偿程度	绝对远视	功能性远视	

小结：

按是否睫状肌麻痹验光发现的远视，分显性远视和隐性远视；按调节的代偿程度分绝对远视和功能性远视。这些远视分类的关系如下：

- 隐性远视＋显性远视＝总远视
- 绝对远视＋功能性远视＝总远视
- 所有的绝对性远视是显性远视
- 所有的隐性远视是功能性远视

第六节 混合散光配镜原则与正、负柱镜形式的选择

儿童混合散光的配镜原则应该是什么？正、负柱镜形式应该怎么选择？这些一直都是热点问题，今天也谈谈我的看法。

一、儿童的一般配镜原则

首先，混合散光也是要符合一般配镜原则的，包括：

1．调节放松，不增加调节原则——最正之最佳视力原则（MPMVA）。

2．不造成中央远视性离焦原则——近视不过矫正。

3．双眼调节平衡原则。

4．远视可以按保留调节的原则适量减正度数，而近视则不考虑保留调节。

5．非斜视性眼位异常、视觉疲劳时，可以：①视觉训练；②需要调整球镜处方；③给棱镜处方。

二、儿童的生理性远视

儿童的生理性远视储备，是由于在发育的过程中，眼轴从短到长的发育过程造成的，是"生理性"的，应该保留。不同年龄儿童的生理性远视不同，可根据年龄选择应该保留的生理性远视量。

三、儿童混合散光

儿童没有散光的情况大家都比较熟悉：如果是近视，按复光的结果MPMVA（最正之最佳视力）给配镜，不考虑保留生理性远视；如果是远视，考虑按对应的年龄保留生理性远视。

复性近视散光和复性远视散光，光线通过视网膜的屈光系统后，两子午线都在视网膜的同一侧，都在视网膜前的叫复性近视散光，都在视网膜后的叫复性远视散光。这种情况，与单纯性近视或单纯性远视基本一致，只不过多了同样性质的散光而已，处理方案同上。

混合散光，是指两条焦线中的一条成像于视网膜前，另一条成像于视网膜后。问题来了：混合散光究竟是近视性质还是远视性质？如果是近视性质，配镜原则是：按复光的结果MPMVA（最正之最佳视力）给配镜，不考虑生理性调节。如果是远视性质，配镜原则是考虑按对应年龄保留生理性远视。所以，按最小弥散环（等效球镜度）判断混合散光的性质是一个比较好的方法。

四、柱镜形式的转换

大家都知道混合散光可有正柱镜和负柱镜两种表达形式，可互相变换，方法是：转轴（新柱镜轴向转换为与旧柱镜相垂直的轴向）、变号（新柱镜符号与旧柱镜相反）、代数和（新的球镜为旧的球镜与旧的柱镜的代数和）。

举例说明：对于一个眼位正的5岁儿童，屈光不正性弱视（子午线性弱视），1%阿托品睫状肌麻痹验光结果为：−1.00DS/+4.00DC×90——0.3。也可以写为 +3.00DS/−4.00DC×180。在这个例子中，如果只看球镜时：① −1.00DS/+4.00DC×90 中球镜是 −1.00DS，近视性，不能

随便增加负度数，否则就过矫了；② +3.00DS/−4.00DC×180 中球镜是 +3.00D，要保留生理性远视，可以减去该正球镜 +1.00～+1.50D，保留生理性远视？注意，如果没有柱镜，配镜原则是这样的。但对于混合散光还这样吗？

对于上述儿童，有几种配镜处方，按你的经验你会选择哪一种？

A. 直接给处方 +3.00DS/−4.00DC×180（等同于 −1.00DS/+4.00DC×90）

B. 直接给处方 +1.50DS/−4.00DC×180 （保留 1.5D 调节）

C. 直接给处方 +2.00DS/−4.00DC×180（保留 1.0D 调节）

D. 直接给处方 +2.50DS/−4.00DC×180 （保留 0.5D 调节）

E. 根据复光结果，按复光时 MPMVA 原则给处方

先说说 E：由于弱视儿童的最佳矫正视力无法达到同龄正常视力标准，所以我们没法以"1.0"作为终点的判断。弱视引起视力低下，患者只能看到比较大的视标，而大视标对清晰度的变化不敏感。比如该患者，最佳矫正视力 0.3，0.3 的视标是一个对眼的视角比较大的视标，这样的视标对"模糊"的容忍度是非常大的，看得很清楚是 0.3，模糊地猜测到也是 0.3，柱镜量给足是 0.3，柱镜量给欠矫也是 0.3，柱镜量给过矫也是 0.3……而这个很清楚到很模糊地看到 0.3 的过程中，可以包括很大的屈光度变化。所以可以直接睫状肌麻痹下大瞳孔给处方。所以，对于这样的弱视患者，我们根据睫状肌麻痹验光结果直接给处方，问题是怎么给。

五、混合散光的配镜处方原则

把 A、B、C、D 选项用画图的方式来说明好理解一些（图 3-6-1）：

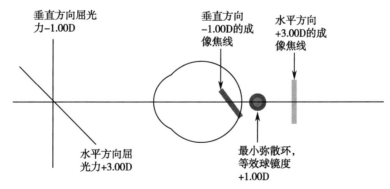

患者未戴镜时的屈光状态：−1.00DS/+4.00DC×90 （等同于 +3.00DS/−4.00DC×180）
等效球镜度+1.00D

图 3-6-1 −1.00DS/+4.00DC×90 患者未戴镜时的屈光状态

图 3-6-1 中患者未戴镜时屈光状态说明：患者的眼球在水平方向上的屈光力过弱（+3.00D），水平方向上焦线在视网膜后；在垂直方向上的屈光力过强（−1.00D），垂直方向上焦线在视网膜前。等效球镜度为：−1.00+（+4.00）/2=+1.00D，即最小弥散环在视网膜后 +1.00D 的位置；也就是说，如要保留生理性远视，最多保留 1.00D。如果保留的"生理性远视量"超过了 1.00D，则人为造成中央的远视性离焦而促进近视。

为了方便理解，假设一个睫状肌麻痹后验光为 +1.00DS（小瞳复光为 0D），没有散光的儿童，在睫状肌麻痹后的验光结果直接给处方时，最多只能保留 +1.00D 的度数（睫状肌麻

痹验光结果），即处方为：+1.00−(+1.00)=0D。当保留的"生理性远视量"超过 1.00D，比如当我们查询该年龄儿童的生理性远视量为 +1.50D，给保留 +1.50D 生理性远视，则给的配镜处方变为：1.00−(+1.50)=−0.50D（小瞳复光也就是 0D），形成了中央远视性离焦，促进近视了。

对于上述 A、B、C、D 给镜处方，我们画图来表示（图 3-6-2）。图 3-6-2 中括号中的处方为正柱镜表达方式，与黑色的负柱镜表达方式一致。

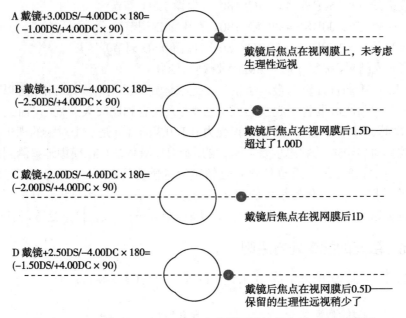

A 戴镜+3.00DS/−4.00DC×180=（−1.00DS/+4.00DC×90）
戴镜后焦点在视网膜上，未考虑生理性远视

B 戴镜+1.50DS/−4.00DC×180=（−2.50DS/+4.00DC×90）
戴镜后焦点在视网膜后1.5D——超过了1.00D

C 戴镜+2.00DS/−4.00DC×180=（−2.00DS/+4.00DC×90）
戴镜后焦点在视网膜后1D

D 戴镜+2.50DS/−4.00DC×180=（−1.50DS/+4.00DC×90）
戴镜后焦点在视网膜后0.5D——保留的生理性远视稍少了

图 3-6-2 −1.00DS/+4.00DC×90 患者戴不同的处方时，焦点的位置

从图 3-6-2 可以看出，−1.00DS/+4.00DC×90 的患者，未戴镜时，最小弥散环在视网膜后，属于远视状态，可保留最多 1.0D 的生理性远视。C 选项是合适的，保留了 1D 的生理性远视。

接下来，我们再做一个测试：如果上述患儿的睫状肌麻痹验光结果是：+1.00DS/−3.00DC×180，你又会怎么给处方呢？

A. 直接给处方 +1.00DS/−3.00DC×180

B. 直接给处方 +0.50DS/−3.00DC×180

C. 直接给处方 −3.00DC×180

同样用画图的形式来解析，患者未戴镜时的屈光状态见图 3-6-3。

由于未戴镜时最小弥散环已经在视网膜前，为近视状态，此时的配镜给处方原则，就不再考虑保留生理性远视的问题了。

为了方便理解，假设一个睫状肌麻痹后验光为 −1.00DS（小瞳复光为 −1.25D，调节张力恢复），没有散光的儿童，在睫状肌麻痹后的验光结果直接给处方时，我们不保留"生理性远视"。如保留 +1.00D"生理性远视"，则给的配镜处方变为了 −1.00D−(+1.00D)=−2.0D（小瞳复光也才 −1.25D），明显形成了中央远视性离焦，近视过矫正、促进近视了。

同样，对上述 A、B、C 处方选择画图如下（图 3-6-4）：

按图 3-6-4 分析，该患者未戴镜时属于近视状态，不考虑保留生理性远视，选项 A 的处方是正确的。

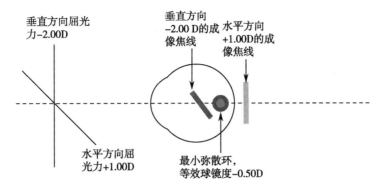

患者未戴镜时的屈光状态：+1.00DS/−3.00DC × 180 = −2.00DS/+3.00DC × 90
等效球镜度−0.50D

图 3-6-3　+1.00DS/−3.00DC×180 患者未戴镜时的屈光状态

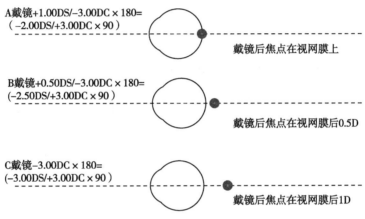

图 3-6-4　+1.00DS/−3.00DC×180 患者戴不同的处方时，焦点的位置

六、小结

混合散光的离焦性质（是近视性还是远视性），是按最小弥散环与视网膜的关系判断的，也就是说，对混合散光可以用等效球镜度来表达是近视性质还是远视性质。

成人和对于需要复光后再给处方的混合散光，按小瞳孔验光 MPMVA（最正之最佳视力）原则验光。根据不同年龄、用眼需求的情况，酌情调整散光量。对于眼位异常等情况，要对处方进行调整。具体的球镜调整量和棱镜量的计算方法参考 P 法则、S 法则，我们会在后面的章节中介绍。

对于要在睫状肌麻痹情况下直接给处方的儿童，如弱视、调节性内斜视、调节过度等情况下，需要注意：睫状肌麻痹验光表现为正视或近视状态时（等效球镜度为负镜或最小弥散环在视网膜前），不考虑保留生理性远视；仅在睫状肌麻痹验光表现为远视状态时（等效球镜度为正镜或最小弥散环在视网膜后），才考虑保留生理性远视，但保留的生理性远视度数不能超过远视状态的等效球镜度值。

不同年龄儿童生理性远视不同，保留生理性远视时要参考相应年龄儿童的正常值范围。

上述原则可总结于图 3-6-5。

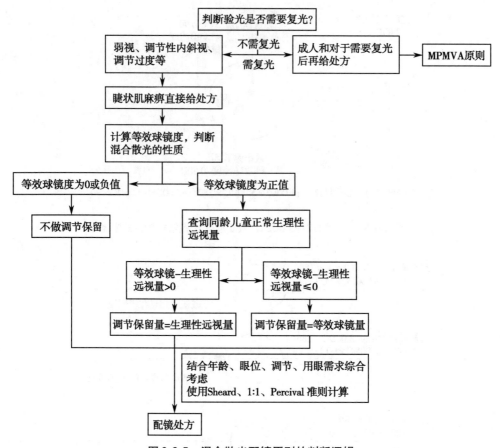

判断验光是否需要复光?

弱视、调节性内斜视、调节过度等 ← 不需复光 / 需复光 → 成人和对于需要复光后再给处方 → MPMVA原则

睫状肌麻痹直接给处方

计算等效球镜度,判断混合散光的性质

等效球镜度为0或负值　　等效球镜度为正值

不做调节保留　　查询同龄儿童正常生理性远视量

等效球镜–生理性远视量>0　　等效球镜–生理性远视量≤0

调节保留量=生理性远视量　　调节保留量=等效球镜量

结合年龄、眼位、调节、用眼需求综合考虑
使用Sheard、1:1、Percival 准则计算

配镜处方

图 3-6-5　混合散光配镜原则的判断逻辑

七、正柱镜和负柱镜形式哪个好

对于混合散光的表达要采用正柱镜还是负柱镜的形式,二者的光学效果是等同的,无论什么形式,光学十字都是同一个,都可以!但是,我个人更喜欢用负柱镜形式,主要有以下三点原因。

原因一:

以第一个案例说明:A、B、C、D 四个处方选项中,前面的是负柱镜形式,后面的是正柱镜形式。仅以球镜来看,保留生理性远视的计算比较直接。直接用正球镜减去要保留的生理性远视(正度数)即可;而后面的正柱镜形式(球镜是负的)则不那么直接。

A.+3.00DS/−4.00DC×180 =−1.00DS/+4.00DC×90(不保留生理性远视)

B.+1.50DS/−4.00DC×180 =−2.50DS/+4.00DC×90(保留 1.5D 调节)

C.+2.00DS/−4.00DC×180=−2.00DS/+4.00DC×90(保留 1.0D 调节)

D.+2.50DS/−4.00DC×180=−1.50DS/+4.00DC×90(保留 0.5D 调节)

原因二:

当需要做 RGP 验配时,我更喜欢用负柱镜形式。多数患者是顺规散光,水平子午线角膜曲率平坦,垂直子午线曲率陡峭。RGP 的配适要求是以平坦子午线为主要配适参考的。

对于顺规散光来说，戴 RGP 后，在垂直、陡峭子午线上 RGP 镜片和角膜间间隙大，形成泪液镜；而在水平、平坦子午线上 RGP 镜片和角膜间间隙小；所以总的泪液镜是一个水平方向泪液薄而垂直方向泪液厚的透镜，即一个轴在 180° 方向的负柱镜：−X.00DC×180。

如果用正柱镜表达，则变为 −X.00DS/+X.00DC×90，此时会引入一个负球镜泪液镜。所以用负柱镜表达时（不引入球镜的变化），可以更直接地反映到 RGP 形成的泪液透镜形式。

举例：

−5.00DS−1.00DC×180—1.0（负柱镜形式），曲率 43.00@180　44.00@90，角膜散光 1.00D。如果该角膜配适良好，我会估计，角膜散光 1.00D 被 RGP 形成的负的、轴在水平方向泪液透镜自动矫正，仅剩下一个 −5.00D 的球镜，所以该 RGP 的光度应该在 −4.75D 左右（负柱镜形式时镜眼距离换算后的球镜量）。

而如果按 −6.00DS/+1.00DC×90（正柱镜形式）表达时，虽然与上述处方是等同的，但判断却不是那么直接了。我会先换算为负柱镜形式，再做判断。同理，角膜塑形镜的验配也是用类似的原则处理柱镜的形式。

原因三：

我国绝大多数的综合验光仪上只有负柱镜，验光结果用负柱镜表达也一样，不用麻烦去转换了。

第七节　儿童近视预防、控制三板斧

近视是指眼的屈光系统发育"不匹配"，光线通过眼球屈光系统后成像于视网膜前，简单地说就如同照相机的镜头不对焦了。中低度近视眼本身并不可怕，只是需要戴眼镜而生活不便。但高度近视时眼轴过度延长则带来很多潜在的眼科疾病风险，按既往的研究，400度（−4.00D）以上近视并发视网膜病变风险较正视眼增高（5%），800 度（−8.00D）以上近视并发视网膜病变风险则大幅增高（40%）。高度近视的并发症主要是眼底病变如：视网膜脱离、视网膜脉络膜萎缩、黄斑出血、黄斑裂孔等，这些病变会严重影响视力和视觉质量。高度近视已成为我国盲和低视力的主要原因之一。

对于未发生近视的儿童积极预防近视发生；对于已经近视的儿童控制近视进展以避免发展为高度近视；对于已经是高度近视的群体则需密切观察，对其用眼和生活方式做正确的指导，这是视光学从业人员的重要任务。

一、近视预防三板斧

对于未发生近视的儿童应积极预防近视发生。方法和措施可总结为"三板斧"。

（一）足量的户外活动

越来越多的研究和证据表明，每天 2 小时的户外活动可以有效预防近视的发生。而户外活动能获得很好的近视预防效果的原因在于户外的光照度非常大，是室内光照度的几百倍。光照度，而非光谱，是近视预防的核心要素。所以预防近视的关键在于足够的照度，而非使用什么样的照明工具（光谱不同）。这里说的不是"户外运动"而是"活动"，即是说，只要待在户外，而不一定需要运动，哪怕是在户外阅读、写字、上课等都可以达到预防近视的目的。

如果要使户外活动发挥预防近视的作用，每天至少要有累计 2 小时的时间待在户外才能预防近视眼的发生,但现在的孩子功课时间长、学习任务重,可能很难保持每天 2 小时的户外时间,怎么办呢? 最新的研究认为,间歇暴露在户外的近视预防效果是优于连续 2 小时户外暴露的。所以,孩子可以增加户外活动的频率,如增加课外活动,在户外做作业,在户外上课,课间休息待在户外,上学和放学步行,增加户外运动等方式。

所以,户外活动是非常有效、完全免费的近视预防方法。关键在于家长和学校是否安排给儿童更多的户外活动机会。但要注意的是,研究发现,户外活动仅对未发生近视的儿童有效,而对已经近视的孩子则作用非常有限。所以户外活动是有近视预防作用,而无控制作用的。近视应防患于未然,在未发生近视前(如学龄前)多给孩子亲近大自然的机会吧。

(二)减少近距离用眼

近视其实是一种生物进化的表现。现代社会人们对近距离用眼的需求大幅增加,事实上很多孩子看近的时间比看远的时间还多,而过多的近距离工作会被身体认为"看近是主要的用眼状态",眼球在发育的过程中就变成了更适用于看近的近视眼了。所以减少近距离工作,尤其减少连续的近距离工作仍然是预防近视的方法。老师和家长应该注意给孩子制订合理的学习计划,张弛有度,避免连续近距离作业。一般说来,每连续近距离阅读 40 分钟,应休息远眺 10 分钟。

(三)建立屈光发育档案

家长最关心的就是怎样发现儿童"近视的苗头"。传统的做法是,当发现孩子出现视物喜近、头位异常(偏斜)、看电视眯眼现象时就怀疑近视了。然而当上述情况发生时,常常近视已经发生,甚至是高度近视了。临床上首次验光发现近视在 −6.00D(600 度)以上的高度近视屡见不鲜。而给儿童建立屈光发育档案则是最好的近视预警方法,应该从 3 岁开始就到正规机构为孩子建立眼屈光发育档案。

什么是屈光发育档案? 就是对眼球的发育过程做一记录,即定期记录角膜曲率、眼轴、睫状肌麻痹与小瞳验光结果、眼压、身高等指标,连续跟踪儿童眼球和身体的发育情况,当这些指标异常向近视化发展时,能及时发出"预警",以引起家长重视采取措施,避免或延后近视的发生。

二、近视控制三板斧

对于已经近视的儿童又怎么办呢? 在预防近视三板斧的基础上还要加上近视控制的"三板斧",以期能延缓近视发展,尤其是避免发展为高度近视眼。

(一)验配合适的眼镜

不同儿童的近视发生和近视状态是不同的,验配眼镜也不能"一刀切"。需要结合双眼的眼位(有无内、外隐斜)、调节力、屈光状态(有无屈光参差,有无过高的散光)等多种因素考虑给配镜处方。可能验光同样是 300 度(−3.00D)近视的两个儿童,300 度是准确的屈光检查结果;但其配镜处方却不同,一个孩子需要用 275 度(−2.75D)的眼镜而另外一个孩子需要用 325 度(−3.25D)的眼镜——这是合适的处方。配镜处方不但需要"准确"的验光(获得单眼的屈光状态参数),更需要视功能、双眼视检查(双眼的协调配合状态)等多种视光学检查结果的参考,所以需要到专业的机构检查获得合适的眼镜处方。此外,除了配镜处方外,还要根据孩子的检查情况选择不同的功能性镜片(如渐变镜、双光镜、减少旁中心远视性离焦镜等),不同的戴镜方式等以达到最佳近视控制效果。配镜"合适"比"准确"更重要。

(二)角膜塑形

近年来,大量的研究证明角膜塑形对儿童近视进展有明确的、有效的控制作用,但角膜塑形镜的验配有较严格的适应证和指征，并且价格相对较贵。有条件的家长应带孩子到有资质的验配机构接受检查和验配。同时要注意，角膜塑形镜有较强的医学属性，配戴的孩子一定要遵医嘱，并按期复诊。

（三）低浓度阿托品

近年来，大量的研究发现低浓度阿托品（0.01%）可以有效延缓儿童近视的发展，是最有前景的药物近视控制方法。阿托品抑制近视进展的机制并非是早期认为的解除睫状肌调节的作用，而是通过直接拮抗视网膜、脉络膜或巩膜上的特殊受体而发挥作用的，所以托吡卡胺（如双星明、美多丽）等散瞳药物（没有相应的受体拮抗剂）是没有近视控制作用的。长期使用阿托品可能会出现畏光、看近困难、接触性结膜炎、口干等不良反应，虽然 0.01% 的低浓度阿托品副作用极少，但仍有部分人群有不良反应表现。目前我国还没有现成的低浓度阿托品滴眼液，希望能早日看到该药被批准用于临床。

第八节　儿童屈光发育档案

本章第七节中提到，建立儿童屈光发育档案是儿童预防近视的重要手段。本文展开说明建立儿童屈光发育档案的意义和方法。

一、什么是屈光发育档案

屈光发育档案就是连续跟踪、检查儿童眼球和身体的发育情况，与同龄儿童正常值对比，当相关的检查指标异常，向近视化发展时，能及时发出"预警"，以引起家长重视采取措施，避免或延后近视的发生；对已近视的儿童则采取措施减缓近视发展，避免发展为高度近视。

二、为什么要建立屈光发育档案

例如图 3-8-1 中，随着孩子年龄的增长（从 3 岁到 12 岁），其屈光度是不断变化的（从 +2.50D 向 −2.0D 变化）——从远视向近视变化。而这个过程中，视力在屈光度为 0 之前（远视）都表现为正常。而之后，如果眼轴继续增长，则会快速发生近视。就是说，如果只看视力的话，9 岁前都是一样的 1.0 视力，无法看出儿童的屈光发育进程。只有通过睫状肌麻痹验光后获得的屈光度，才能真实反映儿童的屈光发育状况。

以彩图 3-8-2（见书末彩插）为例更好理解一些：

1. 如果只看视力（红色曲线），会发现近视在孩子 7～8 岁的时候"突然发生了"（视力由 1.0 突然下降到 0.4，红色曲线快速上升，斜率大）。

2. 而如果做屈光发育档案，一直连续记录了屈光度的发育情况（蓝色曲线），就会在 6 岁时（提前 1～2 年发现）发现孩子的屈光度已经比同龄儿童正常值（绿色曲线）偏"近视化了"，达到预警近视的目的（可对照同龄儿童相关指标的正常值表 3-8-1）。而此时的视力还是 1.0。所以对于"发现近视"来说，屈光度的变化远远比视力更敏感。

3. 眼轴、角膜曲率则是屈光发育的要素，同样形成近视的"预警防线"，必须同步记录。

表 3-8-1 为不同年龄的相关屈光生物参数（石一宁．中国儿童青少年近视形成机制以及预测与防控．西安：陕西科学技术出版社，2012）。

表 3-8-1 不同年龄的相关屈光生物参数

年龄	视力	屈光度	眼轴	角膜屈光度	前房深度	晶状体屈光度	晶状体张力性调节	眼压	角膜厚度	散光	身高
出生	出生0.02。2个月0.05	男性+3.0D 女性+3.0D	16.5~17.5mm	52~55.2D				25mmHg	960μm		50cm
6个月	0.1		21mm	46D					520μm		
1~2岁	0.2~0.3										
3岁	0.4~0.6	男性+2.33D 女性+2.96D	男性22.2mm 女性21.5mm	男性+43D 女性+43.7D	2.5mm	+22D	+1.5D	24.5mmHg			
4~6岁	0.6~0.8部分1.0	4岁+1.5D				+21.5D				+1.75D	120cm
7~8岁	0.8—0.9基本1.0	7岁+1.0D	22.8mm					22.8m mHg			140cm
14岁	1.0	男性+0.93D 女性+0.62D	男性23.1mm 女性22.7mm	男性+42.75D 女性+43.6D	3.0mm	+19D	+1.0D	16mmHg	520μm	+0.5D	150cm
意义	8岁以后大脑认知能力才发育完全,8岁之前,1.0可能是近视,不足1.0不一定是弱视	缓冲作用:缓冲作用为3~15岁眼轴之间的发育1mm的近视留出余地	自然增长作用:3~15岁用,眼轴长1mm,—3.0D	补偿作用:曲率的减少,以补偿眼轴的增长+1.0D补偿0.33mm,眼轴的增长缓冲—1.0D近视	主节点后移:补偿眼轴的增长1.0近视	补偿作用:晶状体变扁平,可补偿眼轴的增长1mm,+1.0D补偿0.33mm眼轴缓冲—1.0D近视	区别于晶状体的屈光补偿	眼球增长的内动力,过高增加眼球的扩张力	眼球扩张的控制作用:代表眼球壁厚度,较薄使得眼球易于扩张	青春发育期,身高增长10cm,眼轴增长约1mm	

三、屈光发育档案的建立方法

从 3 岁开始，每半年睫状肌麻痹验光一次，把验光度数记录保存。测量眼轴长度、角膜曲率半径、眼压和身高，记录并保存，可以参考表 3-8-2。

表 3-8-2　儿童屈光发育档案记录样表

日期	眼别	裸眼视力	矫正视力	睫状肌麻痹验光屈光度	眼压	眼轴	角膜曲率	身高	备注
	左								
	右								
	左								
	右								
	左								
	右								

四、建立屈光发育档案的作用和意义

1. 及时发现儿童"近视的苗头"　眼的正常生理发育是：随着眼球的发育，眼轴不断增长，屈光状态从远视向正视化发展。所以，儿童保持适量的远视状态是一种近视保护机制，是预防近视的必要储备。如果眼轴发育超前，提前"吃完"远视储备，虽然裸眼视力表达为正常（0.8 以上），但随着眼球的继续发育和眼轴增长，近视将不可避免。随着眼球的发育，眼轴的继续增长，孩子以后很有可能发生近视。虽然目前没有发生近视，但家长就要立即重视起来，给孩子做好近视预防，比如充分的户外活动。

2. 通过屈光发育档案可以详细了解近视的构成和发生原因　屈光不正是眼轴和角膜曲率"不符合正常比例"的不同组合造成的，比如：

（1）短眼轴与高角膜曲率组合形成的近视。

（2）长眼轴与低角膜曲率组合的近视。

（3）从眼轴和角膜曲率的组合情况发现调节痉挛（假性近视）的情况。

通过屈光发育档案可以分析近视类型，近视的构成和发生原因。以往验光常常只看眼球总的屈光状态，没有分析近视的具体类型，是眼轴因素引起的轴性近视还是由角膜曲率因素引起的屈光性近视。多数也只采取近视了就配镜的处理方法。

建立屈光发育档案不仅可以对近视类型进行分类，而且可以追踪眼轴和角膜曲率的变化对近视的影响，从而为要采取的近视干预措施、方法提供更多的依据。

3. 可以发现视力"正常"但屈光异常的情况　如果仅做视力检查，而不做屈光检查，会遗漏很多"视力好"，而其实是需要戴眼镜的情况。比如：

（1）散光：一些低度散光眼，可以通过"眯眼"的方法提高裸眼视力。−3.00D 的散光眼也可以通过"眯眼"使视力达到 0.8，而正常睁大眼看的情况却仅 0.4。

（2）远视眼和视疲劳：远视眼可以通过晶状体的调节代偿，所以一般视力检查常常发现不了。但中度的远视却常常伴有视疲劳表现，通过规范的验光检查能发现和处理这些远视的情况。

（3）圆锥角膜：是一种角膜疾病，青少年好发。简单的视力检查或验光发现不了，常常

造成贻误病情的情况，但在建立屈光发育档案的过程中通过发现异常角膜曲率、角膜地形图而早诊断、早治疗。

小结：

建立儿童屈光发育档案是近视的监控机制。

定期睫状肌麻痹验光，测量眼轴、角膜曲率很重要。

建立屈光发育档案时做睫状肌麻痹验光不是为了验配眼镜，只是为了记录眼球的屈光发育状态。

第九节 简单说说斜视、隐斜

很多人问：什么叫斜视、隐斜？为什么现在验光都强调要做斜视、隐斜的检查？与验光配镜有什么关系？本节用画图的方法简单说说斜视、隐斜的概念。

一、什么是斜视

斜视，是指两眼"视线不正"，双眼不能同时注视同一目标的情况。斜视不是歪头视物，而是双眼的视线不一致。正常人的两眼视线应该是对应、共轭的（图3-9-1），当双眼注视一个物体的时候，此物体的影像分别落在两眼视网膜黄斑中心凹上，经过大脑的融像使两眼所见的影像合二为一。

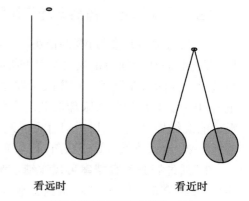

看远时　　看近时
正常人视物时双眼注视同一目标

图3-9-1 正常人视物时双眼注视同一目标

斜视时双眼不能注视同一物体。斜视患者视物时，一眼物体成像在视网膜中心凹上（正常眼），斜视眼则成像在中心凹以外的位置，双眼视网膜成像的位置不对应。此时会出现复像（患者主诉把一个物体看成是2个）或者一眼看到的影像受到抑制——视觉抑制，大脑只接受正常眼传递来的影像，斜视眼传递到大脑的影像被抑制了。

无论复像或者视觉抑制都会影响双眼单视功能与立体感，甚至会导致视力发育不良、弱视。因此，斜视不仅是美观上的问题，更重要的是：不及时治疗，会造成无法弥补的视觉功能异常与弱视。

二、内斜视

内斜视就是一般俗称的"斗鸡眼"，斜视眼的视线向内偏斜（图3-9-2）。内斜视偏斜角度通常很大，分为先天性与后天性斜视，其中后天性内斜视又分为调节性与非调节性。调节性内斜视是指：内斜视是由调节异常造成的，处理了调节问题后就可以矫正斜视。调节性内斜视常发生在2～3岁，通常会伴有中高度远视，或是异常的调节会聚与调节比率（AC/A）；非调节性内

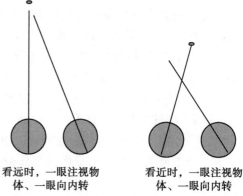

看远时，一眼注视物体、一眼向内转　　看近时，一眼注视物体、一眼向内转

图3-9-2 内斜视

斜视则和 AC/A 无关,常常需要手术治疗。

三、外斜视

外斜视,斜视眼的视线向外偏斜(图 3-9-3,即一眼看左、一眼看右),分为间歇性与恒定性外斜视。间歇性外斜视,即:有时表现为斜视,有时表现为正位眼,患者具有较好的融像能力,大部分时间眼位可由大脑融像能力维持在正常的位置;只有偶尔疲劳或融像不能代偿时才表现外斜。有些儿童为了避免外斜眼位引起的复视,常常会闭一只眼睛。间歇性外斜视有可能由偶尔出现外斜视的情况变成持续的外斜视,即发展成恒定性外斜视,斜视持续表现。

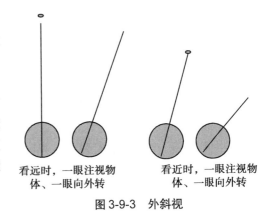

看远时,一眼注视物　　看近时,一眼注视物
体、一眼向外转　　　　体、一眼向外转

图 3-9-3　外斜视

四、斜视的治疗

斜视的治疗方法因斜视的类别不同而异,一般可分为非手术疗法与手术疗法。

1. 非手术疗法　调节性内斜视可以通过配戴适当的远视镜或双光镜来矫正;如果还同时伴有弱视,则可同时做弱视训练。其他类型的斜视常常需要手术。

2. 手术疗法　是以手术的方法调整眼外肌的附着点位置,改变眼外肌作用于眼球的力量,使眼位趋于正常。

五、隐斜

隐斜是指双眼同时视物时,眼位正常;但当融像被打破时(比如遮盖一眼),双眼的视线不再能注视同一个物体的情况(图 3-9-4、图 3-9-5)。

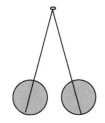
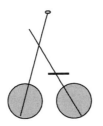

双眼同时视物时,没有　　当遮盖一只眼睛,打破双眼
斜视,双眼同时注视物体　融像时,双眼视线不再注视
　　　　　　　　　　　　同一个物体,一眼视线向内
　　　　　　　　　　　　偏斜——内隐斜

图 3-9-4　内隐斜

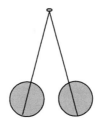
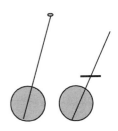

双眼同时视物时,没有　　当遮盖一只眼睛,打破双眼
斜视,双眼同时注视物体　融像时,双眼视线不再注视
　　　　　　　　　　　　同一个物体,一眼视线向外
　　　　　　　　　　　　偏斜——外隐斜

图 3-9-5　外隐斜

隐斜的特征是双眼同时视物时,没有斜视。但大脑需要使用视觉中枢的"融合力量"来使保持注视同一物体的状态,当视觉中枢的融合能力下降或不能代偿时,就会出现眼睛酸胀不适等视疲劳的临床表现。严重的隐斜也会逐渐变为斜视。

六、隐斜的治疗

隐斜一般不需要手术治疗，通过配镜方案和视觉训练就可以治疗。

一些比较大的隐斜或非手术治疗效果不好，仍有明显症状的患者，也需要手术治疗。

验光时要查眼位以发现是否有斜视或隐斜，以做相应的处理。

七、隐斜的配镜原则

1. 外隐斜、间歇性外斜视　近视眼配框架镜时应该尽量足矫（远视眼欠矫），可同时做集合训练。

2. 内隐斜、间歇性内斜视　近视眼配框架镜时欠矫正（远视眼足矫正），可同时做散开训练（但是散开训练效果常常不明显），效果不佳的可以配戴三棱镜。

垂直方向隐斜者不适宜训练，通常需要配戴三棱镜，屈光度高的患者可以通过镜片移心获得棱镜效果。

八、斜视的治疗原则

1. 先天性内斜视　需要手术治疗。

2. 完全调节性内斜视　都是远视，远视足矫正处方戴镜，不做手术矫正，注意同时治疗弱视。

3. 部分调节性内斜视　远视足矫正处方戴镜，3～6个月后眼位不能完全矫正的非调节部分应手术矫正，调节部分继续戴镜矫正，同时治疗弱视。

4. 高 AC/A 型调节性内斜视　可戴双光镜：全屈光矫正下加 +1.5-+3D 球镜。

5. 非调节性内斜视　有弱视者先治疗弱视，双眼视力平衡后，应及时手术矫正眼位。

6. 外斜视　一般需要手术治疗。

第十节　画图说明遮盖试验的方法

遮盖试验是临床用于发现和定性斜视/隐斜的简单、快捷而又方便的方法，也是视光师必须掌握的一种检查技能。本文用画图的方式来说明如何做遮盖试验，希望能更容易理解和掌握。

为方便理解，先用几句通俗的"白话"介绍下斜视的几个概念：

斜视按发生的眼别分类：总是右眼斜视，用左眼注视的，称为右眼恒定性斜视；总是左眼斜视，用右眼注视的，称为左眼恒定性斜视；有时是右眼斜视，用左眼注视，有时是左眼斜视，用右眼注视，就是说两眼都会发生偏斜，两眼都可以用于注视的情况叫交替性斜视。

按斜视发生的时间：总是有斜视情况出现的叫持续性斜视。有时出现斜视，有时又正常的叫间歇性斜视。

我们一般用角膜映光法和遮盖试验来做眼位不正的定性检查和判断。

1. 角膜映光法（Hirschberg test）　患者注视 33cm 处的点光源，根据反光点偏离瞳孔中心的位置初步判断斜视度（图 3-10-1）。

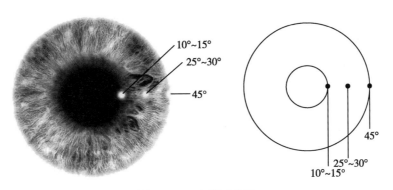

图 3-10-1 角膜映光法

判断结果：电筒在两眼角膜上的反光点在均在角膜中央，说明没有显斜视。一眼角膜上反光点在鼻侧的是外斜视；一眼角膜上反光点在颞侧的是内斜视（图 3-10-2）。

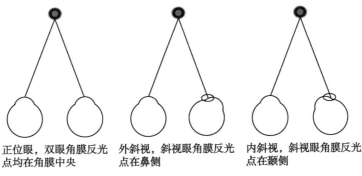

正位眼，双眼角膜反光点均在角膜中央　　外斜视，斜视眼角膜反光点在鼻侧　　内斜视，斜视眼角膜反光点在颞侧

图 3-10-2 外斜视和内斜视时角膜上反光点的位置示意图

一眼角膜上反光点在其瞳孔缘处，说明有显斜视，在鼻侧瞳孔缘的是外斜，在颞侧瞳孔缘的是内斜，斜视角度大概 10°。

一眼角膜上反光点在其角膜缘与瞳孔缘间，说明是有显斜视，在鼻侧瞳孔缘的是外斜，在颞侧瞳孔缘的是内斜，斜视角度大概 25°～30°。

一眼角膜上反光点在其角膜缘外，说明是有显斜视，在鼻侧瞳孔缘的是外斜，在颞侧瞳孔缘的是内斜，斜视角度大概 45°。

2. 遮盖试验（cover test） 遮盖是打破融像的方法之一，通过遮盖判断是否存在斜视以及斜视的性质。遮盖试验是通过遮盖一眼打破双眼融像机制进而检查眼位的方法。以下通过画图逐步说明。

一般先做裸眼后做戴镜的遮盖试验检查；戴镜检查可以发现屈光矫正后的眼位变化情况，可以判断调节因素对眼位的影响。如果戴镜时眼位检查发现比裸眼时眼位不正的情况好转，说明调节因素对眼位的影响大。

3. 先做交替遮盖试验（alternate cover test） 用遮眼板遮盖一眼，然后迅速移到另一眼，反复多次，观察是否有眼球移动，如有眼球移动，说明有眼位偏斜的趋势。检查时要求遮眼板从一眼移至另一眼时没有双眼同时注视的情况出现，对破坏双眼融合比较充分。

交替遮盖意思是两眼交替遮盖，在这个过程中总有一眼处于被遮盖状态，总是只使用一眼视物。

先做交替遮盖还可以诱发出潜在的眼位问题,比如间歇性的斜视通过几次交替遮盖就可以诱发出显斜视表现。

交替遮盖试验可以判断:①是否正位眼;②斜视的方向是内斜视、内隐斜还是外隐斜、外斜视。

下面以做近距的检查来说明交替遮盖方法:指导患者注视近处33cm处笔式电筒。遮盖右眼,观察非遮盖眼——左眼的眼球运动方向;再从右眼直接遮盖到左眼,观察非遮盖眼——右眼的眼球运动方向。最后还要再从左眼直接遮盖到右眼,观察非遮盖眼——左眼的眼球运动方向。记录这个过程中观察到的眼球运动方向,就可以分析判断,如:交替遮盖试验中非遮盖眼的眼球运动方向始终不动(图3-10-3),说明没有斜视,也没有隐斜的问题。

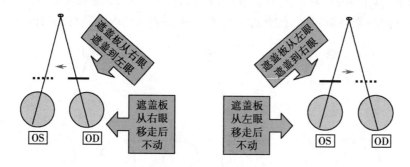

交替遮盖试验,非遮盖眼的眼球运动方向不动。说明没有斜视或隐斜问题,眼位正

图 3-10-3 正位眼做遮盖试验时的表现

如果在交替遮盖的过程中,未遮盖眼有运动,说明患者有斜视或隐斜,按运动的方向可以判断。未遮盖眼从外向内运动时是外斜视或外隐斜(图3-10-4);未遮盖眼从内向外运动时是内斜视或内隐斜(图3-10-5)。未遮盖眼运动得越多、越明显,说明斜视或隐斜的程度越大。

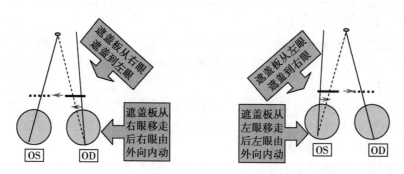

交替遮盖试验,观察非遮盖眼的眼球运动方向:由外向内动,说明有外斜视或外隐斜问题

图 3-10-4 外斜视或外隐斜眼做遮盖试验时的表现

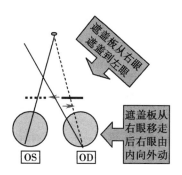 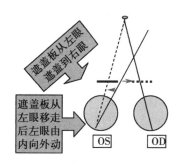

交替遮盖试验，观察非遮盖眼的眼球运动方向由内向
外动，说明有内斜视或内隐斜问题

图 3-10-5　内斜视或内隐斜眼做遮盖试验时的表现

4. 再做遮盖 - 去遮盖试验（cover-uncover test）　用遮眼板遮盖任意一眼，遮盖时观察未遮盖的另外一眼是否有眼球移动。如果有眼球移动，说明未遮盖眼之前并未注视视标，注视眼被遮盖后，为了注视视标而需要主动转动眼球来注视，即对侧眼存在显斜视；如果对侧眼无眼球移动，说明对侧眼已经处在注视位。然后观察去除遮眼板后被遮眼的变化。如果被遮眼有返回注视位的运动，说明被遮眼为隐斜，如果被遮眼停在某一偏斜位置上，提示被遮眼有显斜视。如果两眼分别遮盖时，对侧眼均无眼球移动，说明无显斜视。

下面以做近距的检查说明遮盖 - 去遮盖试验的方法和步骤：指导患者注视近处 33cm 处笔式电筒。

（1）先从右侧开始遮盖，观察左眼的表现。

遮盖右眼时观察左眼不动，说明左眼处在注视位（图 3-10-6）。

遮盖左眼时观察右眼不动，说明右眼处在注视位；如果两眼分别遮盖时，对侧眼均无眼球移动，可以判断没有显斜视（图 3-10-7）。

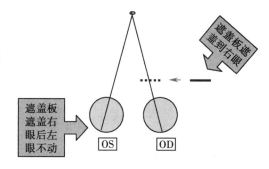

遮盖右眼时观察左眼不动，说明左眼处在注视位

图 3-10-6　遮盖 - 去遮盖试验，先遮盖一眼观察另外一眼的运动

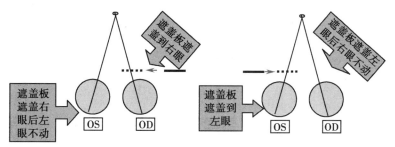

遮盖左眼时观察右眼不动，说明右眼处在注视位；如果两眼分别遮盖时，对侧眼均无眼球移动，可以判断没有显斜视

图 3-10-7　正位眼在遮盖 - 去遮盖试验的表现

遮盖右眼时观察左眼：由外向内转，说明左眼存在显性外斜视（图 3-10-8）。

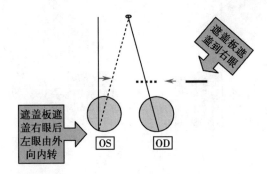

遮盖右眼时观察左眼：由外向内转，说明左眼存在显性外斜视

图 3-10-8　显性外斜视在遮盖 - 去遮盖试验的表现

遮盖右眼时观察左眼：由内向外转，说明左眼存在显性内斜视（图 3-10-9）。

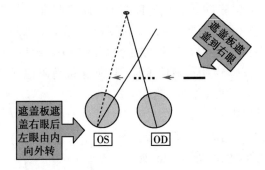

遮盖右眼时观察左眼：由内向外转，说明左眼存在显性内斜视

图 3-10-9　显性内斜视在遮盖 - 去遮盖试验的表现

（2）再从左侧做遮盖，观察右眼的表现。

遮盖左眼时观察右眼：由外向内转，说明右眼存在显性外斜视；由内向外转，说明右眼存在显性内斜视（图 3-10-10）。

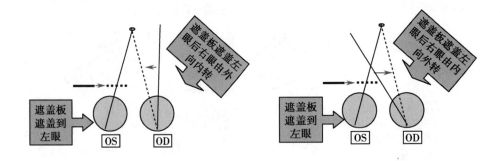

遮盖左眼时观察右眼：由外向内转，说明右眼存在显性外斜视

遮盖左眼时观察右眼：由内向外转，说明右眼存在显性内斜视

图 3-10-10　显性外斜和内斜在遮盖 - 去遮盖试验的不同表现

（3）观察被遮盖眼去遮盖时的表现。

左眼去遮盖时左眼：返回注视位，说明左眼是隐斜；如果左眼停在某一偏斜位置上，提示左眼有显斜视（图3-10-11）。

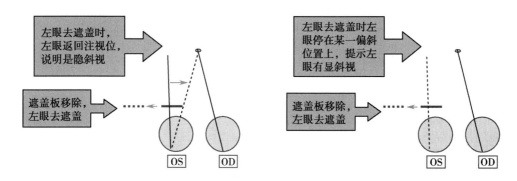

左眼去遮盖时左眼：返回注视位，说明左眼是隐斜视　　左眼去遮盖时左眼：如果左眼停在某一偏斜位置上，提示左眼有显斜视

图3-10-11　观察被遮盖眼去遮盖时的表现，判断是隐斜还是显斜视

要注意的是：交替遮盖试验回答了有无眼位偏斜倾向，还无法区分是隐斜还是显斜视。遮盖-去遮盖试验回答了眼位偏斜倾向属于显斜视还是隐斜。交替遮盖比遮盖-去遮盖破坏融合更充分，所查的结果包含了显斜视和隐斜两种成分，而遮盖-去遮盖法检查的结果仅含显斜视成分。

临床实践中一般需要从左右两侧多做几次来确认。

另外，在检查过程中，总是停留在偏斜位的眼是恒定性斜视眼；两眼都会停留在偏斜位，两眼都可以做注视的是交替性斜视；初始表现无显性斜视，但几次遮盖后表现出显斜视的是间歇性斜视。

遮盖试验只能定性，有读者问，那能不能定量呢？能。在遮盖试验检查时眼前加不同度数的三棱镜，观察加多少棱镜度时遮盖后眼球无运动，就可以定量了，这就称为三棱镜遮盖试验。三棱镜交替遮盖试验可以对显斜和隐斜的总量进行定量；三棱镜遮盖-去遮盖试验可以对显斜进行定量。

小结：

1. 斜视按发生的眼别分右眼/左眼恒定性斜视和交替性斜视；按斜视发生的时间分持续性斜视和间歇性斜视。

2. 遮盖试验判断有无显斜或隐斜，根据未遮盖眼的运动方向判断是外/内斜视（隐斜）。

3. 遮盖-去遮盖试验判断是显斜视还是隐斜，是恒定性还是交替性斜视。

4. 遮盖试验定性，三棱镜遮盖试验可定量。

第十一节　简单说说儿童弱视处理的原则

弱视的患病率估计为0.8%～3.3%，是视光学领域中较难的部分，而多数弱视患者都会到医院眼科就诊，所以很多验光师日常工作中遇到的不多，也很陌生。但是，验光师日常工作中还是有机会遇到弱视配镜患儿的，本文就针对多数没有更复杂深奥的小儿眼科知识的验光师，去繁就简地说明下弱视诊断和治疗的基本原则。

弱视是单侧的（在少数情况下也会双侧发生）最佳矫正视力的下降。这种情况发生于其他方面均正常的眼，或有累及眼部或视路的结构性异常，而这种视力的下降不能只归因于结构异常的作用。弱视眼可能也有对比敏感度和调节的缺陷。对侧眼常常也不正常，但只有细微的缺陷，所以对弱视的理解不应只关注视力以及弱视眼本身，还要关注对侧眼。

一、诊断弱视

（一）弱视分类

我们把弱视按病因分以下几类：

1. 屈光不正性弱视 患者高度远视或高度散光最容易造成，总之是存在复杂的屈光情况使视网膜成像不佳，形成弱视。伴复杂屈光不正的眼常常就是弱视眼。这是验光师最容易遇到的类型，也是最常见的类型。注意，近视时，看近是清楚的，不会造成视网膜像模糊，不会形成弱视，所以没有"近视性"弱视的说法。高度近视患儿是因为高度近视眼底病理性改变造成的视力差，也不诊断弱视。

2. 屈光参差性弱视 较大的屈光参差，常常造成高度屈光不正眼的弱视。

上述两类弱视是验光师在眼镜店最容易遇到的类型，也是最常见的类型。要注意对于屈光性弱视常常需要做睫状肌麻痹验光，推荐用 1% 的环戊酮滴眼液作为睫状肌麻痹剂。

3. 斜视性弱视 由于斜视造成的弱视，内斜视患者伴弱视的常常伴高度远视。验光师日常工作中也会遇到这种类型。

4. 形觉剥夺性弱视 如先天性或早期获得性白内障、角膜混浊、感染性或非感染性眼内炎症、玻璃体积血以及上睑下垂等眼病造成的视网膜形觉剥夺导致的弱视，一般都需要由眼科手术处理后再做治疗，验光师临床遇到的不多。

（二）弱视的诊断标准

我们首先要判断是否弱视，不能把不是弱视的案例当弱视来治疗；更不能漏诊弱视，贻误患儿的最佳治疗时机。

对于婴幼儿单眼弱视可观察对单眼遮盖的反应，对于双眼弱视，不同年龄段的最佳矫正视力标准为：3 岁及以下儿童双眼视力低于 0.4，4 岁及以上儿童双眼视力低于 0.5 为弱视。要注意弱视的诊断需要发现视力低下和确定其可能的原因。另外，由于弱视患者查视力时有"拥挤现象"，以单个视标进行视力检查有可能高估视力。所以，要以成行的视标来呈现或在要检查的单个视标周围围绕拥挤的棒状图案来获得更为准确的单眼视力的评估结果。

（三）弱视的诊断流程

弱视的诊断专业性比较强，很多教材都有详细介绍。为方便大家理解整理，按是否伴斜视把弱视的诊断流程分为单眼视力差无斜视的弱视诊断流程（图 3-11-1）和单眼视力差伴斜视的弱视诊断流程（图 3-11-2）供大家参考。

（四）视力发育的三个关键时间点

出生后 3 个月、30 个月以及 3 岁是三个关键时间点。在生后 3 个月以内明显的屈光间质混浊所发生的形觉剥夺性弱视可产生高对比度视力的明显和永久下降，通常受累眼的视力为 0.1 或更差。出生后 3 个月至 30 个月之前的相似的形觉剥夺也可以导致严重的视力下降,视力 0.1 或更差。3 岁以后发生光学离焦或斜视时,发生弱视的风险就会减少。所以对于 3 岁前的婴幼儿和儿童开展视力筛查很重要。

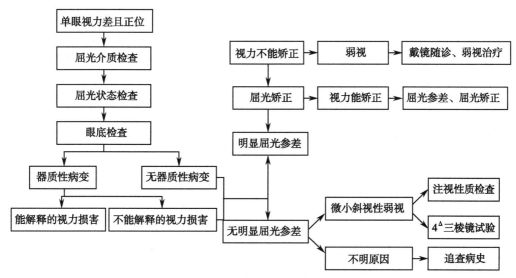

图 3-11-1　单眼视力差无斜视的弱视诊断流程

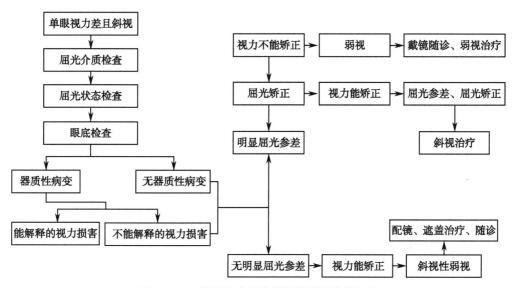

图 3-11-2　单眼视力差伴斜视的弱视诊断流程

诊断弱视时多考虑"为什么会出现弱视?"所以,高度远视、高度散光、屈光参差、斜视等都是我们要找的原因。而找不到原因时,要注意不轻易下弱视诊断。

二、治疗弱视

一旦对弱视的原因进行正确诊断后,治疗就相对简单了。最新的研究认为,无论患者的年龄大小(包括年龄较大的儿童),都应当尝试治疗。

疾病治疗首先是要去除病因，所以弱视治疗的第一步就是去除病因。高度远视、高度散光、屈光参差的患儿通过配镜矫正屈光不正，如框架镜、RGP、软性角膜接触镜等，解决视网膜成像不清晰的问题。如果是斜视性弱视，一般外斜视和非调节性内斜视需要手术矫正；调节性内斜视和部分调节性内斜通过光学矫正（配镜）来处理，根据足矫正后还有没有内斜存在区分调节性、部分调节性和非调节性内斜视。简单地说：远视足矫正后，内斜视完全消失的称为调节性内斜视；远视足矫正后，内斜视部分消失的称为部分调节性内斜视；远视足矫正后，内斜视仍然存在而且和矫正前一样无变化的称为非调节性内斜视。形觉遮盖性弱视需要手术解除形觉遮盖的因素后再做屈光矫正。

其次，遮盖对侧眼／健眼促进（逼迫）弱视眼使用。遮盖治疗专业性强，方法也很多。一般适用于屈光参差性弱视。一个方便好记的遮盖方法为："几岁就遮几天放一天"，如3岁就遮3天放一天；4岁就遮4天放一天；5岁就遮5天放一天；6岁就遮6天放一天等。现代的研究认为轻度、中度弱视儿童每天遮盖2小时；重度弱视儿童每天遮盖4小时就能达到全天遮盖的治疗效果。注意，即使是年龄较大的儿童进行遮盖治疗也是有效的，不要轻易放弃治疗。

原来曾认为弱视训练对弱视治疗有作用，其原则就是通过精细化的视觉刺激来训练弱视眼，以弱视眼能看清楚的最小视标作为刺激物进行，方式多种多样。比如穿珠子、描红、描画、电脑游戏等。近年来的研究又认为弱视训练缺乏随机临床试验证据支持，因此还需要进一步研究。

遮盖、训练等治疗手段都是要在"解决病因"的基础上进行的。所以配好镜是弱视治疗的第一步。未配镜或家长不想给孩子戴镜就盲目做弱视训练当然效果很差。

再次，弱视的治疗越早越好，屈光方面病因的弱视发现就要马上配镜矫正。屈光参差性弱视用接触镜治疗会获得比框架镜好得多的治疗效果，所以必要时也需要使用接触镜矫正。另外，眼镜的屈光度还要随着弱视的病情变化经常变换，需要定期复诊。弱视治疗要持之以恒，视力提高稳定后还要坚持戴镜一段时间，防止弱视反复。因为大约四分之一的成功治疗弱视儿童在停止治疗的第一年内还会复发。

三、弱视的配镜原则

1. 无斜视的弱视　按验光结果，以矫正视力最佳为原则，根据屈光状态、视力、年龄，给予配镜处方。在试镜基础上，在获得最佳视力的镜片中进行筛选，远视眼中可选其中较高屈光度镜片，近视眼选较低屈光度镜片（MPMVA）。

2. 伴散光的弱视　原则上不予增减，按实际结果处方。对高度远视散光或近视散光，可酌情减量。应半年至1年验光1次，根据屈光状况、斜视度及矫正视力情况的变化而变换眼镜度数。

3. 伴内斜视的弱视　首次配镜要给予全矫，配镜后要定期复查视力，每半年至1年做一次睫状肌麻痹验光。调节性内斜视初次戴镜时尽量足矫正镜，以后可酌情欠矫一些正镜；部分调节性内斜视或非调节性内斜视再次验光时可适当欠矫远视度数。

4. 伴外斜视的弱视　学龄前儿童，如果是远视，而且屈光度≤+2.50D，且对视力影响不大，可暂不配镜。超过+2.50D时应使用最后矫正视力较低度数的处方，但一般减少不超过1/3。如果是近视，可按睫状肌麻痹验光结果配镜。

第十二节 试戴片摆放位置对高度近视配镜的影响

我们平时说的验光结果，是有一个前提的，就是这个光度是指做镜眼距离为12～14mm的框架眼镜矫正时的结果。由于有镜眼距离的因素，所以验配接触镜时，我们就要把框架眼镜的处方换算为接触镜的处方光度，或称角膜顶点距离换算。只不过这里换算的是把放置于角膜前12～14mm的框架镜光度换算为紧贴着角膜的接触镜光度，此时镜眼距离为0。这个换算的公式是：$F_e = \dfrac{F}{1-dF}$，其中 F_e 是有效屈光度，F 是框架眼镜验光的光度，d 是镜眼距离。

举个例子：一个 $-15.00D$ 的高度近视患者，验光时用试镜架做主觉验光，用一片 $-14.00D$ 和一片 $-1.00D$ 的球镜试戴镜组合。由于镜片比较厚重，试戴架戴上后镜眼距离大，$-14.00D$ 的镜片放在试镜架靠内一侧，距离角膜14mm，$-1.00D$ 的镜片放在试镜架靠外一侧，因为前面的镜片比较厚，所以这片试戴镜距离角膜17mm，我们称这个为组合A（高度数靠近角膜）。如果按 $-15.00D$ 做配装眼镜，此时戴镜后镜眼距离变为12mm。我们先用有效屈光度的公式计算一下，在镜眼距离为12mm位置，上述试镜架镜片组合的有效屈光度是多少？

$-14.00D$ 的镜片放在试镜架靠内一侧，距离角膜14mm，如把距离变为12mm，就是把 $F=-14$，$d=(14-12)mm=0.002m$ 代入上述公式，计算结果是 $-13.62D$，即在这个距离上的有效屈光度是 $-13.62D$。

$-1.00D$ 的镜片放在试镜架靠外一侧，距离角膜17mm，如把距离同样变为12mm，就是把 $F=-1$，$d=(17-12)mm=0.005m$ 代入上述公式，计算结果是 $-1.00D$。

这个组合A在12mm处的有效屈光度就是 $(-13.62)+(-1.00)=-14.62D$。

如果反过来把 $-1.00D$ 的镜片放在试镜架靠内一侧，距离角膜14mm，$-14.00D$ 的镜片放在试镜架靠外一侧，距离角膜17mm，我们称这个为组合B（低度数靠近角膜）。按 $-15.00D$ 做配装眼镜，此时戴镜后镜眼距离变为12mm。用有效屈光度的公式再计算一下，在镜眼距离为12mm位置，组合B的有效屈光度是多少？

$-1.00D$ 的镜片放在试镜架靠内一侧，距离角膜14mm，如把距离变为12mm，就是把 $F=-1$，$d=(14-12)mm=0.002m$ 代入上述公式，计算结果是 $-1.00D$。

$-14.00D$ 的镜片放在试镜架靠外一侧，距离角膜17mm，如把距离同样变为12mm，就是把 $F=-14$，$d=(17-12)mm=0.005m$ 代入上述公式，计算结果是 $-13.08D$。

这个组合B在12mm处的有效屈光度是 $(-1.00)+(-13.08)=-14.08D$。

组合A和组合B因为镜片摆放顺序的不同，二者的有效屈光度也不同（图3-12-1）。如果屈光度不高，这种影响还不大，但是如果是高度近视／

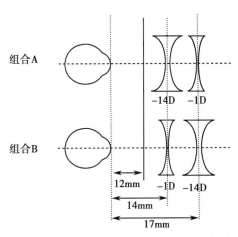

图3-12-1 不同光度的摆放顺序不同，有效屈光度不同

远视，这种变化就会很明显。在这个例子中，当我们按组合 A 的试戴镜摆放方式，高度数靠近角膜，12mm 的有效屈光度是 -14.62D；但定制的 12mm 镜眼距离的配装眼镜是 -15.00D，会过矫正 0.38D；当我们按组合 B 的试戴镜摆放方式，低度数靠近角膜，12mm 的有效屈光度是 -14.08D；但定制的 12mm 镜眼距离的配装眼镜是 -15.00D，会过矫正 0.92D。

当近视屈光度越高，试戴时镜眼距离越大时，配装镜会比试戴镜近视过矫正越多。

有兴趣的同学可以自己计算一下上述案例如果是正镜的情况，会得到相反的结论：当远视屈光度越高，试戴时镜眼距离越大时，配装镜会比试戴镜远视欠矫正越多。

如果使用综合验光仪，内部的镜片组的镜眼距离更大，这种差异可能还会更明显。临床实践中应该注意这个问题：因为试镜架的镜眼距离常常都比配装眼镜大一些，高度近视试镜的光度可以略欠矫正，而高度远视试镜的光度可以略过矫正些。要想精确量化这个细微的变化，可按本文的方法自行计算。

小结：

正透镜对眼的有效屈光度，视其到眼的距离增加而增加，到眼的距离减少而减少。负透镜对眼的有效屈光度，视其到眼的距离增加而减少，到眼的距离减少而增加。在对高度屈光不正验光时，光度高的试戴镜应该放置在靠角膜的一侧，镜眼距离应该尽量减小。

如果试戴镜架质量不好，试镜时镜架下滑，会增加镜眼距离，增大配镜误差，所以要选择质量好的试镜架。

第十三节　微小角度斜视

我们有时发现患者的视力矫正不佳（如只能矫正到 0.6，0.8），而又没有明显的引起弱视的原因（没有斜视、没有形觉剥夺因素、没有高度远视、没有高度屈光参差）。这时我们一般很容易给一个"先天性弱视"的诊断。但"先天性弱视"是一个模棱两可，或者说是一个"不明确"的诊断，最新的临床指南已经不提这个概念了。这种情况下，建议排除下"微小角度斜视"。本节就微小角度斜视做简要介绍。

微小角度斜视多为内斜视，由于缺乏症状和体征，临床上不易发现。当患者出现不明原因的轻中度视力减退和立体视变差，应当考虑是否存在微小角度斜视。微小角度斜视常继发于大角度斜视手术或者轻中度屈光参差。患者常伴有单眼抑制或者异常视网膜对应，也有部分患者可能存在旁中心凹注视。

$4^{\triangle}$ 三棱镜试验是检查微小角度斜视的一种简易而又快速的方法，由于多数微小角度斜视是内斜视，所以首先做 $4^{\triangle}$ 棱镜底向外（BO）试验，如检查阴性再做 $4^{\triangle}$ 棱镜底向外内（BI）试验。

检查时嘱被检者双眼注视 33cm 处光点，迅速将 $4^{\triangle}$ BO 三棱镜块置于一眼前，观察两眼的动向而做出判断。

1. 如 $4^{\triangle}$ BO 三棱镜块置于左眼前（图 3-13-1），见双眼同时向右转动，随即右眼单独向左转动来注视光点，说明双眼均无黄斑抑制性盲点，正常。

2. 如 $4^{\triangle}$ BO 三棱镜块置于右眼前（图 3-13-2），见双眼均不动，说明右眼有 $4^{\triangle}$ 以上范围的抑制性盲点，因光点落在右眼的抑制性盲点内不能引起右眼转动。

3. 如 $4^{\triangle}$ BO 三棱镜块置于左眼前（图 3-13-3），见双眼同时向右转动，但并无右眼单独向左转动，说明左眼黄斑正常，右眼有 $4^{\triangle}$ 以上范围的抑制性盲点，不能引起融像性运动。

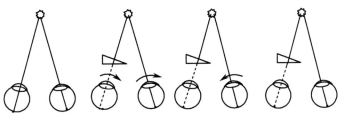

图 3-13-1　4$^\triangle$BO 三棱镜试验 1

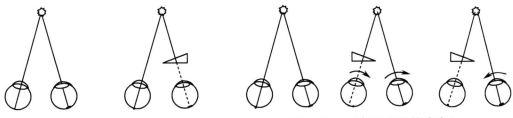

图 3-13-2　4$^\triangle$BO 三棱镜试验 2　　　　图 3-13-3　4$^\triangle$BO 三棱镜试验 3

图 3-13-2、图 3-13-3 的情况说明右眼有微小角度斜视，且有黄斑抑制性盲点。

微小角度斜视在年长或成人，度数不超过 10$^\triangle$一般无须手术；5 岁前的儿童，要通过矫正屈光不正、屈光参差和遮盖注视眼来治疗知觉障碍和克服弱视。

第四章
配镜处方原则与案例

很多人都认为验光准确很重要，所以"某某地方验光验得准，去那儿配镜好！"成为了衡量验光技术水平的标准。我认为这种观念是不完整的。

验光准确，只准确反映眼球的屈光状态。但戴眼镜涉及用眼环境、用眼方式、年龄、适应性、眼位、调节能力、集合能力等非常多因素的影响。配镜的目的，是以达到符合用眼需求为目标的，而不仅仅是"完全矫正眼球的屈光"！比如，一个射击运动员，要求非常清晰的矫正视力。即使裸眼1.0的视力，仍然不能满足其职业需求，也许他仍然需要验配一个能矫正到1.5视力的眼镜；而一个不需要阅读的农民，即使有看近的老花问题，也不需要配戴老花镜。可见，配戴眼镜的目的是因人而异的，验配师需要在准确验光的基础上，根据不同人群的特点和个体的具体需求来给出配镜处方。

人眼的屈光状态受到健康状态、精神状态甚至检查时间的影响，要真正获得非常准确的人眼屈光状态（验光结果）是不容易的，人眼的屈光状态也是不稳定的。一个人精神状态不同，不同时间检查的结果都会不相同，所以我想所谓"准确"的验光是没有太大意义的。如果要论对眼球屈光状态的准确性，恐怕电脑验光还会准确些。

从验光结果到具体配镜处方，需要遵照配镜处方原则。在我看来，比之验光的准确性，配镜处方原则才是更重要的！比如：一个50岁的，从未戴过镜的高度散光患者，具体其散光值是400度还是375度，轴向是170°还是175°？这个验光的准确性并不重要，重要的是这个眼镜是否能达到患者的舒适用眼需求。此时在能接受的舒适范围内，200度散光（与准确的400度散光相差甚远）也许才是最合适的配镜处方。再比如：内隐斜和外隐斜的配镜原则完全不同，同样的屈光度数，对于内隐斜和外隐斜患者的处方也完全不同。

所以，很多时候，为了获得"准确"的验光结果，我们耗费不少时间纠结于0.25D的屈光度或5°的散光轴位，却未能做好配镜原则的使用。

所以，准确的验光只是验光配镜的开始，而不是结束；"准确"的验光却不一定是"合适"的。我们并不是给死的机器做屈光矫正，而是给活的人做配镜。再准确的验光，也不如正确使用配镜原则重要。好的验光师，体现在对配镜原则的掌握上，而不是说他的验光结果多么准确。配出的眼镜是符合配戴者舒适使用，并达到用眼需求和目的。

本章就以配镜原则和一些相关的案例来介绍"合适"的重要性。同时也介绍几个给了错误处方的案例并分析、讨论错误的原因。他山之石，希望能使大家避免犯同样的错误。

第一节 近视配镜原则和案例

近视配镜的一般性原则：近视需要光学矫正，包括框架镜和棱镜，角膜屈光手术实质上也是一种光学矫正的方式。

假性近视眼：解除调节痉挛，不需要配镜，可以采用调节放松训练，也可辅予睫状肌麻痹剂治疗。

真性近视眼：应及时配镜纠正视网膜离焦，最佳矫正视力的最低负镜度进行矫正（MPMVA 原则）。一般 3 岁左右就可以配戴眼镜。儿童需要早配镜的情况包括：屈光度数高者、明显散光、屈光参差、弱视、斜视、眼外肌功能异常等。

高度近视眼初次配镜常不能接受全部矫正，可分期分批矫正，每次增加的光度不宜超过 −3.00D，有条件的可选 RGP 矫正。

对于 −3.00D 以上近视合并老视的患者，无论是看远看近，均应该进行矫正，可以配多焦点或双光眼镜。

由于近视矫正是以远视力矫正为基础的，如果近视眼镜用于长期看近，会造成看近时眼睛的调节负荷增加，所以对于需要长期看近的中度以上的近视眼可适量欠矫正。

一、假性近视配镜

患儿男，8 岁，主诉视远不清半年，父母都无近视，在外地配过眼镜，自觉视物不适、易疲劳，检查结果如下：

裸眼远视力：右眼 0.5　　左眼 0.5

裸眼近视力：右眼 0.5　　左眼 0.5

原镜：双眼 −0.75DS——1.0

仔细询问家长，诉配镜时没有扩瞳。我们用 0.5% 托吡卡胺眼液睫状肌麻痹检影验光结果为：

右眼 +0.25DS——1.2

左眼 +0.25DS——1.2

分析：

裸眼视力 0.5，但扩瞳后裸眼视力变为 1.0，屈光度也由扩瞳前的近视变为轻度远视。这是非常典型的由于调节痉挛引起的"假性近视"。对于这种情况切不可盲目戴近视眼镜，否则容易因为过矫而成为真性近视。

对于调节痉挛要注意的是：扩瞳、睫状肌麻痹药物（尤其是托吡卡胺这样的短效睫状肌麻痹剂，一次使用常常不能消除假性近视）药效消除后，如果没有消除假性近视诱因，如持续近距离用眼等，仍然会表现"假性近视"症状，如远视力差，屈光状态为近视的状态。

一般在去除外界干扰后，调节痉挛本身是有自愈性的；也就是说当患者能好好休息一段时间，或不再长时间高强度用眼后，屈光度会回到正常水平。但很多时候很难做到这一点，患者对眼镜的依赖性会越来越强。所以处理时除了叮嘱注意用眼卫生、解除环境因素的影响，还可以使用调节训练的方法。调节训练是一种较好的解除假性近视状态的方法，可以在视觉训练室做各种调节放松的视觉训练，也可以使用简易的家用视觉训练设备，如正镜片排序、正镜片阅读、双面镜等，回家自己练习。情况严重的患者，也可以配合使用睫状肌麻痹剂治疗。

本例患者调节放松训练一周后视力提高并稳定在1.0。

二、近视过矫

患者男，18岁。自诉戴镜一年余，双眼均戴350度近视眼镜，视力清晰，但阅读时间长则有眼酸胀视疲劳现象。父母都无近视。检查：

原镜光度：右眼 −3.50DS　左眼 −3.50DS

裸眼远视力：右眼 0.1　左眼 0.1

裸眼近视力：右眼 1.0/25cm　左眼 1.0/25cm

使用0.5%托吡卡胺眼液睫状肌麻痹检影验光结果：

右眼：−1.75DS——1.2

左眼：−1.75DS——1.2

复光结果：

右眼：−1.75DS——1.0

左眼：−1.75DS——1.0

验光师发现原来的近视眼镜明显过矫，向顾客说明后按足矫光度给处方：

右眼：−1.75DS——1.0

左眼：−1.75DS——1.0

但此顾客取镜2天后回来投诉，戴新眼镜视物不清。

分析：

实际工作中我们常常会遇到本例的情况，患者戴的近视眼镜度数高于实际所需要的近视度数，即近视过矫正。原因大多数是因为患者自身的调节力强，在以往的屈光检查时没有做好雾视，导致了近视过矫的情况。这样的患者，配戴过矫处方已经很长时间，已经适应在强调节情况下使用眼镜，其睫状肌紧张力已发生了异常适应。

对于近视过矫程度不多，而且无过矫引起视疲劳症状的患者，因为其在生理上已经适应了这种过矫状态（戴镜后如同轻度远视眼），如改变这种近视过矫状态反而会造成一段时间的视远模糊。如果患者近视过矫严重（戴镜后如同中度远视眼），会引起长期调节过度和视疲劳。这时必须在新处方中去掉过矫的度数，可同时配合调节放松的视觉训练和（或）使用睫状肌麻痹眼液；更严重的可以逐步去除过矫部分，分次配镜。

此类患者像远视眼一样，随时在使用调节，会觉得正常足矫正的眼镜反而不如原来过矫眼镜清晰。验光师要和患者充分沟通，耐心解释说明，通过适应、调节放松训练或用睫状肌麻痹剂一段时间后，会恢复正常，戴新眼镜的视力也能提高。

三、糖尿病引起近视

患者男，65岁，自述视物时清时不清，2周前在外面眼镜店配过镜但不舒适，也看不清晰，要求重新配镜。检查：

裸眼远视力：右眼 0.5　左眼 0.5

裸眼近视力：右眼 0.6/25cm　左眼 0.6/25cm

原镜光度：

右眼：-2.00DS

左眼：-2.00DS

主觉验光：

右眼：-0.50DS——1.0

左眼：-0.50DS——1.0

验光发现近视过矫明显，验光师继续追问，发现患者患糖尿病多年，而且近期还因为血糖波动住过院，旧眼镜就是在住院期间医院楼下的眼镜店验配的。

分析：

老年近视患者的屈光不正度数通常会发生一些改变，主要是由于其晶状体开始出现老化和混浊，晶状体密度也发生相应的变化，进而带来晶状体屈光指数的变化引起近视度数的增加或减少（注意也会减少）。

另一种可能引起老年度数改变的原因是糖尿病，血糖的变化同样会对晶状体的屈光指数有影响，引发屈光度的改变。本例中的患者就是如此，血糖高住院期间，屈光状态是不稳定的，应该待治疗完成、血糖稳定后再做验光配镜。

本案提示，验光配镜也需要注意询问全身病史的情况，比如糖尿病。

四、高度近视眼全矫正

患者男，50岁。高度近视多年，一直戴框架眼镜，近期自觉视物不清，2周前在外面眼镜店验光配镜，但戴了几天回眼镜店反复调整但仍然不适，检查：

裸眼远视力：右眼 0.01 左眼 0.01

裸眼近视力：右眼 0.05/25cm 左眼 0.05/25cm

原镜光度（多年一直戴的眼镜）：

右眼：-14.00DS——0.1

左眼：-14.00DS——0.1

在外面眼镜店新配镜：

右眼：-22.00DS——0.3

左眼：-22.00DS——0.3

主觉验光：

右眼：-23.50DS——0.3

左眼：-22.50DS——0.3

眼底豹纹状、高度近视眼底改变，视盘巨大近视弧斑，黄斑区色素紊乱。

通过沟通解释，不断试镜调整最终给处方：

右眼：-17.00DS——0.2

左眼：-17.00DS——0.2

试戴后感觉配戴舒适能接受。

分析：

此患者为病理性近视，原来的眼镜明显低矫正，长期配戴已经习惯了低矫正处方和低矫正视力0.1。病理性近视眼底不好，最佳矫正视力只能达到0.3，虽然足矫到-23.00D可以提高一些视力，但镜片厚重，像差大，镜片放大率（视物缩小）明显，带来了适应性的问题。

对于高度近视眼，或高度近视眼初次配镜，要注意对高度近视框架镜的适应性问题。本例中患者 50 岁，这种年龄适应性本就差一些。另外，高度近视戴框架眼镜后视物明显缩小，所以在试戴新镜时很难耐受足矫镜片。处理方法是将矫正度数降低，待其适应一段时间后再逐渐增加度数提高视力。至于具体要降低多少要考虑顾客的年龄、适应能力、用眼需求等多方面因素，在"舒适"与"矫正视力"间平衡。另外还要注意，高度近视者日常生活中一般不会使用到调节，所以调节力特别差，就算是年轻患者，调节力也差。配镜时要考虑其看近的问题，配镜时也要欠矫正些。

如果患者能接受配戴 RGP，则像差、放大率等的影响会大幅度减少，可以相对足矫正，成像质量上没有适应性的问题，而且视力可以矫正比较好，是更好的选择。

五、近视合并外隐斜未足矫

患者女，25 岁。戴近视眼镜多年，感戴镜不清，视物易疲劳，父母均无近视，检查：

裸眼远视力：右眼 0.1　　左眼 0.1

裸眼近视力：右眼 1.0/25cm　　左眼 1.0/25cm

原镜光度：

右眼：−3.50DS——0.8

左眼：−3.50DS——0.8

眼位检查：外隐斜，且比较明显。

主观验光：

右眼：−4.00DS——1.2

左眼：−4.00DS——1.2

本例近视合并外隐斜，有视疲劳症状应该近视足矫正。验光师给右眼：−4.00DS——1.2，左眼：−4.00DS——1.2 的处方配镜。同时做集合训练，1 个月后复诊，症状大幅改善。

分析：

对于近视合并外隐斜的年轻患者，如果有症状必须足矫正近视，有时甚至需要过矫正一些。足矫可以增加患者的调节性集合，有利于改善外隐斜的症状。具体如何对足矫或过矫正定量，我们在第五章中介绍。

六、近视合并老视

患者男，45 岁。近视数年，一直戴镜，双眼均为 −3.00DS。1 个月前感看远不清在外眼镜店验光配镜，自觉戴镜不适，视物易疲劳，检查：

裸眼远视力：右眼 0.05　　左眼 0.05

裸眼近视力：右眼 1.0/25cm　　左眼 1.0/25cm

原镜光度：

右眼：−3.00DS——0.5

左眼：−3.00DS——0.5

在外面眼镜店新配眼镜：

右眼：−4.00DS——1.2

左眼：-4.00DS——1.2

主观验光：

右眼：-4.00DS——1.2

左眼：-4.00DS——1.2

分析：

40 岁以后会逐渐出现（屈光矫正后）视近困难的现象，实际上就是调节力下降而导致老花现象。对于 45 岁来说，本例患者戴的旧镜就是一副近用的"老花镜"，所以患者看远不清但视近很清楚。在外眼镜店配镜近视足矫正，看近时老花就表现出来了，所以视近困难、易疲劳。

对中年近视患者给处方时要注意调节力的问题，试镜时查下全矫戴镜时的近视力和调节力。如患者有较多的视近需求，还要给验配单光近用镜或渐变多焦点镜。如果患者对看远的需求不高，也可以给欠矫正的近视镜，以满足其看近的需求。

注意，成人的配镜处方原则是满足日常生活需求，不是以矫正视力到 1.0 为目的。40 岁以上的患者建议常规查调节，充分考虑其看近需求。

七、对长期欠矫近视眼足矫导致不适应

有一位验光师询问了一个案例：患者女，30 岁，近视多年，每天用电脑 5～8 小时，近 2 年来框架与角膜接触镜交替配戴，白天主要戴角膜接触镜，晚上在家戴框架镜，检查：

原框架镜光度：

右眼：-2.75 DS——0.3

左眼：-3.00 DS——0.3

原接触镜光度：

右眼：-3.00 DS——0.5

左眼：-3.00 DS——0.3

电脑验光：

右眼：-4.25DS

左眼：-4.50DS

主觉验光：

右眼：-4.00 DS——1.0-

左眼：-4.50 DS——1.0-

患者试戴足矫光度时，感觉视物非常清晰，但要求降低近视度数配镜。验光师给的框架配镜处方双眼较足矫，各欠 0.50D：

右眼：-3.50 DS——0.5

左眼：-4.00 DS——0.4

接触镜处方为：

右眼：-3.25 DS——0.5

左眼：-3.75 DS——0.4-

配镜 1 周后患者反映看近失真感严重。

分析：

本例患者长期戴欠矫近视镜，本次验配框架眼镜分别在原来光度基础上增加了右眼

0.75D、左眼 1.00D。眼镜的适应是一个心理物理学的过程，个体差异较大，和顾客的心理期望、接受理解力密切相关。本案中虽然只变化了 1.00D，但可能不适应的情况超出了她的心理预期而不能接受。

按足矫计算，此顾客长期戴右眼欠矫 1.25D；左眼欠矫 1.50D 眼镜，相当于看近时都使用了 1.50D 的"老花镜"。平时近距离用眼需求大而长期近视欠矫，看近时的调节刺激少，可能会造成一定的调节不足。近视光度增加后，看近要多付出约 1.00D 的调节，即新配眼镜增加的近视光度，会有一些不适应。

所以，遇到长期欠矫的近视眼时，要充分解释沟通。本案可用调节训练的方法增加其调节幅度，增加患者的适应性。

对成人来说，当新处方与长期配戴的"舒适"处方差别大时，要谨慎改变处方度数，或避免大的光度调整，散光的变化更要注意这一点。

八、从屈光发育档案发现近视过矫

患儿女，7 岁，近视 1 年，一直戴镜，家长听说"儿童验光只有第一次需要做扩瞳验光"，要求不做睫状肌麻痹直接验光，检查：

裸眼视力：右眼 0.1　　左眼 0.1
原镜光度：
右眼：−2.25D———0.5
左眼：−2.25D———0.5
电脑验光：
右眼：−6.25D
左眼：−6.25D
主觉验光：
右眼：−6.00D———1.0
左眼：−6.00D———1.0
角膜曲率：
右眼：44.25@180/44.5@90
左眼：44.625@180/45 @90
眼轴：
右眼：23.57mm
左眼：23.53mm
眼压：
右眼：13mmHg
左眼：13mmHg
配镜处方：
右眼：−6.00D———1.0
左眼：−6.00D———1.0

分析：
本例儿童 7 岁，家长觉得扩瞳麻烦且"对孩子眼睛有害"，第一次配镜时曾经扩瞳，就不接受再次做。民间确实有"儿童验光配镜只有第一次需要做扩瞳验光，只要戴了眼镜，以后配镜都不需要"的说法。这种说法完全没有依据，儿童验光扩瞳的标准与是否曾经做过散瞳验光无关，与是否已经戴镜无关。儿童验光扩瞳的标准我们还会在后面的章节中详细讨论。

从屈光发育档案的检查结果看，角膜曲率没有明显过陡峭，眼轴也没有明显过长，与主觉验光的结果不匹配。可以判断可能是验光未验好，过矫正了。由于患儿 7 岁，我们给睫状肌麻痹验光，结果双眼均是 −3.00D——1.0。

九、从验配眼镜中发现糖尿病的案例

患者女，15 岁，近视 3 年，平时不戴镜，近 1 个月自觉视力下降，检查：
主觉验光：
右眼：−7.75DS——0.6
左眼：−8.50DS——0.6
眼轴：
右眼：24.5mm
左眼：24.5mm
角膜曲率：
右眼：44.5D@180 45D@90
左眼：44D@180 44.5D@90
扩瞳后检查晶状体后囊下皮质轻度均匀浑浊，眼底欠清晰。视网膜橘红色、平，视盘、黄斑无特殊。
睫状肌麻痹验光：
右眼：−7.25DS——0.6
左眼：−8.00DS——0.6
追问有无全身病史及用药史，家长均否认。自述平时身体健康，无眼病史、眼部外伤史。
分析：

从眼轴和角膜曲率的组合看，眼轴较正常同龄青少年长，约长 1mm，理论上会带来 −3.00D 的近视；角膜曲率比正常 43 多 1～1.5D，理论上会带来 −1.00～−1.50D 的近视。把角膜曲率和眼轴的检查数据大概组合测算后，发现该病案近视应该在 −4.50D 左右，但实际结果却与理论计算值相差 −3.50D 近视。这种情况说明可能是晶状体的屈光力过强造成，比如调节痉挛。但为什么睫状肌麻痹后仍然存在，变化不大呢？是什么原因造成的晶状体屈光力过大？

结合裂隙灯检查中发现晶状体皮质轻度浑浊的情况，我们嘱患者到内科排查糖尿病，结果患者被诊断为 1 型糖尿病，而且血糖水平很高，立即被收入内分泌科治疗。

从眼轴、角膜曲率的组合我们可推测是晶状体因素造成的差异，但睫状肌麻痹后这种差异仍然存在，说明并非是调节痉挛造成的，因为麻痹睫状肌可以解除调节痉挛。后面发现 1 型糖尿病解释了前述病理过程：1 型糖尿病导致血糖水平高，晶状体渗透压变化使其密度变化造成"轻度浑浊"和折射率变化，最终使晶状体屈光力增加、矫正视力不佳。

1 型糖尿病见于年轻患者，因屈光问题而首次发现的比较少见。

本案提示，用眼轴、角膜曲率组合估计近视状态可以协助判断验光结果的准确性。

第二节 远视配镜原则和案例

在日常检查中常常会遇到患者抱怨:"我年轻的时候视力很好的,原来从来没检查出有远视的,怎么到了三十多岁就远视了?"其实这类患者从小就是远视眼,依靠自身调节补偿提高了视力,所以并不察觉(一般通过视力检查也发现不了);调节力随年龄不断下降,隐性远视慢慢表现出来。遇到这样的患者,验光师一定要说明:远视是原来就存在的,只是"潜伏"起来了,并不是成年后才出现的,而且由于调节代偿能力的逐步下降,远视度数还会进一步增加。

远视眼处方的基本原则是选用使患者获得最佳矫正视力的最高度数正镜片(同样是MPMVA原则)。当远视度数较低时,患者可以利用其调节力来增加眼球的屈光力代偿远视,从而获得清晰的视力;但频繁并过度使用调节,会导致远视者视疲劳症状较正常人和近视眼明显。

前面的章节中介绍过,按是否睫状肌麻痹验光把远视分为显性远视和隐性远视,显性远视是可以通过小瞳验光发现的远视;隐性远视是小瞳验光发现不了的远视。

轻度远视如无症状不需要矫正,如有视疲劳、较大内隐斜或内斜视,即使远视度数低也要戴镜。

中度远视或中年以上远视者应该随时戴镜矫正视力,消除视疲劳及防止内斜视的发生。

大于45岁的远视者宜经常戴镜,而且视远需完全矫正,视近要加老视度数,可验配视远和视近两副眼镜,也可以验配双焦点或渐变焦点眼镜。

一、成年人远视只矫正显性远视

患者男,39岁。看远较清晰,但患者近距离阅读时出现眼酸胀、头痛等视疲劳症状,日趋明显。验光发现 +0.50D 远视,当时验光师认为其视力好,度数低没有必要配镜。检查:

裸眼远视力:右眼 1.0　左眼 1.0

裸眼近视力:右眼 0.6/33cm　左眼 0.6/33cm

电脑验光:

右眼:+0.50DS

左眼:+0.50DS

眼位:正位

考虑到患者看近需求多,而且有看近易疲劳主诉,用 0.5% 托吡卡胺睫状肌麻痹验光:

右眼:+2.25DS——1.0

左眼:+2.25DS——1.0

分析:

对于远视来说,30岁前调节力还能够代偿远视光度,配镜处方的原则也是矫正显性远视度数为主,而且通常还要适当减低矫正度数(欠矫)以便增加适应性。但是30岁以后,患者的调节力逐渐下降,对远视的代偿能力越来越差,会表现出近距阅读时眼酸、头痛等视疲劳症状。此时不仅要矫正全部的显性远视度数,对有视疲劳的远视还要矫正部分隐性远视。本案中,不扩瞳时验光发现的 +0.50D 是显性远视,患者的总远视度数是睫状肌麻痹验光后表现的 +2.25D。患者39岁,调节力下降,而且平时近距用眼多,通过反复试镜,给了双眼

+1.25D 配镜,1 个月后回访,患者表示已经习惯使用新眼镜,眼酸胀、头痛等视疲劳症状消失。

进入中老年后,远视患者通常会比近视眼和正视眼早一些出现老视症状和体征,而且随着调节力的进一步减退,隐性远视也会全部出现(即表现的远视度数会越来越高),所以配镜处方要矫正足,同时给予合适的下加光做视近阅读矫正。远视眼一般要求全天戴镜,以缓解调节的需求和减低视疲劳。

本案提示,远视视疲劳患者,成年人也要做睫状肌麻痹验光。

二、高度远视弱视儿童配镜

患儿男,9 岁,从未戴过镜,检查:

裸眼远视力:右眼 0.4　　左眼 0.4

裸眼近视力:右眼 0.4/20cm　　左眼 0.5/20cm

33cm 角膜映光:颞侧瞳孔缘

遮盖试验:交替遮盖:由内到中;遮盖去遮盖:由内到中

使用 0.1% 的阿托品眼膏点眼 3 天,检影:

右眼:+8.00DS——0.4

左眼:+6.50DS——0.5

足矫后眼位正

角膜曲率:

右眼:7.85mm(43D)@180　　7.54mm(44.75D)@90

左眼:7.85mm(43D)@180　　7.54mm(44.75D)@90

眼轴:

右眼:20.5mm

左眼:21.1mm

分析:

本例可诊断双眼高度远视,双眼调节性内斜视、中度弱视。按前面章节中提到的配镜原则,高度远视内斜视应尽量足矫正。但给足远视光度试镜时患儿无法适应,所以我们按验配成两副眼镜使用的方法处理:

一副欠矫正,只给显性远视度数,上学时配戴,看远为主,患儿容易适应,看远视物清楚。处方为:OD:+5.00DS——0.4　　　近视力 0.6/20mm

　　　　　　　OS:+3.50DS——0.4　　　近视力 0.6/20mm

第二副光度矫正,做作业、阅读时配戴,看近为主。

处方为:OD:+8.00DS=0.4　　　近视力 0.6/20mm

　　　　　OS:+6.50DS=0.4　　　近视力 0.6/20mm

另外,可结合精细视觉弱视训练;增加近距离用眼频度,如多看书、多玩游戏等,促进眼轴增长;每半年复查,如屈光度数变化超过 0.50D 需要换镜。

本案高度远视弱视,如能接受使用 RGP 矫正效果最好,是配镜首选,但患者家长未接受。

三、成人轻度远视未矫正导致视疲劳

患者女,30 岁,主诉看近易疲劳 2 个月,最近要参加考试,每天连续看书 5~6 小时,无其他明显不适。视力一直都很好，曾做过电脑验光表现轻度远视，验光师表示不用戴镜。但患者仍感觉视疲劳，检查：

裸眼远视力：右眼 1.0　左眼 1.0

裸眼近视力：右眼 1.0/25cm　左眼 1.0/25cm

电脑验光：

右眼：+0.50DS

左眼：+0.50DS

眼位：正位

托吡卡胺睫状肌麻痹验光：

右眼：+0.75DS——1.0

左眼：+0.75DS——1.0

分析：

按检查结果本案诊断为双眼低度远视。由于远视与调节关系密切，低度远视使用一定量的调节即可代偿，达到看远看近都清晰的效果，如果患者已经习惯了这种随时都使用调节的状态，看远时配戴矫正眼镜反而会因为放大率、透光率的变化而觉得"模糊"；所以如果没有视疲劳症状可以暂不配镜，定期复查就好。本案有视疲劳主诉，所以还是应该配镜以缓解视近时出现的疲劳。眼镜可作为阅读、看近时使用，看远时不用戴镜，配镜目的不是为了提高视力，而是为了减轻看近时的调节负担，缓解视疲劳症状。给验配：右眼：+0.75DS 左眼：+0.75DS（近用），配镜后 1 周回访，视疲劳症状消除。

四、低龄儿童只矫正显性远视

患儿女，5 岁，家长发现孩子看书时喜欢把书本拿得很近，而且容易"眼红"。曾检查发现远视，并配镜，但症状未改善，检查：

裸眼远视力：右眼 0.6　左眼 0.6

裸眼近视力：右眼 0.4/25cm　左眼 0.4/25cm

眼位：正位

原镜光度：

右眼：+0.75DS——0.7

左眼：+0.75DS——0.7

1% 阿托品睫状肌麻痹验光：

右眼：+4.50DS——0.7

左眼：+4.50DS——0.7

复光时主观验光：

右眼：+0.75DS——0.7

左眼：+0.75DS——0.7

分析：

患儿属中度远视，阅读时把书本拿得很近以扩大视角来阅读，由于经常使用调节，容易调节痉挛而"眼红"。追问原来配镜时没做睫状肌麻痹验光就直接配镜，所以检查出来的远视度数只是显性远视（而且可能 MPMVA 还没做好，"显性远视"也未验足）。按这样的度数配镜,患儿仍然需要付出相当多的调节,所以症状没有改善。

患儿年龄小,初次戴镜,在使用睫状肌麻痹剂前后验光结果相差很大,说明有很高的隐性远视。患儿眼位正,没有斜视、弱视、屈光参差,所以可适当欠矫正,欠矫量参考该年龄的正常生理远视值。最后验光师将处方由 +4.50DS 减少为 +2.50DS(保留了生理性调节)。向家长说明,要求定期复查。

本例提示,低龄儿童建议常规做睫状肌麻痹验光。

五、生理性远视足矫

患儿男,5 岁,幼儿园体检发现孩子双眼视力 0.6,通知家长"属于视力低常",家长带孩子在眼镜店检查发现远视并配镜,检查:

裸眼远视力:右眼 0.6　左眼 0.6

裸眼近视力:右眼 0.6/25cm　左眼 0.6/25cm

眼位:正位

原镜光度:

右眼:+1.50DS——0.7

左眼:+1.50DS——0.7

1% 阿托品睫状肌麻痹验光:

右眼:+1.50DS——0.7

左眼:+1.50DS——0.7

分析:

儿童低度远视是正常的、生理性的,不用配镜。随年龄增加,眼球发育、眼轴增长,远视会不断降低。本案裸眼视力 0.6,屈光度也在生理性远视范围,对于 5 岁的孩子来说达不到弱视诊断标准,以后视力会随发育逐渐提升到正常。即使视力矫正后从 0.6 提高到 0.7 也不必戴镜,定期复查即可。

六、调节性内斜视没有足矫

患儿男,5 岁,家长发现其"斗鸡眼",在医院诊断内斜视,在外验光配镜,检查:

裸眼远视力:右眼 0.4　左眼 0.4

裸眼近视力:右眼 0.3/25cm　左眼 0.3/25cm

角膜映光:角膜映光在颞侧瞳孔缘(内斜 10°～15°)

裸眼遮盖试验:双眼交替性内斜视

原镜光度:

右眼:+4.50DS——0.7

左眼:+4.50DS——0.7

戴原镜遮盖试验:间歇性交替性内斜视

1% 阿托品睫状肌麻痹验光:

右眼:+6.50DS——0.7

左眼:+6.50DS——0.7

戴此镜遮盖试验:远近眼位均正位

分析：

虽然 +4.50D 和 +6.50D 视力都矫正到 0.7，但远视足矫正后内斜视消失，可判断为调节性内斜视，双眼要尽量给 +6.50DS 足矫。要注意的是，随着眼球的发育，远视可能会逐渐降低，所以一定要跟进复查。后期眼位如改善，可适量保留一些调节力，在处方时适当欠矫远视，以能保持戴镜时眼位正位无显斜视为准。

调节性内斜视常常是中高度远视，第一次配镜时可以考虑适应性、耐受性，略降低度数配镜，1～3 个月复查，如果眼位正位，就不需要增加正镜度数；如果戴镜还表现内斜视，则要增加正镜度数到眼位正。

小结：

正视眼的调节和集合存在着相互平衡的关系，即视近时调节增加，集合也相应增加。但当伴屈光不正时，调节和集合失去了正常的相互平衡的协调关系。远视患者视近时需要更多的调节，就同时产生过量的集合，这种过量的集合就导致了内斜视；而近视者由于不需要或较少需要使用调节，就产生集合不足，从而可能导致外斜视。

临床上无法在戴镜前确定共同性斜视是调节性的还是非调节性的，这就要求伴有共同性内斜视的远视眼，第一次配镜时给予全矫正或尽量全矫正（减少调节刺激，减少调节性会聚，减少内斜）；如伴有共同性外斜视则低度矫正配镜（增加调节刺激，增加调节性会聚，减少外斜）；如果是近视的，伴共同性内斜视的，尽量低度矫正（减少调节刺激，减少调节性会聚，减少内斜），伴共同性外斜视的给予足量矫正（增加调节刺激，增加调节性会聚，减少外斜）。经过一段时间的戴镜观察眼位变化，确定其斜视性质。所以，正确的配镜处方对于预防、诊断、治疗斜视有着非常重要的作用。

学龄前儿童屈光不正性弱视可能会发生在未矫正的中、高度远视儿童身上，这类弱视应该及早发现，在保留适当生理调节张力（通常为 1.00D 左右）的情况下尽量足矫远视。

轻度远视可以不矫正。但如果是轻中度远视伴随高 ACA 则有可能造成内斜而引起弱视，此时任何度数的远视都要矫正。

七、远视眼视疲劳

患者女，33 岁，视近容易模糊、疲劳，有一副旧眼镜，不常戴，偶尔看近时使用。检查：

裸眼视力：右眼 0.8 左眼 0.5

原镜光度：

右眼：+1.75DS——0.8

左眼：+2.00DS/+1.00DC×86——0.8

眼位正，双眼前后段检查正常。

主觉验光：

右眼：+4.25 DS /+0.75DC×105——1.0

左眼：+3.50 DS /+1.00DC×75——1.0

分析：

中度远视散光眼，平时很少戴镜，裸眼视物时需要使用调节，看近距离需要更多的调节。按全矫主觉验光结果分析，看远时需要付出 4.00～4.50D 的调节，看近要付出 6.00～6.50D 调节。33 岁最小调节幅度是 15-33/4=6.75D，按一半的调节储备原则，看远仅够使用,看近时则明显调节储备不够。旧眼镜欠矫正很多,患者看近时要多使用2.00D的调节,所以表现为视近疲劳、不能持久阅读的问题。

这样的中度远视需要经常使用调节,度数可以给全矫正光度的2/3,留一些调节容易适应。以后随着年龄的增加远视会进一步暴露和显现,再逐渐增加光度。最后给以下处方并嘱经常戴镜:

右眼:+2.75DS/+0.75DC×105——1.0

左眼:+2.25DS/+1.00DC×75——1.0

1个月后回访,患者诉症状消除。

第三节　散光配镜原则和案例

一般情况下,患者新戴镜或每更换一副眼镜都会有一定的适应期。即使新眼镜光度与原来配戴的舒适处方旧镜完全一样,患者也会觉得配戴效果与原来的眼镜不同。因为新镜镜片基弧、材料、折射率、阿贝数、镜架的材质、面弯、形状、重量等的改变都会影响到患者的视觉质量和感受。理论上如果只是球镜变化,产生的只是不同量的放大率的变化,不会产生物像扭曲变形,会比较容易适应。

第三章第一节中已介绍过,戴柱镜框架镜时,由于不同子午线方向的放大率不同,会造成物像扭曲变形。如果新配眼镜中柱镜发生变化,或第一次配镜就给中、高度的柱镜,则会造成不同程度的物像扭曲变形,适应起来就相对困难。

柱镜的改变会在短时间内引起患者对物体的距离、大小、形状等的感觉变化,严重的会感觉物体倾斜、视觉空间的变形,甚至出现走路不稳、头痛、恶心等不适。如果给予一段时间的适应,多数人都会适应新的处方并克服刚刚配戴时的不适。这种短时间适应是正常的生理反应,关键问题是适应的速度。

另外值得注意的是,高度散光患者通常会由于视网膜已经习惯存在已久的散光而影响接下来的检查结果,比如主觉验光过程中表现为不接受客观验光、检影中发现的散光等,客观验光发现散光,但给散光处方反而感觉视力不好。当验光师遇到这种主觉验光和客观验光结果冲突的现象时,要仔细分析,尊重客观验光的结果。(当然也要复核是否验光差错。)验光未足矫正时也会影响双眼视检查结果,因而对这类患者要注意区别是否真存在双眼视异常,还是检查结果受到了影响。解决的方案就是先配镜,戴镜1个月后再复查双眼视检查。

在验配框架眼镜的时候,"舒适"和"清晰"常常是矛盾、难以调和的,在散光框架眼镜配镜上这种矛盾表现得更明显。清晰是需要适应的,而舒适却不一定是清晰的,比如不戴镜是最舒适的,但肯定不清晰。所以,对成人和儿童的配镜原则是不同的。

对成年人来说,配镜处方的第一原则是"舒适",所以不论近视、远视还是散光,都应该尽量采取"保守"原则。如果新处方与原眼镜度数相差太大,在原处方基础上新处方做出的变动要尽量小,而且患者年龄越大,越要倾向保守。如果患者原来的眼镜处方可以继续使用,新的眼镜就不轻易改变原处方。但如果患者原来的处方不合适使用,则分段、分次给予合适的新处方。对患者配镜处方的处理要把握正确、适度、适当的原则,也不要害怕改变处方。

对处于视觉发育期的儿童来说,配镜处方的第一原则是"清晰",清晰的成像有助于儿童的视觉发育,儿童的适应性很强,所以可以少考虑"舒适",因为"不舒适"会很快适应。

一、老年人散光变化大全矫正

患者女，65岁，平时戴旧眼镜，最近感觉看远模糊，1周前在外眼镜店刚验光配镜但配戴不适退货了。检查：

裸眼远视力：右眼 0.3   左眼 0.3

裸眼近视力：右眼 0.3/33cm   左眼 0.3/33cm

眼位：正位

旧镜光度：

右眼：-1.00DS/-0.50DC×90——0.6

左眼：-0.75DS/-0.75DC×90——0.6

刚退货的眼镜光度：

右眼：-1.50DS/-2.00DC×85——1.0

左眼：-1.25DS/-1.75DC×100——1.0

主觉验光：

右眼：-1.50DS/-2.00DC×85——1.0

左眼：-1.25DS/-1.75DC×100——1.0

分析：

本次验光结果和旧镜处方比较，主要是散光光度增加，轴向有少量的变化。而1周前外眼镜店给了足矫处方配镜。患者年龄较大，对这样的柱镜变化无法适应、配戴不适而退货。老年人对柱镜轴向改变非常敏感、难适应，所以轴向不变化；部分柱镜光度按等效球镜度方法换算为球镜，最终给处方如下：

右眼：-1.75DS/-1.00DC×90——1.0-

左眼：-1.50DS/-0.75DC×90——1.0-

1个月后回访，患者表示舒适满意。

中老年患者角膜和晶状体会发生一些改变：比如眼睑松弛，眼睑对角膜的压力减少，角膜散光发生变化；晶状体密度不均匀增加，或周边发生楔形混浊（早期年龄相关性白内障）；翼状胬肉对角膜牵拉等，这些变化会造成眼球的散光变化。老年人的散光会逐渐由顺规向逆规方向转变，而散光的量和轴也会相应发生变化，因此这些患者的眼镜度数可能需要经常做出调整。由于中老年患者的适应性较年轻时差很多，所以配镜处方原则是在充分考虑患者适应能力的基础上平衡"舒适"与"清晰"，对散光的轴和量均做出调整，适当欠矫正。

二、高度散光矫正效果不佳

患者男，28岁，自幼视力不好，从未戴过镜。半年前在外眼镜店配过镜，但配戴不适，容易头晕，仅需要时戴。戴旧镜看近困难，看书时出现头痛、视疲劳，长时间驾驶也有视疲劳症状。检查：

裸眼远视力：右眼 0.3   左眼 0.3

裸眼近视力：右眼 0.6/25cm   左眼 0.6/25cm

旧镜光度：

右眼：-1.00DS/-4.00DC×180——0.6

左眼：-0.75DS/-4.50DC×180——0.6

主觉验光：

右眼：-1.00DS/-4.00DC×180——0.6

左眼：-0.75DS/-4.50DC×180——0.6

分析：

患者从未戴过镜，首次配镜就给了足矫散光处方导致患者不适应。这种情况首选推荐RGP矫正，但患者不接受配戴接触镜。为了增加适应性我们"牺牲"一些矫正视力，减少柱镜量，给处方为：

右眼：-1.00DS/-2.00DC×180——0.5

左眼：-0.75DS/-2.50DC×180——0.5

取镜后2周回访，表示已适应。

本案患者自幼高度散光，从未戴镜，可能造成了子午线性弱视（散光型弱视），所以视力不能矫正到1.0。

验光师在为成年患者配镜处方中的柱镜成分做调整时，要充分考虑到患者的适应能力，而柱镜的适应能力与许多因素有关：

（1）年龄，一般患者年龄越大，适应性越差。

（2）个体差异，每个人的适应性，包括对适应的理解和耐心都不一样。

（3）柱镜轴向在垂直和水平方向时比在斜轴时容易适应。

（4）柱镜轴向的改变比度数的改变更难适应，而且柱镜度数越大，柱镜轴向改变造成的不适就越严重。

（5）配戴旧处方的时间。患者配戴旧处方的时间越长，对原有的柱镜就越适应，由此对新柱镜的适应时间就越长。

所以在给成年、老年患者处方时一定要权衡年龄、散光度、轴位、主觉情况等各个相关因素；如果患者能接受全矫则全矫，不然要考虑部分矫正，或使用等效球镜矫正，同时考虑对散光的轴向作出相应调整：向水平或垂直方向靠拢。

如果顾客追求更好的视觉质量，则要使用RGP矫正，可以避免上述框架眼镜矫正散光的适应性问题。

三、等效球镜度转换错误

患儿女，6岁，体检时发现视力差，家长1个月前带其在外眼镜店配镜，检查：

裸眼远视力：右眼0.3　　　　左眼0.25

裸眼近视力：右眼0.5/25cm　　左眼0.5/25cm

旧镜光度：

右眼：-3.25DS/-2.00DC×180——0.4

左眼：-3.50DS/-2.00DC×180——0.4

眼位：正位

1%阿托品睫状肌麻痹验光：

右眼：-1.25DS/-4.00DC×180——0.5

左眼：-1.50DS/-4.00DC×180——0.5

分析：

外眼镜店验光师估计想通过等效球镜度转换减少一些散光让患儿容易适应，但柱镜转换为等效球镜是要折半计算的，准确的算法应该是：

右眼：−2.25DS/−2.00DC×180

左眼：−2.50DS/−2.00DC×180

但旧镜却是球镜过矫了 −1.00D 的近视球镜。这是一个粗心造成的低级错误，但还有第二个错误。

本案是高度散光造成的子午线型弱视，对于 6 岁的弱视儿童来说，是要尽量足矫以获得清晰的视网膜像促进视觉发育的，不能少给这么多散光。（外眼镜店验光师减少了一半散光，不利于弱视矫正。）儿童适应强，配镜的第一原则是"清晰"，所以不能因为试镜时的不适就大幅减低散光。这种减少给散光的做法，患儿感觉戴镜舒适了，家长还会认为这样的验光配镜才是对的，实际上却影响了弱视的治疗效果。本案最终重配镜为：

右眼：−1.25DS/−3.50DC×180——0.5

左眼：−1.50DS/−3.50DC×180——0.5

患儿有一些不适应，戴镜头晕，我们和家长进行了充分沟通；同时强调每 3 个月复查。2 周后回访，家长诉患儿已经适应眼镜。

本案的最佳处理方案是验配 RGP。

四、轴向变换错误

患儿男，9 岁，看黑板不清半年，从未戴过镜。在外眼镜店配镜 1 个月，检查：

裸眼远视力：右眼 0.6　　左眼 0.6

裸眼近视力：右眼 0.6/25cm　　左眼 0.6/25cm

旧镜光度：

右眼：+1.00DS/−2.00DC×90——0.8

左眼：+1.00DS/−2.00DC×90——0.8

眼位：正位

托吡卡胺睫状肌麻痹验光后复光给处方：

右眼：−1.00DS/+2.00DC×90——1.0

左眼：−1.00DS/+2.00DC×90——1.0

分析：

旧镜处方和本次验光处方结果看似相似，但仔细看才发现完全不一样。旧镜光度按原则转轴（转轴、变号、代数和）换算为：

右眼：−1.00DS/+2.00DC×180

左眼：−1.00DS/+2.00DC×180

这和我们新验的光度的轴向正好相反。这又是一个低级错误，可能是外眼镜店验光师在柱镜转换时忘了转轴；或者可能试戴镜是正确的，但书写处方时粗心大意写错、没有核对清楚。这样的错误一点都不好笑，实践中验光配镜也是多个环节很多人员参与其中的，任何一个环节的差错都会造成最后对患者的视觉健康的损害。我们要引以为鉴，在工作中多一份责任心。

五、幼儿高度散光低矫正

患儿女,6岁,父母发现患儿喜欢眯眼视物,1个月前在某医院检查发现有散光。并给配了眼镜持续配戴,某医院相关验光资料如下:

裸眼远视力:右眼 0.5　　　　左眼 0.5

裸眼近视力:右眼 0.6/25cm　　左眼 0.6/25cm

眼位:正位

1%阿托品睫状肌麻痹验光:

右眼:+3.00DC×90——0.7

左眼:+3.25DC×90——0.7

配镜处方:

右眼:+1.25DC×90——0.7

左眼:+1.50DC×90——0.7

分析:

学龄前儿童,多是顺规散光为主,配镜处方的原则是尽量全矫正,如果全矫不能接受则适当欠矫正,以减少弱视发生的可能。儿童的适应能力非常强,也不必担心戴眼镜舒适度的问题。本例虽然低矫正也获得了 0.7 的视力,但从视网膜成像的角度看,低矫正视网膜像还是不够清晰,不利于儿童视觉发育。所以处方时还是要尽量全矫正、全天配戴的原则。最终按以下处方配镜:

右眼:+2.00DS/−2.75DC×180——0.7

左眼:+2.00DS/−3.00DC×180——0.7

2 周后回访,家长诉患儿已经适应眼镜。

六、婴幼儿低度散光是否需要配镜

患儿女,3 岁,父母带儿童体检,没有发现异常症状和眼科器质性病变,在外院做屈光检查时发现有散光。家长带着病历来询问是否应该给小孩配镜。病例如下:

检查:

裸眼远视力:右眼 不配合　　左眼 不配合

裸眼近视力:右眼 不配合　　左眼 不配合

1%阿托品睫状肌麻痹验光:

右眼:+0.75DS/+0.75DC×180——不配合

左眼:+0.50DS/+0.50DC×180——不配合

诊断:复性远视散光

分析:

文献报道多数人出生时都有散光,特别是早产儿经常会在刚出生时存在较多的逆规散光,但一般都不会出现高度散光。如果在 1 岁后检查发现有中高度散光,则必须做适度矫正,以防止屈光不正性弱视(子午线性弱视)的发生。如果只是低度散光,可以不矫正,定期观察为主。本例按上述原则向家长解释不用给孩子配镜,定期观察就好。

七、轻度逆规散光不矫正

患者男，18 岁，从未戴过镜，视远不清半年，阅读时间稍长则有疲劳感。2 周前在外眼镜店验光配镜，现仍感觉戴镜后不够清晰。检查：

裸眼远视力：右眼 0.7　　　　左眼 0.6

裸眼近视力：右眼 0.8/25cm　左眼 0.8/25cm

旧镜光度：

右眼：−0.75DS——1.0

左眼：−1.00DS——1.0

眼位：正位

主觉验光：

右眼：−0.50DS/−0.75DC×90——1.2

左眼：−0.75DS/−0.50DC×90——1.2

调节幅度、调节灵活度均正常。

分析：

本例是一个低度的复性近视散光，有视疲劳主诉，眼位为正位，也无调节、集合问题。散光虽然低，但却是逆规散光，而逆规散光比顺规散光对视觉质量的影响大。原来配镜时可能验光师直接用等效球镜度代替这些逆规散光了。等效球镜度的矫正效果是"最小弥散环"，而矫正散光的效果是"焦点"，所以给柱镜的矫正质量肯定是高于给等效球镜度的。最终按主觉验光结果全矫正光度验配，2 周后回访患者表示已经完全适应，配戴效果好。所以，对视力清晰度要求高的年轻患者，轻度散光，尤其斜轴和逆规散光在其能接受的情况下都应该尽量矫正。

另外，有人问低度散光是否需要配镜的问题，我认为应该根据实际情况而定。如果患者近视或远视度数很高，散光很少（即球镜：柱镜比值很高），则说明影响视力下降的主要因素是球镜的成分，则低度散光可以欠矫或不矫正；反之，如果患者近视或远视度数低，而散光相对高（即球镜：柱镜比值低），例如本案，则说明影响视力下降的主要因素是柱镜的成分，则低度散光也全矫正。

八、一低龄散光儿童配镜案例

一网友的孩子 2.5 岁，因发现视力差到某医院配镜，检查结果和病历本拍照发给我，咨询该检查和处方是否合理。病历中的检查结果如下：

双眼前后节检查正常，眼位正位。

小瞳电脑验光：

右眼：+0.25DS/+3.75DC×79

左眼：+0.50DS/+3.00DC×95

小瞳检影：

右眼：+0.25DS/+3.75DC×80——0.4

左眼：+0.50DS/+2.75DC×95——0.4

角膜曲率：

右眼：40.65@15 44.2@105

左眼：40.23@180 43.61@90

阿托品睫状肌麻痹验光：

右眼：+2.00DS/+3.75DC×80

左眼：+2.25DS/+3.00DC×90

配镜处方：

右眼：+4.00DS/−3.50DC×170

左眼：+3.50DS/−2.75DC×5

分析：

矫正视力 0.4，对于 2 岁半儿童不诊断弱视（这个年龄能用"E"视力表查出视力来已经很不错了），但散光大，为避免子午线性弱视的发生，还是要配镜。

2.5 岁的儿童，散光大、年龄太小，要做好角膜曲率测量不容易。从一系列的验光结果看，散光都比较稳定，而且角膜曲率的测量值计算的角膜散光与总散光接近。所以可以认为角膜曲率测量结果准确，散光来源于角膜。

从阿托品散瞳检影结果看属于复性远视散光，2 岁半儿童，假如按双眼保留 +2D 的调节给处方应该是：

右眼：+3.75DC×80

左眼：+0.25DS/+3.00DDC×90

换算成负柱镜为：

右眼：+3.75DS/−3.75DC×170

左眼：+3.25DS/−3.00DC×180

由于是顺规散光，所以散光可以略欠矫正，处方改为：

右眼：+3.75DS/−3.50DC×170

左眼：+3.25DS/−2.75DC×180

这个处方和医院给的处方结果差别不大，医院保留了 +1.75D 调节，也是可以的，所以医院的处方结果是正确的。

九、外伤后人工晶状体眼散光

患儿男，6 岁，左眼幼时曾因眼球穿通伤行人工晶状体植入术，半年前配镜并一直戴镜。

检查：

旧镜光度：

右眼：+2.00DS——0.6

左眼：+0.50DS/−3.00DC×124——0.3

验光师问：这样的患者是否需要扩瞳验光检影，配镜处方怎么给？

分析：

人工晶状体是没有调节能力的。所以左眼可以不用睫状肌麻痹验光。本例 6 岁，右眼是正常眼，戴镜半年中眼轴可能会发生变化，远视可能会减少，所以还是要做睫状肌麻痹验光。左眼由于眼球穿通伤人工晶状体植入术，角膜散光大，而且是不规则散光，建议采用 RGP 治疗，能获得更好的矫正视力，同时也能避免弱视发生。

十、通过调整镜架解决逆规散光不适应

患者女,21 岁,主诉戴镜 2 年,自觉戴旧镜视物不清,检查:

原镜度数:

双眼均是:－2.00DS——0.6

电脑验光:

右眼:－0.75DS/－1.25DC×90

左眼:－1.0DS/－1.50DC×90

主观验光:

右眼:－0.75DS/－0.75DC×90——1.0

左眼:－0.75DS/－1.00DC×90——1.0

试戴镜半小时患者无不适,验光师再次强调新镜有逆规散光还需要适应,按上述处方配镜。然而 2 天后患者投诉:戴镜头晕无法坚持配戴,影响正常工作。验光师再次做验光检查,并核查镜片光度与瞳距等配装参数,结果均和两天前的结果一致。而欠矫散光后患者表示头昏症状好转,但视力明显下降,她希望舒适配戴并且可以拥有足够清晰的视力。最后还是使用原镜片但更换镜框尺寸为比原来小的一个镜架并调整减少了镜眼距重新配装眼镜。患者表示可以接受新眼镜,不适感明显减少,视力矫正仍然 1.0。

分析:

本例患者逆规散光,原来戴的旧眼镜完全没有给散光,而且近视过矫了,需要调整光度更换新镜。在逆规、斜轴散光的验光配镜过程中,常常出现散光足矫配镜时视力好但不舒适,散光欠矫配镜时舒适但视力差的情况。所以很多验光师就回避验配这种类型的散光,直接给等效球镜取代。用等效球镜度的方法常常视力矫正效果会差一些,一些验光师甚至用加负球镜的方法来解决,从而引起过矫。

其实试镜和配装眼镜的状态因为以下原因是不同的,所以会出现试戴镜和配装眼镜的适应性和舒适度不同:

(1)试镜架、试镜片较顾客所选框架镜框的视野范围小。

(2)试镜架的镜眼距与配装眼镜不同。

(3)试镜架上常常会插多片不同光度的试戴镜片,而配装眼镜只有一片镜片。

(4)试戴片的镜片是平的,而配装镜片是新月形的。

(5)试镜片和新镜的材料不同(玻璃和树脂),折射率不同,阿贝数不同。

所以即使是完全相同的光度,有的人试戴时可以适应,而配装眼镜适应困难;当然也有相反的案例,试戴镜时不舒适、不适应,而配装眼镜配戴舒适。

本案中,通过减少镜框尺寸,缩小了镜片光学区,也减少了柱镜对物像的扭曲变形造成对视觉质量的影响。另外,使用较小镜眼距离的镜架后,因镜眼距离造成有效屈光度的变化也变小。以上通过镜架大小和镜眼距离的调整,改善了患者的适应性。

本案提示,如果遇到不容易适应散光的患者,可尝试使用小镜框和减少镜眼距离的办法增加配戴舒适度。如果仍然不适应又要获得良好的矫正视力,可以采用 RGP 矫正。

第四节　三个验光结果到底哪个是对的

有一位验光师就一个患者的验光问题向我询问，我觉得这个案例具有相当的普遍性，以下是验光师提问的原文：

梅医生，您好，在工作中遇到这样一个案例：男，23岁，司机，2年来从事灯具销售和安装工作。我做的视光检查结果如下：

电脑验光仪检查：R：+2.25DS-3.75DC×180；L：+3.00DS-3.75DC×175

检影验光：R：+2.25DS-3.50DC×180；L：+2.50DS-4.00DC×175

综合验光仪主觉验光：R：+0.50DS-3.25DC×180——0.8；L：+0.75DS-3.50DC×180——0.6

按综合验光仪主觉验光结果调整处方后给试镜，患者诉左眼视物时视标严重变形。

这时患者拿出了另外两张处方：

一个是在某医院眼科验光的处方：R：-4.00DC×175——1.0-；L：-4.50DC×175——0.6；另一个是在某眼镜店验光的处方：R：-1.00DC×175——0.8；L：+1.50DS -3.00DC×175——0.8-。

患者提问：

（1）为什么这几家单位验光的结果差距这么大，而试戴这三个光度后，自己的矫正视力却都无太大差别？

（2）患者今天去医院做角膜地形图后发现双眼对称蝴蝶结形角膜地形图，曲率仪检测角膜曲率为：9.2。

（3）医院的检查单中，医生备注："双眼角膜曲率相差>1D，被测眼存在较高度数的角膜不对称性散光"——什么意思？需要担心吗？

几个单位的验光结果相差太大，戴试镜后矫正效果无明显差别，不确定是否配镜，最后患者带着疑惑离去了。在这里我想请教一下：

（1）为什么我检影时球镜远视度数那么大，可综合验光仪上验光时，球镜度数那么小呢？

（2）为什么几家单位验光度数相差那么大，可患者看视标的差异却很小？

（3）这种情况有什么方法可以让我们的验光准确度更高一些？

（4）患者有这样的问题，有什么方法可以解决他的烦恼？

我的分析如下：

1. 从电脑验光和检影的结果看，通过柱镜的轴位转换，这个患者基本上是一个单纯性远视散光。估计其屈光度是在：R：+3.75DC×90；L：+3.75DC×90附近。

2. 三个不同单位验光结果不同，是由于给配镜处方的差异：三个单位都给了负的散光，只是医院给的散光量足，其他单位散光欠矫正的程度不同；三个单位都没有给其远视的球镜度。这样相当于是负镜过矫正了，把远视散光当近视散光用，容易造成调节过度和调节疲劳。

3. 验光师在综合验光仪上验光时，由于是使用负柱镜，如果没有严格按 MPMVA 雾视的方法做，很容易忽略其远视光度，造成过矫。这里可以算回答了验光师的第一个问题。

4. 视力检查是主观检查结果，受患者心理物理、环境因素的影响。散光患者常常可以通过眯眼等行为代偿。我们也常常遇到 -3.00DC 散光的儿童，查裸眼视力有 0.8，而当要求其睁大眼看视标时，裸眼视力下降到 0.4 的情况。尤其对于单纯性的顺规散光来说，因为只是在一个方向上会产生视标的模糊，患者可以通过清晰的另一个方向来准确判断视标，其"猜"对视标的概率也大很多。所以当给的散光量不足（欠矫散光）时，眯眼视物时视力矫正仍好。但视觉质量却不好。请注意：视力好不等同于视觉质量好。

5．足矫正散光时看视标会在各个方向都获得清晰，但是由于散光镜片造成的高像差、不同方向放大率的差异等会给戴镜者造成主观不适。而欠矫散光时，虽然欠矫造成了模糊，但像差相对小，不同方向放大率的差异相对小，主观舒适度会提高，患者可以通过相对清晰的另一个子午线方向来判断"Ε"视标，其"猜"对视标的概率也大很多！所以，散光欠矫的高低对于对查视力表时的影响相对小。这里可以算是回答了验光师的第二个问题。

6．这个单纯性远视散光的患者应该是在：右眼：+3.75DC×90，左眼：+3.75DC×90 光度附近进行调整试戴。由于是第一次戴镜，给配镜处方时，可以欠矫正一些，估计给右眼：+2.75DC×90，左眼：+2.75DC×90 会比较合适。同时要告诉患者可能配戴时要有一个适应的过程。

7．如果患者能接受 RGP，最佳的方式是给散光 RGP 处理，可以足矫正散光，获得良好的效果。

8．另外"曲率仪检测角膜曲率为：9.2"可能是验光师笔误，一般不会出现如此平坦的角膜曲率，除非是做过手术，或有角膜的炎症或外伤史。"医生下面备注：双眼角膜曲率相差>1D"也没有特别的意义。

9．对于验光师提的第三个问题，我想更多的是：大家不要老想着只使用负柱镜或正柱镜一种形式，有时做下柱镜的转换会发现新的视角。

第五节　屈光参差配镜处方原则和案例

屈光参差是指两眼的屈光度不对称、有差异，不论是屈光性质不同还是屈光度数不等都称为屈光参差。双眼 0.25D 的屈光差异会产生视网膜像 0.5% 的大小差异，而人脑能接受的双眼视网膜物像大小差异通常不超过 5%，因此，超过 2.50D 的屈光参差将可能影响正常的双眼视功能，第三章第一节中对屈光参差眼戴框架眼镜时的成像效果有具体的描述。一般来说，双眼屈光度数相差 1.50D 以内时，以常规处方原则配镜；但当双眼屈光度数相差 2.50D 以上时，最佳的矫正方案是验配接触镜，但也有不接受或不适合使用接触镜验配的患者，如果要验配框架眼镜可参考以下原则。

1．一眼近视，一眼正视。在患者能耐受不等像，不产生复视的前提下对近视眼尽量矫正提高视力。形成好的双眼视力有利于保持、建立立体视觉和正常的眼位，防止形成交替视。不能耐受不等像的选择验配接触镜。

2．一眼为高度远视，一眼为低度远视或正视。如果双眼矫正视力接近，且可以耐受不等像、也不产生复视时完全矫正；否则可过矫低度远视眼，使之产生轻度近视（正视眼则不处理），这样能减少双眼镜片的光度参差量。如果是成人，高度远视的眼弱视，则放弃对其矫正，可不配镜；如果这种情况是儿童，尽量矫正高度远视的弱视眼，不能放弃矫正，实在无法耐受或产生复视时只能选择接触镜。

3．一眼近视，另一眼为远视。如果单眼矫正视力都可以达到 1.0 以上，配远用眼镜时，远视眼、近视眼都可适当欠矫正，减少双眼镜片的光度参差量。若双眼已经形成交替视，应把近视的一眼矫正为正好可以看近而不用调节。如果远视眼已经弱视或者是儿童，处理原则按上一条"一眼为高度远视，一眼为低度远视或正视"的原则。

4．双眼均为近视眼。如果双眼不出现复视，能耐受不等像时可以完全矫正。若出现复视，或不耐受，则欠矫高度近视的眼，低度近视眼足矫，以减少双眼镜片的光度参差量，减少不等像。如果高度近视的眼视力矫正很差，则放弃对其矫正，双眼给低度近视的眼的光度，使双眼镜片厚度、重量相等，配戴美观舒适。

总结屈光参差的框架镜配镜原则是：

1．儿童尽量足矫，以防弱视、斜视。

2．成人尽量减少双眼镜片的光度参差，若高屈光度一眼矫正视力很差，可以放弃足矫正仅做平衡配镜。

3．中老年采用"单眼视"一只眼看远，一只眼看近的方法验配。

高度屈光参差眼全矫正案例

患者男，30岁，最近在外眼镜店新配镜2周，配戴不适，检查：

裸眼远视力：右眼0.05　左眼0.8

裸眼近视力：右眼0.05/25cm　左眼1.0/25cm

新配眼镜：

右眼：−15.50DS——0.1

左眼：−0.75DS——1.0

主觉验光：

右眼：−15.50DS——0.1

左眼：−0.75DS——1.0

分析：

患者右眼病理性近视，即使戴−15.50DS的全矫眼镜，视力也只能矫正到0.1，与左眼1.0的矫正视力相差太多，这种情况双眼都做全矫配镜不但没有意义还造成了戴镜不适。因为右眼高度近视，戴镜时从外面看眼睛会缩小很多，不美观，让人感觉"一眼大一眼小"；而且镜片厚重，一边厚一边薄、一边重一边轻；镜架不平衡，一边高一边低，配戴不适。左眼裸眼视力0.8，患者表示能满足日常工作，所以可以不戴镜。

本例患者如果因为工作生活需要更好的矫正视力，也可配镜，双眼都给−0.75DS即可，其中右眼给的光度只是为了获得眼镜外观"平衡"而已。

第六节　相同光度配装镜与试戴镜矫正视力不同

一位验光师询问了以下案例：

患者女，24岁，近视多年来配镜。

电脑验光：

右眼：−4.25DS/−3.00DC×155

左眼：−4.25DS/−0.50DC×179

主觉验光：

右眼：−4.25DS/−1.75×155——0.5

左眼：-4.50DS/-0.50DC×5——1.0

配镜处方：

右眼：-4.75DS/-1.50DC×155——0.5

左眼：-4.50DS/-0.50DC×5——1.0

患者来取镜时，配戴舒适，戴镜视力右眼 0.8、左眼 1.0。验光师疑问：为什么右眼同样的光度给患者试戴时看 0.5 都吃力，而戴配装好的眼镜后，视力能达到 0.8？

分析：

试戴镜与配装好的成镜是有些不同的。试戴片摆放位置对高度近视配镜的影响是其中的一个原因，除此外，还有以下因素可能也会造成戴试戴镜和配装眼镜视觉质量、矫正视力的差异，验光师要注意鉴别。

1. 试戴镜厚重，镜片多，柱镜片轴向不稳定。

2. 试戴片是平的，没有做成新月透镜的形状，像差大，不如成镜成像质量好。

3. 使用综合验光仪时顾客眼睛过于贴近肺头，镜片起雾，屈光矫正不准确。

4. 使用综合验光仪时肺头歪斜，当屈光度高的时候会带入额外的柱镜效果，验光结果不准确。

5. 综合验光仪镜片组有灰尘或雾气。

6. 综合验光仪镜眼距离比试镜架大。

7. 患者的心理状态变化，新眼镜有心理暗示作用。

第七节　渐变镜成功验配四要素

与发达国家相比，渐变多焦点镜在我国的普及率还不高，视光从业人员应该怎样提高渐变镜验配的成功率呢？我的经验可以总结为 4 个要素：

一、第一要素：筛选合适的顾客

这是渐变镜成功验配的基础，最重要。我们来看看要重点了解哪些信息以判断顾客是否适合渐变镜。

1. 顾客职业、视力需求　职业很重要，不同的职业有不同的用眼需求。我们要排除看远时向下方注视的职业，比如高空作业人员，看下方是远距离的；要排除看近时向上方注视的职业，比如图书馆管理人员、飞行员，看上方都是如图书、仪表盘等近距离物体的。这两类的视力需求是不符合渐变镜上方远用、下方近用设计的。视野需求比较大、头部运动较多或需要使用"余光"（周边视野）的顾客，比如网球运动员，钢琴演奏者等也不合适。至少在做有这些视力需求的事情时不适合戴渐变镜。当然其他除此以外的日常工作生活可以使用。总之，职业和用眼需求千变万化，验配师要积极全面沟通了解，以保证渐变镜能照顾到顾客平常活动的注视方向为原则。

2. 顾客年龄　渐变镜的最佳验配年龄是 45～55 岁，这个年龄的顾客适应力和理解力较强，容易接受渐变镜。但这个年龄的人，还存在一些调节功能，还能勉强不借助眼镜吃力地看近，但这种做法容易引起视疲劳。所以在主观意识上需要由验配人员解释和引导。实际工作中，我们常常遇到的是 65 岁以上从不戴任何眼镜的顾客首次来验配渐变镜，这样的顾客完全没有调节力,老视明显,有验配的强烈需求,但是由于年龄大,适应性差反而容易失败。如果一定要验配,更要强调顾客沟通,说明可能发生的各种情况和不适反应。

3. 分析处方　屈光参差,在垂直方向上参差 2.00D 以上、高度散光者(2.00D 以上散光,特别斜轴散光者)、高度屈光不正(−6.00D 以上)的顾客要谨慎验配。屈光参差大的,戴渐变镜看近时会产生很大的垂直方向棱镜效应,引起顾客不适;高度散光的渐变镜像差很大,也不容易适应。这两类屈光不正者要尤其小心验配渐变镜,处方当然不是绝对禁忌,我们可以通过对处方的处理来达到适合验配渐变镜的目的。比如当验光发现垂直屈光参差大时,可以牺牲一点矫正视力来减少参差到 −2.00D 以内;高度散光也一样,可以减少散光量(到 −2.00D 以内),牺牲一点矫正视力验配。有的顾客因为工作生活有强烈的验配渐变镜需求,但又没法变化处方——比如变化太多影响矫正视力达不到顾客生活需求,可以和顾客充分沟通,尝试验配,通过积极的心态慢慢适应。我们在实际工作中也有成功验配过 3.00D 散光、3.00D 垂直方向屈光参差而且还配戴满意的渐变镜顾客。

二、第二要素：充分与顾客沟通

非常重要。要向顾客说明渐变镜的原理,不是通过镜片自动变焦做到的,是通过使用时眼睛通过不同光度区域找到合适的光度来看以"变化"度数的,简单地说就是一副眼镜等于在镜框的不同位置同时戴了多副不同度数的眼镜;说明要选择什么样的镜片设计和镜架,为什么这个设计和这样的镜架适合顾客。最好用笔在纸上画出渐变镜的原理图向顾客说明。而且要说明镜片设计带来了一些问题,如看近视野变小,怎样避开周边像差区域视物等。尤其近视野小的问题要强调,很多顾客都认为渐变镜像单焦点的老花镜一样视野很大。通过充分说明渐变镜的缺陷,减少顾客对其不合理的过高期望。同时要详细介绍渐变镜的使用方法,如何逐渐适应渐变镜、如何使用渐变镜做近距离阅读、如何通过头部运动避开镜片两侧的像差区。有时顾客认为"眼镜我还不会戴啊",或表现"已经会了"而实际还不会时,要后期持续跟进随访,确认顾客真正正确使用渐变镜。总的原则是:抱正面态度,同时使顾客放心;告知顾客应该期望些什么;邀请顾客回来调整;说明售后服务;解释渐变镜与原镜的差异;使用渐变镜需改变的一些用眼习惯。

三、第三要素：把握好渐变镜的配镜处方原则

从验光时就要认真分析,如前所述,处方时需要最大化考虑减少镜片像差,减少双眼参差、增加配戴舒适性。当足矫处方不满足渐变镜验配条件时,通过和顾客沟通,根据顾客的日常用眼需求,牺牲一些矫正视力,使处方调整到适合验配渐变镜条件。

举例说明:一个平时对远距离视力需求不多的 62 岁近视首次配镜者。验光双眼都是 −5.50D——1.0。ADD:+2.75D。为了增加配戴适应性,考虑其对远距离视力需求不大,近视度数可以欠矫一些(减少了调节需求)使远视力到达到顾客的基本需求,比如 −5.00D——0.6,此时远光减少了 0.50D,看近就可以也减少 ADD0.50D,变为 +2.25D。这样就可以减少近附加的光度,从而减少镜片像差,配戴舒适易适应。

四、第四要素：准确测量配镜参数和配装

配镜参数是瞳距、瞳高测量、配镜十字的核对。这里面瞳距的测量尤其重要,瞳距测量

比瞳高重要，瞳高的测量误差可以后期通过镜架调整来处理，而瞳距错误却只能重定片重做。仅靠瞳距仪的测量结果是远远不够的，瞳距瞳高测量后一定要在模片上标记配镜十字，对照配镜卡画近用参考圈，在顾客戴镜后核对看远时瞳孔中心是否通过配镜十字、看近时是否通过近用参考圈。如果没有，要在顾客正确使用方法状态下不断调整镜架或十字标记。最后，装配员要严格按渐变镜的验配参数配装，最终使顾客戴成品镜时的各项参数都准确匹配。

有时顾客不能很好地按要求使用渐变镜，如视近时下巴抬高，可以在确定瞳高时适当加高瞳高 1～2mm，看近时就可以减少眼球的向下运动，容易达到近用区，容易适应。

虽然只有四要素，但真正做起来还是需要经验积累的，其中的细节也要在实践中慢慢体会。文后附一个我制作的《渐变多焦点镜标准服务流程》供大家参考。

此外还有同学问减少旁中央远视性离焦镜片与渐变镜有什么区别？这里也顺带说一下：

减少旁中央远视性离焦镜片，是让近视镜片周边的屈光度逐渐减少，周边成像形成近视性离焦，成像在视网膜前，而起到近视控制作用。从这个意义上讲，可以认为是一个由中央像四面八方都渐变的镜片。使用这种镜片时，不论看远看近，都使用中央同样光度的光学区；周边的"渐变"区域永远都只是用来影响周边屈光状况，是为了形成周边近视性离焦作用的辅助区域，而不是让瞳孔中心通过此区域直接看的。而渐变镜下方的"渐变"区域设计，近用光学区则是视近时瞳孔中心通过这个区域来视物的，是作为视近时的光度直接使用的。二者原理、对象和使用方法都大有不同。

附：渐变多焦点镜标准服务流程（表4-7-1）

表 4-7-1　渐变多焦点镜标准服务流程

服务流程	执行细节
接待	原镜测光；查原镜戴镜视力
电脑验光	电脑验光仪的定期专人负责检查和校正
问诊	了解顾客职业/视力需求：视野、注视方向、头部移动、运动、用眼习惯、用眼需求推荐 PAL
	了解原先的矫正方式、配戴习惯、原光度等
验光	选择和其日常生活照明接近的验光照明环境验光，避免眩光等杂散光源；试镜、给处方：考虑年龄、耐受性、屈光状态；为增加适应性可考虑：★适当牺牲看远视力，近视者远距低矫
处方分析	屈光参差者（参差 2.00D 以上）、高度散光者（2.00D 以上）等的筛选和排除；排除眩晕症、颈椎病的顾客
选择镜架、镜片	根据不同 PAL 设计选择合适的镜片、镜架；与顾客交流为什么要这样选择镜片、镜架；几何中心与瞳距匹配：争取移心在 2mm 内；注意不同产品对镜框垂直高度的匹配
镜架调整	镜眼距离：12～14mm 面弯适中 倾角度：10°～15°
瞳距、瞳高测量；和解释测量的目的、意义	测量后要在衬片上标出配镜十字、近用参考圈，不要搽去。将标记好的镜架放在测量卡上确定有足够的近用区、远用区；★可考虑配镜高度增加 1mm；适当增加前倾角（10°～15°）、镜眼距离（12～14mm）

服务流程	执行细节
复核配镜参数	复核视近时使用镜子观察视线有无通过近用参考圈以判断是否调整瞳高或选用短通道的镜片
定片	处方核对 定片、取镜时间
档案建立	
装配和检验	按PAL要求装配和检验
成品检验	按配装眼镜的七项指标要求检验、顾客质保卡,赠品,配戴手册齐全
通知顾客取镜、接待、为顾客取镜、联系验光师或视光医生为顾客服务	
接待顾客、取镜;戴镜核实	A:不要先搽去PAL的显性标记,先复核瞳距、配镜高度;B:检查镜眼距离、前倾角、面弯等;C:再搽去标记检查远近视力
调整镜架	
使用指导	示范眼镜的正确使用方法;抱正面态度,同时使顾客放心;告知顾客应该期望些什么;邀请顾客回来调整;说明售后服务;解释PAL与原镜的差异;使用PAL需改变一些用眼习惯
回访、预约复查	
查视力	

询问、了解顾客抱怨和主诉

重新标记镜片和检查镜片度数

检查镜框的配适和配适十字的位置

观察顾客如何使用镜片

重新验光

找出原因并解释和处理

第八节　高度散光患者验配成人渐变镜应谨慎

今天在诊所看到一个前来验配渐变多焦点眼镜的患者反复试戴,了解到这位患者是在外眼镜店验光带处方来验配的,验光师不放心,重新给患者做检查,正在试戴中。看这个配镜处方,发现这个案例比较有代表性,分享给大家。

患者男,60岁,日常无太多精细用眼需求,未戴过任何形式的眼镜。在朋友推荐下想验配"可以看远又看近"的渐变多焦点镜。患者在外眼镜店做过验光并携配镜处方来配镜。

双眼外眼、前后段检查无特殊。眼压:双眼15mmHg,基础视光检查信息如下(表4-8-1)。

分析:

本案中的患者有如下特点:

(1)年龄大,60岁。

(2)从未戴过镜。

(3)双眼逆规散光,且散光量大。

(4)听朋友介绍说,渐变镜"看远又看近很方便",期望值高。

表 4-8-1　基础视光检查信息

眼别	主视眼	眼位	集合近点	裸眼视力	电脑验光	全矫验光	自带处方
右眼	右眼	正位	25cm	0.4	+1.25DS/−2.75DC×85	+0.50DS/−2.50DC×85——0.8−	+0.50DS/−2.25DC×85——0.6 ADD:+2.00
左眼			25cm	0.25	+0.25DS/−4.00DC×92	+0.50DS/−3.50DC×90——0.8	+0.50DS/−2.50DC×90——0.6 ADD:+2.00

框架眼镜因为有镜眼距离存在,是有放大率效应的。戴框架镜时会产生各种物像的形变,第三章第一节中有详细的介绍,为加深印象,我们这里再强调一次。

不戴镜或戴平光镜时,没有镜片的放大效应,视物不会变形,不会放大或缩小。戴正镜时,镜片有放大效应,视物放大,屈光度越正,放大效应越明显;戴负镜时,镜片有缩小效应,视物缩小,屈光度越负,缩小效应越明显。

散光,通俗地讲,就是不同方向上的屈光度不同,镜片在不同方向上的放大率不同。戴顺规散光框架镜看到的人会变"矮胖";戴逆规散光框架镜看到的人会变"瘦高"(图 4-8-1)。

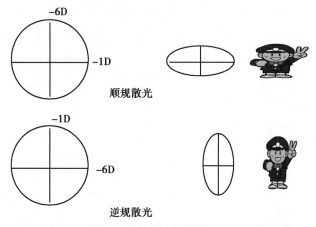

图 4-8-1　戴顺规和逆规散光框架镜片时看到的物像

斜轴散光时主子午线不在水平方向,通过框架镜视物会造成物像扭曲变形,斜轴散光量越大,变形越严重(图 4-8-2)。

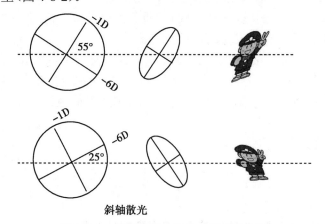

图 4-8-2　戴斜轴散光镜片时看到的物像

所以散光大,意味着戴框架眼镜时变形越明显,像差也越大,患者戴镜时越不舒服。当双眼还有屈光参差时,还会造成双眼看到的物像形态不同;当双眼散光斜轴,而且轴向"相反"时,看到的物像"一边向左偏,一边向右偏"。这时,大脑获得的双眼的视觉影像信息差异很大,难以融像,临床表现为戴镜不适、头晕。

我们回来再分析下本案的患者,以左眼的全矫验光光度为例说明:

OS:+0.50DS/-3.50DC×90——0.8 把该处方画为光学十字表达。可见水平方向-3D,视物缩小,垂直方向+0.50D,视物轻度放大,看人成"瘦高"型(图4-8-3)。

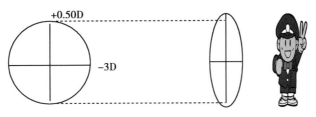

本案左眼逆规散光:0.50DS/-3.50DC × 90,视物"瘦高"型

图4-8-3 本案戴框架镜左眼看到的物像

而这样的视物"瘦高"型眼镜如果做成+2.00ADD的渐变镜,还会大幅度增加像差,配戴者更加不适,何况还是一个年龄大的,从未戴过任何眼镜的高期望值的患者。

所以,我认为该患者目前是不适合配渐变镜的,可先尝试减少散光量,牺牲远距矫正视力的方法,让患者先适应框架眼镜的视物变形,以后再考虑渐变镜。和患者充分沟通后,表示理解,验配了单光框架镜。

小结:

1. 框架眼镜由于镜眼距离存在,放大率比接触镜大很多。镜眼距离越大,屈光度越大,屈光参差越大、散光越大时,视物变形越明显,患者对这样的框架镜适应越困难。

2. 年龄大而从未戴过镜的患者,对像差的耐受性很差,适应很慢,如需要戴框架镜,可以通过减少散光量,减少屈光参差量,牺牲一些矫正视力的方法来减少像差,减少双眼不等像,提高适应性。

3. 老年人逆规散光、斜轴散光常见,验配时更要考虑框架镜的适应问题。渐变镜会进一步加大像差,适应更困难。

4. RGP放大率非常小,几乎可忽略不计,可矫正高散光,无视物变形效应,如患者能接受,可做RGP验配。

5. 有时现场试戴时患者觉得无不适,一旦配镜又出现不适应而投诉的情况。试戴镜和实际验配的渐变镜是有差异的,试戴的是单光镜,而验配的是渐变多焦点镜。视光师应该谨慎应对,重点在于医患沟通。

第九节 一渐变镜投诉分析

患者男,64岁,曾配戴渐变镜2年,参数如下:

右眼: +1.00DS/+0.50DC×175——0.6　　ADD:+2.75D——0.5

左眼: +1.25DS——0.5　　　　　　　　　　ADD:+2.75D——0.5

瞳高 22mm 配镜十字距上镜框缘 14mm,某品牌,渐进通道 16mm。

今重新来验配,参数如下:

右眼:+0.75DS/+0.50DC×175——0.8−　　　　　ADD:+2.75D——0.5

左眼:+1.50DS/+0.50DC×15——0.6　　　　　ADD:+2.75D——0.5

瞳高 23.5mm 配镜十字 13.5mm,某品牌,渐进通道 16mm。

取镜后顾客诉看近不清,容易疲劳,尤以左眼明显。验光师重新做了屈光检查,如表4-9-1:

表 4-9-1　一投诉渐变镜患者的屈光检查资料

眼别	眼位	集合近点	主视眼	电脑验光	全矫验光结果和矫正视力
右眼	正位	12mm	右眼	+1.00DS/+1.00DC×179	+1.00DS/+0.50DC×175——0.8−
左眼				+1.75DS/+1.00DC×13	+1.50DS/+0.50DC×15——0.6+

验光师欲给重定新镜,询问,下面的处方合适吗?某品牌,渐进通道 16mm:

右眼:　+1.00DS/+0.50DC175=0.8−　　　　　ADD:+3.25——0.6

左眼:　+1.50DS/+0.50DC×15=0.6　　　　　ADD:+3.25——0.6

分析:

1. 患者 64 岁,调节力很弱,基本可以忽略不计,所以电脑验光的资料应该是相对准确可信的。从本次电脑验光看,双眼等效球镜度分别是右眼 +1.50D,左眼 +2.25D。戴了 2 年的渐变镜,远光等效球镜度分别是:右 +1.25D,左 +1.25D。与现在的屈光状态比较,属于远视欠矫正,看远时都需要使用调节,看近时需要更多的调节力,所以看远视力下降,旧眼镜不够用了。

2. 这次新验配的渐变镜 ADD 没有变化,右眼等效球镜度 +1.00D,左眼 +1.75D,和电脑验光相比,右眼远视欠矫正 0.50D,左眼远视过矫正 0.50D,双眼平衡被破坏,而且主视眼的右眼需要通过补足 0.50D 的调节力,才能代偿欠矫正的远视,所以顾客戴镜不适,产生投诉。

3. 由于顾客投诉看近不清楚,所以验光师欲增加 ADD 来解决,提出了重做 +3.25D 的 ADD 处方,而远光等效球镜度分别是右眼 +1.25D 和左眼 +1.75D,仍然右眼远视欠矫正 0.25D,左眼欠矫正 0.5D。

4. 在远光未足矫正的情况下,期望通过增加下加光来解决看近问题。从渐变镜的设计原理分析,+3.25 的 ADD 会产生非常小的看近视野和非常大的像差。这样的眼镜只会更不舒适。

处理:我们尽量足矫正远光,ADD 可保留原来的 2. 75D,远光的散光可以适量欠矫正,给处方如下,1 周后回访,患者戴镜满意。

右眼:　+1.00DS/+0.50DC175——0.8−　　　　　ADD:+2.75——0.6

左眼:　+2.0DS——0.6　　　　　ADD:+2.75——0.6

这个处方有如下特点:

1. 双眼保持相对平衡。

2. 远视给得相对足,就可以保证看近时有足够的正度数来辅助阅读,也避免了增加 ADD 造成的小视野和大像差。

3. 同时让主视眼的右眼度数与 2 年前验配的渐变镜相同,最大化缩短适应期。

4. 由于左眼给了远视更足的矫正，远视镜会产生正的放大率，视物时，会觉得物像放大，有"模糊感"。这种模糊感并不是真的模糊，就好像我们使用放大镜时放大的物像的感觉，需要一段时间的适应。

小结：

1. 渐变镜验配，尽量减少 ADD，ADD 越高，像差越大，看近视野越小。

2. 远视老年人验配渐变镜，远视应该尽量足矫正以减少 ADD。很多验光师在未给足远光的情况下，期望通过加 ADD 来增加看近时的正光度，导致 ADD 加太多，像差过大而戴镜不适。

3. 老年人足矫远视可能会因为物像放大认为反而不如远视欠矫正时的视觉效果。需要充分沟通说明。

4. 一般要尽量让主视眼和原镜的处方变化小。

5. 双眼平衡不要轻易破坏，老年人适应性差，适应新的平衡不容易。

第十节　一抗疲劳片验配不适案例

患者女，40 岁，近视多年，日常戴框架镜，每天视近时间超过 8 小时，主要以用电脑为主，偶尔会出现眼睛酸胀及视疲劳。检查：

旧镜光度：

右眼：-8.00DS/-1.00DC×168——1.0

左眼：-8.00DS/-2.00DC×1——1.0

主视眼：右眼

主观验光：

右眼：-8.25SD/-1.00DC×170——1.0

左眼：-8.50DS/-1.75DC×175——1.0

患者试戴后自觉按原旧镜光度配镜舒适，考虑到处方变化不大，所以处方为：

右眼：-8.00/-1.00×170——1.0

左眼：-8.00/-2.00×175——1.0

按品牌商的说明和推荐：对于长时间近距离用眼人士，某品牌的"数码型"抗疲劳片可以缓解眼部紧张和疲劳感，提供舒适的视觉感受，验光师向患者推荐了此镜片。但患者仅配戴 2 天就投诉戴镜感恶心、呕吐、头昏等不适，无论如何调整也无法适应。

仔细追问患者的工作性质，才了解到她是高速公路收费员，需要不断摆动头部和水平扫视，不适用于这种适于固定视野的抗疲劳片，所以产生了上述不适症状，最后给予更换单光镜片，患者症状消除。

分析：

某品牌的"数码型"抗疲劳片，本质上是一种渐变多焦点镜。本案的患者工作性质要求摆动头部，会造成眼球经常来回扫视到渐变镜两侧的像差区，并有严重的泳动感，所以会出现恶心、呕吐、头昏等不适。另外，患者高度近视，渐变镜会造成很大的周边像差，即使她不需要摆动头部和水平扫视也容易因周边像差大而导致配戴不适。

本案提示，在验光过程中一定要详细了解顾客的日常生活用眼情况，根据顾客的实际情况，推荐适用的光学产品。

👓 第十一节 垂直方向屈光参差大者慎配渐变镜

"能看远又能看近"的渐变镜，可不是人人都合适戴。屈光参差，尤其垂直方向上屈光参差大者，尤其不适宜戴渐变镜。

患者男，55 岁，以前从未戴过眼镜，日常工作有近距阅读需求，检查如下，验光师推荐验配渐变镜。

眼位正，双眼前后段无特殊，眼压：双眼 16mmHg。

基础视光视光检查资料见表 4-11-1。

表 4-11-1 基础视光检查资料

眼别	主视眼	集合近点	电脑验光	全矫验光	调节幅度（推进法）	配镜处方
右	右眼	5cm	−0.25DS	0.00——1.0	3.0D	PL——1.0 ADD +1.25
左			−3.25DS/−1.00DC×137	−3.25DS/−1.00DC×135——0.8	3.0D	−3.25DS/−1.00DC×135——0.8 ADD+1.25

分析：

本案按等效球镜度计算，垂直方向的屈光参差约为 3.75D。135° 斜轴散光，按矢量分解到垂直方向约为一半的量。

使用渐变镜阅读时，双眼向下看，会产生棱镜效应，所以屈光参差是渐变镜验配的禁忌。

棱镜效应的计算公式为：P=CF（P 棱镜效应量；C 向下看时注视点离开光学中心的距离，cm 为单位；F 屈光度）。如果两眼的屈光度不同（F 不同），产生的棱镜效果（P）就不同。由于棱镜效应＝双眼垂直向参差光度×通道距离，所以使用的渐变镜通道越长（C 越长）时，双眼向下转动得多，双眼产生的垂直方向的棱镜效应差异也越大。这样的眼镜，看近时镜片产生的棱镜效果相当于逼着配戴者一眼向上看、一眼向下看，是非常不舒适的。

图 4-11-1 中以 2.25D 屈光参差的眼镜为例计算当双眼转动 16mm 的渐变镜通道时，在不同的注视区域（不同的 C）产生的棱镜效果。在 15mm 处的近用区已经产生了 3.33$^\triangle$ 的差异棱镜效应了。如果按本案的 3.75D 的屈光参差计算，会产生 P=CF=1.5cm×3.75=5.63$^\triangle$ 的差异棱镜效应，配戴者看近视时，棱镜差异效果逼着一眼向上看一眼向下看这种差异达到 5.63$^\triangle$，极难适应，配戴会很不舒适。

如果确实需要使用渐变镜，有两种方法：

第一：可以采用短通道的渐变镜设计，这样能减少向下方看的距离 C，也就减少了棱镜效应。图 4-11-2 中同样是 2.25D 屈光参差，当双眼向下方转动 5mm 时，双眼只产生了 1.12$^\triangle$ 的棱镜差异。但由于渐变镜的通道不可能设计得太短，这种方法也非常有限。

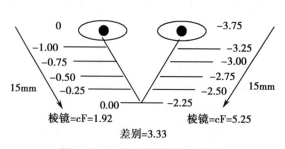

图 4-11-1 差异棱镜效应示意图

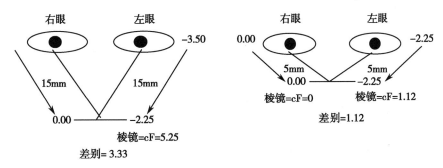

图 4-11-2　减少渐变镜通道长度以减少差异棱镜效应

第二：可以"牺牲"高屈光度眼的矫正视力，减少远光的屈光参差度，就能减少棱镜效应。比如本案中，左眼的远光给 −2.50D 球镜，但这种处方改变需要充分沟通，获得患者的理解。

所以大的屈光参差可以通过减短通道 + 减少远光屈光参差量，来减少过多的棱镜效应。如屈光参差太大，那么这种处理方法的效果也很有限。

本案最佳方案是左眼验配 RGP，使之戴镜后形成 −2.00D 的近视，形成交替视，右眼看远，左眼看近。如果患者不愿用 RGP，则给右眼平光看远用，左眼给 −1.75DS 的普通框架眼镜看近用。验配渐变镜不见得是老视的矫正的最好方法，要依情况而定。

小结：

渐变镜验配最忌讳双眼屈光参差，当处方远光度垂直方向的参差大于 2.50D 时，不建议配渐变镜。建议验配渐变镜前做好差异棱镜的计算，估计患者能否耐受这些差异棱镜量，可用插片箱中的棱镜试戴片试戴观察。同时，和顾客做好充分的沟通说明。

这类患者可根据实际情况，采用短通道渐变镜；减少远光屈光参差（需要"牺牲"高光度眼的矫正视力）；或者给单眼视（一眼看远、一眼看近的方法）的方法处理。

第十二节　某数码型镜片投诉案例分析

患者男，50 岁，2 周前验配某品牌数码型镜片，配戴不适来投诉。诉戴镜看近处不清楚，有视物变形和泳动现象。回顾当时的检查资料如下：

电脑验光：

右眼：−4.50DS/−0.25×96

左眼：−3.50DS/−0.50×119

原来戴单光眼镜，测光如下：

右眼：−3.75DS——0.8

左眼：−3.25DS——0.8

主觉验光：

右眼：−4.25DS——1.0

左眼：−3.25DS——1.0

验光师给的配镜处方：某品牌数码型镜片

右眼：−4.25DS——1.0 ADD+1.25D　　通道 10mm　　配镜高度 20mm 配镜十字距上镜框缘 11mm

左眼：−3.25DS——1.0 ADD+1.25D　　通道 10mm 配镜高度 20mm 配镜十字距上镜框缘 11mm

眼镜的配装正确，平视时瞳孔中心与配镜十字一致。

分析：

1．右眼原镜是 −3.50D，新配镜多给了 0.50D 近视，而左眼没有变，对成人来说，原来的平衡被破坏，需要重新建立平衡和适应，同时也增加了垂直方向的参差而不容易适应。

2．通道 10mm，比较短，会造成相对较大的像差。

本案可以通过加长渐变通道来减少像差。由于原镜视力矫正到 0.8 够其日常生活使用，而且是屈光欠矫正的，所以 1.25D 的 ADD 足够用了。结果我们按原来眼镜的光度给远光处方，换了 14mm 通道，仍然是 1.25D ADD 的普通渐变镜设计。患者戴镜舒适，症状消失。

小结：

如果阅读距离是 40cm，调节需求是 1/40cm=2.5D，按保留 50% 的调节储备能保证看近舒适的原则，要求至少要有 2.5/50%=5D 的调节储备。以 49 岁为例计算，最小调节幅度为 2.75D，小于近距（40cm）舒适阅读要求的 5D 的储备。所以，一些调节储备差的人，会出现看近疲劳的情况。

某品牌的数码型镜片本质上是一种可以选择、调整渐变通道和 ADD 的渐变镜，通过 ADD 的作用，补偿欠缺的调节储备，减少近距离阅读时的调节紧张度来达到缓解近距调节疲劳的目的，其设计特点是：

1．针对 30～49 岁的中年人群，这个年龄段相对来说还有一定的调节力，相对而言不需要很高的 ADD。所以该设计提供的 ADD 范围是：0.50～1.25D，偏小。

2．其设计渐变通道为 8～12mm，比较短，眼球向下方转动比较少的距离，视线就可以移动到近用区，不要求头位和眼球的过度转动，对阅读姿势的要求降低。这样的设计相当于一种短通道的、偏硬式设计的渐变镜。但是，越短的通道，也会对应越大的像差区。

3．对渐变镜的设计来说，ADD 越大像差越大；通道越短像差越大。综合来看，数码型镜片的短通道通过相对小的 ADD 来避免太大的像差出现。

所以，年龄偏大而对像差敏感的人也可以考虑选择普通的渐变镜设计。谨记成人配镜的处方原则：如果原来的眼镜可以使用，则不轻易改变处方。

补充：

有同学问我：为什么不设计成通道又短、ADD 又大而像差又小的渐变镜？

渐变镜的 ADD 就像上台阶，ADD 越高，就如同台阶越高。如果想一步跨到高处上台阶，即上一级台阶到位（相当于通道短，省了距离）就会很费力（像差很大，舒适度很差）；如果想省力上台阶，就要把高的台阶分成好几段（增加了距离），每级台阶高度变小，就容易（增加了距离，相当于通道变长，像差变小，舒适度好）。没有又省力、又省距离的台阶，所以渐变镜的短 ADD 通道和小像差是不可兼得的，同样的台阶高度、同样的 ADD：短通道像差大、长通道像差小。

用图 4-12-1 来表达，更方便理解：

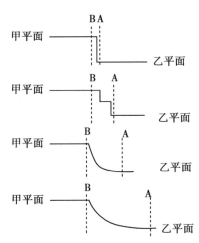

双光镜：乙平面直接上到甲平面，一级台阶很吃力，但距离很短。无通道，度数直接过渡，有像跳

三光镜：乙平面到甲平面中间还有一级台阶，比双光镜容易上。度数直接过渡，有像跳

短通道渐变镜：乙平面到甲平面间是陡斜坡，上平面比三光镜容易；距离近，短通道，像差大

长通道渐变镜：乙平面到甲平面间是缓斜坡，上平面比短通道渐变镜容易，像差小，但通道长

从A到B点的距离，相当于通道长度。甲平面到乙平面的高度，相当于ADD

图 4-12-1　渐变镜原理示意图

第五章

视功能、视觉训练与临床应用

曾有幸参加过美国 COVD 会议，也有幸成为 COVD（美国视觉训练与发展协会会员）一员，在学习中才认识到双眼视觉还包括对人脑的意识、精神、认知等的探索和研究，比如对自闭症儿童的训练，对脑创伤后的训练康复等，其治疗方法也包括行为疗法、心理治疗等，可谓博大精深；并非是我原来理解的只是对"眼和视觉"的功能研究。所以，双眼视是很有深度的问题，同时也很热门。双眼视不仅涉及视光学、眼科学的内容，更是大量交叉到脑科学、心理学范畴。双眼视相关的理论教材、文献、书籍都不少，但多数读起来都感觉晦涩难解，我认为要想深度理解掌握是需要非常多积累的，毕竟目前人类对大脑、神经科学的认知还非常有限。本章就我自己的相关临床经验，我对双眼视相关的"眼和视觉"的理解和大家做一个交流。用尽量通俗易懂的语言介绍。

第一节　再梳理下双眼视和非斜视性双眼视异常

人类有一双眼睛，在长期的进化发育过程中，双眼的功能不是简单的一加一的叠加，而是协调融洽地进行视觉活动，比如立体视。但当一眼出现问题，或者两眼的协同出现问题时就会产生一系列的临床症状。在第一章第二节中提到，过去验光仅关注对单眼的屈光矫正，而未来的视光学发展一定是要更多地关注双眼的协同配合，即双眼视功能的问题。

一、几个相关的概念

（一）视力与视力发育

视力是后天在视觉环境的刺激下才发育起来的，如果没有视觉环境的刺激，比如先天性白内障的婴儿，是不能发育视觉功能的。视觉的发育特点与人类学习语言很相似，语言也不是与生俱来的能力，是人类在语言的环境下才发展出来的；如果没有语言环境，比如"狼孩"，在生理上虽然是人，但由于长期与动物生活，没有语言环境永远也不会说话。

就像语言的学习一样，视力也需要经历一个发育阶段，出生时婴儿刚刚睁眼看世界时正是"牙牙学语"，视力很差，随着视觉环境的刺激视力逐渐发育，所以不同年龄的婴幼儿视力也是不同的，了解视力发育的过程可以更好地把握"视力低常"是属于正常还是异常（表5-1-1）。

（二）调节与集合

1. 调节　眼球是一个变焦系统，看近时物距变化了，眼球的总屈光度也必须发生变化使像距发生相应的变化，清晰成像在视网膜上，这个过程就叫作调节（accommodation）。调节是通过增加晶状体的曲率（弯曲度）来增强眼球的屈光力的。调节力以屈光度（D）为单位，是物距的倒数。如 40cm 的阅读目标产生的调节刺激是 1/0.4m=2.50D。

表 5-1-1　年龄与视力发育

年龄	视力
2～3 个月	0.01～0.02
4～5 个月	0.02～0.05
6～8 个月	0.06～0.1
9～12 个月	0.1～0.15
1 岁	0.2～0.25
2 岁	≥0.5
3 岁	≥0.7
4 岁	≥0.8
5 岁	1.0

2．集合　从远看近时，双眼需要同时内转共同注视近距的目标，这种现象称为集合（convergence），或称辐辏、会聚；从近向远处看时，这个过程就倒过来，双眼散开（divergence）。集合的单位常用棱镜度"△"来表达。

集合需求的计算方法如下：

棱镜度△的定义是：$1^{\triangle}$ 屈光力表示使光线在 100 单位距离处，偏移 1 单位的距离，即棱镜度的计算公式是：P=（AA'/AO）×100（图 5-1-1）。也就是说棱镜度想要表达的是∠A'OA 的量化特征。

图 5-1-2 中，双眼从远距向近距注视，眼球内转即是集合，所以集合也是可以通过∠BDC 来进行量化描述的，这与棱镜度的表达是一致的，∠BDC 相当于∠A'OA。所以，可以用棱镜度来描述集合量，可以用棱镜度的计算公式 P=（AA'/AO）×100 来描述集合，其中 P（棱镜度）就是集合；AA' 相当于瞳距（PD）；AO 相当于近距视标距离（CD），把这些关系整理后，就可以得出集合需求的计算方法：集合需求量（P）=瞳距（PD）×100/ 近距视标距离（CD）。比如某人瞳距为 60mm（0.06m），注视 40cm（0.4m）的目标，此时的集合量是（0.06/0.4）×100=$15^{\triangle}$。由于 40cm 是指视标到眼镜平面的距离，而理论上应该是计算到眼球转动中心的距离。我们一般把眼镜平面到眼球转动中心的距离计算为 2.7cm，所以更精确的算法应该是：集合需求量（P）=瞳距 ×100/（近距视标距离 +2.7）。所以上述案例精确的算法应该是：P=0.06×100/（0.4+0.027）=$14^{\triangle}$。

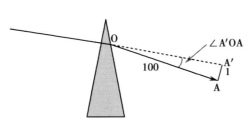

棱镜度△：$1^{\triangle}$ 屈光力表示使光线在100单位距离处，偏移1单位的距离。

图 5-1-1　棱镜度的定义

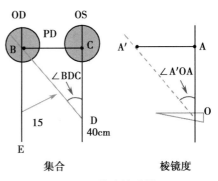

集合　　　　　　棱镜度

图 5-1-2　集合的计算

注意这种计算的结果是集合刺激量或集合需求（对应调节刺激或调节需求），不是实际产生的集合反应（对应调节反应）量。有兴趣的可以自己计算下不同距离的集合刺激量。

3. 调节和集合的联动 人眼调节时双眼内转产生集合；而双眼向鼻侧内转集合时也同样产生调节。此外，调节、集合时还会引起瞳孔缩小。所以，调节、集合、瞳孔缩小称为近反射三联动。调节和集合联动的表达用 AC/A 表达（AC/A 也可用 ACA 表示），我们在后面的章节中再具体说明。

二、双眼视问题的临床思路

（一）双眼视问题的临床思路

首先需要强调，双眼视觉的检查、处理都是在屈光矫正的基础上进行的，做好屈光检查是双眼视问题处理的前提和基本功。双眼视问题的临床思路可参照图 5-1-3。

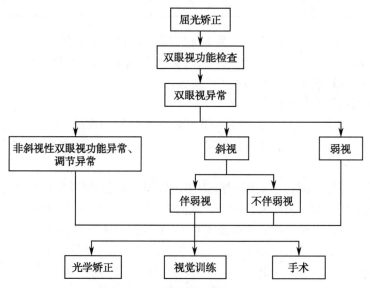

图 5-1-3 双眼视问题的临床思路

（二）双眼视问题的相关检查

临床上常用的调节异常的检查一般包括：

1. 负 / 正相对性调节（negative/positive relative accommodation，NRA/PRA）。

2. 调节幅度。

3. 调节反应（调节超前 / 调节滞后）。

4. 调节灵活度。

临床上常用的非斜视性双眼视功能异常的检查一般包括：

1. 集合近点（near point of convergence，NPC）。

2. 远距和近距隐斜测量，一般采用 von Graefe 法，包括水平和垂直方向的测量。

3. AC/A 测量，可以用梯度法和计算法。

4. 正 / 负相对性集合范围检查，即聚散能力的测量，包括 BO/BI 测量。

三、调节异常与非斜视性双眼视异常的分类

（一）调节异常的分类

调节的目的是增加眼球的屈光度以看清近距离物体，其本身与双眼视无关，但是调节与集合是联动的，调节异常会引起集合异常，反之集合异常也会引起调节异常，所以调节也属于双眼视的范畴。调节异常的分类见表5-1-2。

表 5-1-2　调节异常的分类

调节不足	调节幅度低于同年龄的正常值（Hofstetter 最小调节公式：调节力 =15− 年龄 ×0.25）；如果测得的数值比同年龄最小调节幅度还低 2D 以上，则考虑调节不足。注意老视者调节力也下降，老视的调节下降是生理性的，不是真正的调节不足
调节过度	在需要调节放松的视觉行为时有功能障碍。调节痉挛、假性近视、睫状肌痉挛等都是同样的概念
调节灵活度不足	患者对调节刺激不断变化时的调节反应异常。调节灵活度是动态的过程，有可能调节幅度正常而灵活度不足。调节灵活度不足常常表现为看近后短时看近或看远模糊

（二）非斜视性双眼视功能异常的分类

人眼能在任何注视方向、距离上维持双眼单视，要求双眼具备准确和协调的机制，使双眼视网膜黄斑部成像对应一致。如果调节、集合功能异常或不匹配、不协调，虽然没有表现出显性斜视，但仍然会出现视疲劳症状，临床上把这种类型的异常称为非斜视性双眼视功能异常，一般分为以下几类。

1. 从看远到看近时，双眼球内转，如发生了功能障碍，内转过度了，称为集合过度；如果眼球内转不足，则称为集合不足——看远正常，看近距离出现的问题是"集合"问题。

2. 从看近到看远时，要求双眼球外转，如发生了功能障碍，眼球外转过度，称为散开过度；如果外转不足，则称为散开不足——看近正常，看远距离出现的问题是"散开"问题。

3. 如果看远看近都是外隐斜，隐斜量也等同或接近，且 ACA 正常则称为单纯性外隐斜；如果看远看近都是内隐斜，隐斜量也等同或接近，且 ACA 正常则称为单纯性内隐斜。

4. 打破融像时测量到的眼位是隐斜，双眼同时视物时是大脑的融像机制对隐斜"纠错"保持眼球运动协调一致。所以大脑的融像能力越强，对隐斜的"容错"能力也越高。所以，如果融像能力很强，即使隐斜和 ACA 异常，也能通过强大的融像能力"容错、纠错"，也没有视疲劳症状。反之，如果融像能力很差，即使隐斜和 ACA 都正常，也会因为对隐斜的"容错"能力差而造成视觉功能异常、临床表现视疲劳，这种情况称为融像性聚散减低。

5. 有时调节不足会也表现为远距正常，近距高度外隐斜——很像集合不足。但是这时由于调节减少，调节性集合也减少造成的。通过正镜附加减少调节刺激后可以改进集合近点（NPC）。这种情况称为假性会聚不足，其本质是调节功能的异常，临床上应该注意鉴别。也有学者不把这一类归为非斜视性双眼视功能异常的类别（算调节异常）。

上述分类总结于表5-1-3。

（三）非斜视性双眼视异常的简易判断

为方便理解，我做了一个简易判断的示意图供大家参考（图5-1-4）。

表 5-1-3　非斜视性双眼视功能异常的分类

集合不足	最常见,发病率 3%~5%,近距离阅读需求与实际用眼能力间不协调,常伴调节功能障碍
集合过度	症状常常与长时间近距离工作有关,可伴调节功能异常
散开不足	症状常出现在远距,如远距复像、头痛、眼胀痛等
散开过度	比较少见,症状也常出现在远距
单纯性外隐斜	外隐斜,ACA 正常,远隐斜等于近隐斜
单纯性内隐斜	内隐斜,ACA 正常,远隐斜等于近隐斜
融像性聚散减低	隐斜正常,ACA 正常,但融像范围低于正常
假性会聚不足	其实是调节异常。因为调节减少,调节性集合也减少。通过正镜附加可以改进 NPC

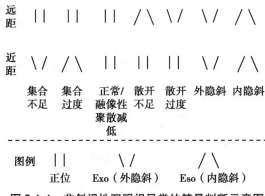

图 5-1-4　非斜视性双眼视异常的简易判断示意图

（四）非斜视性双眼视功能异常的典型症状表现

非斜视性双眼视功能异常分类复杂,症状表现也多样。一些典型的症状表现如表 5-1-4。

注意,有症状的患者才做视功能异常的诊断,没有症状的患者,即使视功能检查结果异常,也不要下诊断。

表 5-1-4　非斜视性双眼视功能异常的典型症状

常见问题	症状
集合不足	视近物时有重影、复视感、模糊、聚焦困难,字体发生流动、跳动
	眼部有牵拉、紧张感,眼球酸胀、眼周围痛
	无法集中注意力,希望尽量避免近距离阅读
散开不足	看远重影、模糊、头痛,驾驶障碍等
集合过度	复视
	眼紧张感、疲劳感、牵拉感
	晚上额部疼痛
	聚焦过度感觉
	视物远近均可出现模糊
	希望尽可能避免近距离工作
	阅读时喜欢将书本放得很近
	喜欢闭眼

常见问题	症状
散开过度	复视
	广场恐惧症
	不喜欢参加群体活动
单纯性外隐斜；单纯性内隐斜	长期抱怨视疲劳
	看远看近模糊
	复视
融像性运动困难	常见于学龄青少年、成年人、屈光不正长期未矫正者
	视远或视近模糊
	近距离工作后不适感
	症状随时间加重，晚上更明显
	长时间近距离工作后，注意力无法集中
	希望避免长时间近距离工作
	初步双眼检查不能解释与视觉有关的症状
	晚上或近距离工作后眼上方疼痛

第二节　双眼视功能的初步检查与分析

前文提到，临床上常做的双眼视功能检查包括各类调节和聚散的检查。这些检查多在综合验光仪上完成，具体的操作方法和步骤在各类视光、验光的教材中有非常详细的介绍。篇幅有限，本书不再重复。这些检查方法都有相应的规范和标准化的流程，验光师通过一段时间的训练后都可以掌握，是一个熟能生巧的技能，不是重点。我认为拿到这些检查结果如何判断，如何分析其临床意义，以及给出相应的处理结果才是最重要的。这就像眼科医生不必自己去操作设备做视野、UBM、OCT 等辅助检查，会看检查图像报告和给出治疗方案就可以。所以，分析与应用双眼视功能的检查结果更有意义。

当然，双眼视功能的内容博大精深，受限于作者知识和篇幅，本节仅讨论"初步检查与分析"。

一、双眼视功能检查的建议顺序

很多验光师发现，视功能检查"不稳定"。就算同一个验光师对同一个患者，同一天不同时间检查 3 次，也会得出不同的检查结果。视功能检查是心理物理学的检查，受环境、患者、检查者的主观感受等多因素的影响，所以会出现这样的"不稳定"。为了更好地获得稳定的检查结果，做双眼视功能检查是要求有先后顺序的。

调节和聚散的生理特点是容易紧张而不容易放松。所以检查顺序的原则是：先做刺激聚散放松的检查，后做刺激聚散紧张的检查；先做刺激调节放松的检查，后做刺激调节紧张的检查。这样可以获得正确的结果而增加检查准确性。建议双眼视功能检查顺序如下（表 5-2-1）：

表 5-2-1　双眼视功能检查的建议顺序

顺序	检查项目	注意事项
1	Worth 4 dot 检查	检查是否有正常融像功能,是否有单眼抑制
2	立体视检查	
3	远距水平隐斜检查	检查过程中应该不断遮盖去遮盖以充分打破融合,检查结果才能更准确
4	近距水平隐斜检查	
5	NRA 检查	NRA 低常见于调节超前、调节过度;NRA 高常见于矫正有误
6	BCC 检查	不增加额外的照明
7	PRA 检查	PRA 低常见于调节滞后、调节不足
8	ACA 检查	正常 ACA 常见于融像性聚散减低;单纯性内隐斜、外隐斜。低 ACA 常见于:集合不足、散开不足
9	调节灵活度检查	单眼异常常见于调节功能异常;双眼异常常见于聚散功能异常
10	调节幅度检查	低于相应年龄的最小调节幅度的常见于调节不足
11	集合近点	集合近点过远常见于集合不足;过近常见于集合过度

二、调节检查分析

(一)调节幅度(包括推进法或负镜片法)

调节幅度的检查一般多用推进法,对于调节力弱或老年人无法使用推进法时,可用负镜片法。调节幅度反映人眼能付出的最大的调节能力,随年龄增加而逐渐下降。

正常值:最小调节幅度公式 =15- 年龄 /4。比如,一个 30 岁的人,其调节幅度不应该低于:15-30/4=7.50D。如果测得的数值比最小调节幅度还低 2D 以上则考虑调节不足。

有人问 Hofstetter 经验公式有三组:

最小调节幅度 =15-0.25× 年龄

平均调节幅度 =18.5-0.30× 年龄

最大调节幅度 =25-0.40× 年龄

为什么要用最小调节幅度做标准,而不是最大调节幅度,或平均调节幅度做标准呢?

因为最大调节幅度不是能随时使用的调节量,这就像我最多(最大)能举起 100 公斤的重量,但只是能瞬时做到,却不能举着 100 公斤到处随便走。所以用最小调节幅度作为调节能力的评价标准才合理。就像我至少(最小)能举起 10 公斤的重量,也能举着这 10 公斤随便活动。

(二)负相对性调节(NRA)

正常值:+2.00D±0.50D(+1.50~+2.50D),NRA 反映调节能够放松的能力。

NRA 检查在 40cm 处进行,调节刺激是 2.50D。也就是说在这个距离,调节最多能放松 2.50D 就放松到"0"了,之后不可能再做放松。此时再增加正镜就会导致焦点落到视网膜前,视物模糊,这时相当于产生了雾视效果。所以,如果做 NRA 时正镜加到 2.50D 以后,即 NRA>+2.5D,说明初始的验光结果是错误的,近视过矫或远视欠矫了。只有在近视过矫或远视欠矫的情况下,才有继续加正镜还能保持视标清晰的空间。

如果 NRA 过小(<+1.50D),加少量的正镜后视标就开始模糊了,说明调节不能放松,有可能存在调节痉挛、调节过度的情况,也就是说在这种情况下验光容易近视过矫正。

所以,负相对性调节(NRA)是判断调节状态的一个有效、快捷的检查指标,操作也容易,建议常规做。NRA 可以对屈光检查结果进行验证——是否有近视过矫;也可以协助判断是否需要进一步做睫状肌麻痹验光——如果 NRA 太低,建议睫状肌麻痹验光。

(三)正相对性调节(PRA)

正相对性调节正常值是负值大于 −2.50D。PRA 反映调节的储备量,所以 PRA 负值越大越好。如果 PRA 低,说明调节不足、调节不持久或不能产生有效调节,临床表现为近距工作疲劳。对于儿童来说,如果 PRA 过低,看近时眼球屈光力不足,就会造成成像在视网膜后形成远视性离焦,有学者认为这种状态会刺激眼轴增加、近视进展(图 5-2-1)。

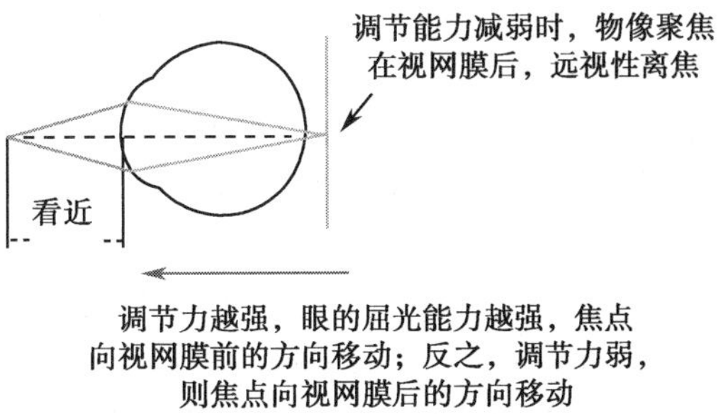

(四)调节反应(BCC)

1. 什么是调节反应?

调节反应是个体应对某调节刺激所产生

调节能力减弱时,物像聚焦在视网膜后,远视性离焦

看近

调节力越强,眼的屈光能力越强,焦点向视网膜前的方向移动;反之,调节力弱,则焦点向视网膜后的方向移动

图 5-2-1 PRA 过低,看近时物像聚焦在视网膜后

的实际调节量,正常值 +0.25～+0.75D(非老视眼);平均 +0.50D。

以调节反应大于调节刺激或低于调节刺激来说明个体对同一调节刺激所做出的反应的准确性,并以"调节超前"和"调节滞后"来表达。临床上有三种常用方法测量:①综合验光仪;②开窗式的电脑验光仪;③MEM 动态检影,其中动态检影和开窗式的电脑验光仪在第三章中做过介绍。

调节刺激,一般指放置在眼前某近距离的注视视标,以该视标至眼镜平面的距离(m)的倒数来表达调节刺激的量。调节刺激是客观存在的,仅和物距相关的指标。用公式表达就是 $f=1/D$(单位:m)。假设注视眼前 33cm 处的视标,该视标产生的调节刺激就是 $1/0.33=3D$。但人眼真实付出的调节却是由视网膜模糊驱动的一种生理性指标,与大脑对模糊的认知、眼球的调节能力相关。比如图 5-2-2 中,调节刺激是相同的,但实际产生的调节量却因人而异,当调节反应是 2.75D 时,焦点落在视网膜后,称为调节滞后(图 5-2-2 A);当调节反应是 3.25D 时,焦点落在视网膜前,称为调节超前(图 5-2-2 B)。

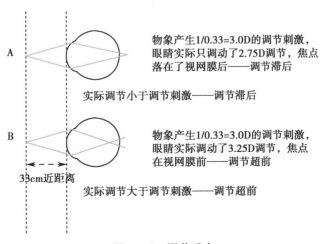

A

物象产生1/0.33=3.0D的调节刺激,眼睛实际只调动了2.75D调节,焦点落在了视网膜后——调节滞后

实际调节小于调节刺激——调节滞后

B

物象产生1/0.33=3.0D的调节刺激,眼睛实际调动了3.25D调节,焦点在视网膜前——调节超前

33cm近距离

实际调节大于调节刺激——调节超前

图 5-2-2 调节反应

2. 为什么我检查的结果是调节超前者居多?

注意,大多数人的调节反应都是在 +0.25~+0.75D,是调节滞后的,我们会在后面的章节中讨论这个问题。然而有验光师向我反映日常检查的调节反应是负值居多,多是调节超前 0.25D 为多,为什么会这样? 是正常值的标准有误还是操作方法不正确?

其实这是因为做调节反应的检查前未做好屈光矫正造成的。多数验光师习惯给患者近视欠矫正,如果在近视欠矫的基础上做调节反应的检查,就容易做出"调节超前"的结果。比如做调节反应(BCC)时,40cm 处调节刺激是 2.50D,当欠矫正 −0.50D 时,做调节刺激就是 2.00D 而不是 2.50D 了。此时,按 BCC 的测量方法,需先把这欠矫正的 −0.50D 补足后才能反映真实的值,这样就会多出 −0.5D 的测量误差。所以,当我们足矫正做调节反应的正常值是 +0.25D 时,欠矫正 −0.50D 情况下的"正常值"就会变为 +0.25D+(−0.50D)=−0.25D。反之,如果在近视过矫正的基础上做 BCC 检查,则结果会是调节滞后太多了。

这也提示视功能检查要求在屈光全矫正的基础上做,否则检查结果会有较大误差。

3. 调节滞后和调节不足有什么不同?

调节滞后说的是眼球对调节刺激的反应,而调节不足是反映眼球调节能力的大小,二者概念不同。打个比方,调节滞后就像是,我有很多钱,但总是想以更低的价格买东西;调节不足就是,我没有钱。

(五)调节灵活度(Flipper)

一般调节的时间是 0.12~0.45 秒,超过这个时间我们会感觉有模糊存在。调节灵活度就是反映调节时间的一个指标,随年龄增加而变差,反映人眼调节变化快慢的能力,眼睛来回注视两个距离上的物体的能力。调节灵活度在抄写黑板上的字以及进行带球拍的球类运动时起作用。正常值随年龄不同如表 5-2-2(使用 ±2.00D 双面镜),一般可以按:单眼 11cpm,双眼 8cpm。检查过程中不但要记录翻转的周期数,还要记录是否对正镜/负镜下阅读视标困难。另外,年龄过小的儿童无法理解和有效配合调节灵活度的检查,年龄过大的成人调节力下降,我们也不做调节灵活度检查,所以表 5-2-2 中仅提供 6~40 岁的正常值参考。

表 5-2-2　调节灵活度的正常值

调节灵活度	±2.00D 双面镜　(周/分)
儿童单眼	
6 岁	5.5±2.5
7 岁	6.5±2.0
8~12 岁	7±2.5
儿童双眼	
6 岁	3
7 岁	3.5±2.5
8~12 岁	5±2.5
成人单眼	
13~30 岁	11±5
30~40 岁	无正常值
成人双眼	10±5

调节灵活度(Flipper)测量结果分析:

(1)负片通过困难说明调节力不够,调节不足(结合调节幅度和 PRA);

（2）正片通过困难说明调节无法放松（结合 NRA）；

（3）正负片均通过困难说明调节灵敏度差。

因为调节和聚散联动，所以我们需要鉴别调节和聚散异常的因果关系，用单眼和双眼的调节灵活度检查结果进行鉴别是其中一种方法：

（1）如果单眼都不能通过检查，或单眼调节灵活度差，而双眼能通过说明是调节问题。比如：假性会聚不足时调节力弱，调节性聚散弱，造成集合不足。

（2）如果单眼都能通过，或单眼调节灵活度都好，但双眼不能通过，或双眼调节灵活度差，说明是聚散的问题。

（3）单眼检查是排除了聚散因素的影响的，所以单眼检查结果正常就说明调节正常；但双眼检查时调节灵活度不正常，说明聚散异常是通过调节性聚散的变化来补偿，才导致双眼的调节异常。所以，看单眼和双眼的调节检查表现，可以判断调节和聚散异常的关系。

另外，还要注意屈光参差患者容易出现单眼的调节灵活度和 PRA 不等同的情况。而且一般调节灵活度差、PRA 低的眼常是近视度数高的眼。我考虑是否因为单眼调节不足，调节灵活度差导致看近时该眼远视性离焦，近视发展更快了？

调节灵活度结果分析总结于图 5-2-3。

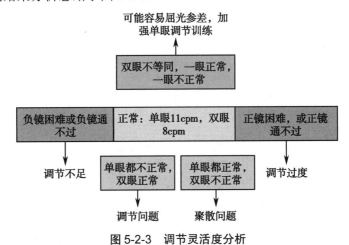

图 5-2-3　调节灵活度分析

（六）调节功能体征诊断参考

为方便学习、对照使用，《调节功能体征诊断参考表》（表 5-2-3）供参考。

表 5-2-3　调节功能体征诊断参考表

	调节过度	调节超前	调节不足	调节滞后	灵活度异常
调节幅度 APC	提高	—	低于最小调节幅度 2D 以上	—	—
负相对调节 NRA	下降	下降	—	—	下降
正相对调节 PRA	—	—	下降	下降	下降
调节反应 BCC	<+0.75	<+0.25	>+0.25	>+0.75	—
调节灵敏度 Flipper	正镜困难	正镜困难	负镜困难	负镜困难	正镜、负镜都困难
处理方案	调节放松训练；辅助使用睫状肌麻痹剂	进一步确认是否调节过度	正性近附加；调节训练		调节训练

三、聚散检查分析

（一）Worth 4 dot 灯检查

Worth 4 dot 灯是聚散功能障碍诊断中常用的定性方法，可以在综合验光仪上做，快捷方便。图 5-2-4 是 Worth 4 dot 灯，图 5-2-5 是用 Worth 4 dot 灯在近距做检查。根据患者看到的灯的数量可判断是否有视觉抑制或者复视（表 5-2-4）。

另外，有同学说没有 Worth 4 dot 灯没法做近距检查。其实综合验光仪上的 Worth 4 dot 投影是可以用于近距检查的：给患者双眼分别戴上红绿试镜片，走到近距观看 Worth 4 dot 投影即可。

表 5-2-4 是 Worth 4 dot 灯检查结果的分析方法。

表 5-2-4　Worth 4 dot 灯检查结果判断

患者所见	意义
3 个绿色的灯	提示右眼抑制。即受试者没有用右眼看仅用左眼看
2 个红色的灯	提示左眼抑制。即受试者没有用左眼看仅用右眼看
5 个灯（2 个红的和 3 个绿的）	复视
4 个灯（1 个红、2 个绿和 1 个混合红绿的灯）	正常，提示正常的双眼协同作用

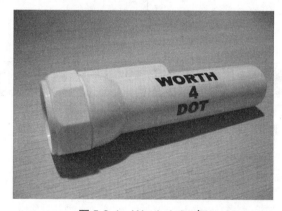

图 5-2-4　Worth 4 dot 灯

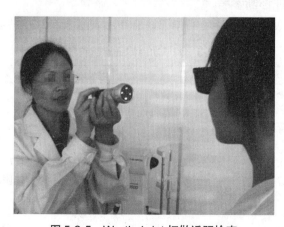

图 5-2-5　Worth 4 dot 灯做近距检查

（二）聚散定量检查

遮盖试验通过遮盖破坏双眼融像，引导出斜视或者隐斜，是临床最常用和基础的定性方法，第三章中已做过详述。如果要定量则需要做隐斜检查，可以在综合验光仪上操作，一般常规用 von Graefe 法检查，对于不能理解配合的儿童、老年人可用马氏杆检查。这些检查具体包括：

5m（远距）隐斜检查

40cm（近距）隐斜检查

40cm（近距）+1.00D 隐斜检查

AC/A（调节性会聚 / 调节）

NPC（集合近点）

NRV / PRV 负融像性聚散范围 / 正融像性聚散范围

（三）AC/A

AC/A 是双眼视功能中的重要概念，在下一节中专门介绍。

（四）隐斜测量正常参考值

隐斜测量正常参考值为：

远距隐斜：$1^{\triangle}\pm2^{\triangle}$ 外隐斜

近距隐斜：$3^{\triangle}\pm3^{\triangle}$ 外隐斜

AC/A：正常值是 $3\sim5^{\triangle}$/D。表示调节与聚散的关系。就是每 1D 的调节反应，就会产生一定的调节性辐辏。$<3^{\triangle}$/D 或 $>5^{\triangle}$/D 为异常，高 AC/A 值可判断集合过度或者散开过度，低 AC/A 值可判断集合不足或者散开不足。

辐辏近点（NPC）正常参考值：破裂点 3cm±4cm、恢复点 5cm±5cm。超出此范围的可考虑集合不足。

（五）正 / 负融像性聚散

"融像"是指大脑的功能，不是眼睛的功能。其实测量"正 / 负融像性聚散"是指大脑对不同隐斜的"纠错、容错"能力，这种能力越强，则对隐斜的容忍性也越好。就是说，可能隐斜很大，但其"正 / 负融像性聚散"能力很强，那么其症状就不明显，甚至没有症状；如果其"正 / 负融像性聚散"能力差，则视疲劳症状就会明显。即使隐斜不大或正常，但如果"正 / 负融像性聚散"能力很差，说明大脑对隐斜的容忍性很差，则视疲劳症状也明显，这就是融像性聚散减低。

当我们发现患者隐斜检查结果正常但临床症状明显时就很有必要进一步查"正 / 负融像性聚散"了。正 / 负融像性聚散检查的正常值是：

正融像性聚散范围（BO 棱镜测量）

远距：模糊：$9^{\triangle}\pm4^{\triangle}$ / 破裂：$19^{\triangle}\pm8^{\triangle}$ / 恢复：$10^{\triangle}\pm4^{\triangle}$

近距：模糊：$17^{\triangle}\pm5^{\triangle}$ / 破裂：$21^{\triangle}\pm6^{\triangle}$ / 恢复：$11^{\triangle}\pm7^{\triangle}$

负融像性聚散范围（BI 棱镜测量）

远距：破裂：$7^{\triangle}\pm3^{\triangle}$ / 恢复：$4^{\triangle}\pm2^{\triangle}$

近距：模糊：$13^{\triangle}\pm4^{\triangle}$ / 破裂：$21^{\triangle}\pm4^{\triangle}$ / 恢复：$13^{\triangle}\pm5^{\triangle}$

（六）非斜视性双眼视异常（聚散功能障碍）体征诊断参考

为方便学习、对照使用，《非斜视性双眼视异常（聚散功能障碍）体征诊断参考表》（表 5-2-5）供大家参考。

表5-2-5 非斜视性双眼视异常（聚散功能障碍）体征诊断参考表

	集合不足	散开不足	集合过度	散开过度	外隐斜	内隐斜	融像性聚散减低
AC/A	≤3:1	≤3:1	≥7:1	计算性ACA高、梯度性ACA可正常	正常	正常	正常
远近隐斜	外隐斜近>远4棱镜度	内隐斜远>近8~10棱镜度	内隐斜近>远3棱镜度	外隐斜远>近10~15棱镜度	远近隐斜基本相同	远近隐斜基本相同	无明显隐斜
集合近点（NPC）	>6cm	—	很近,接近鼻尖	—	变远	—	—
正融像性聚散PRV	↓	—	—	—	↓	—	↓
负融像性聚散NRV	—	↓	↓	—	—	—	↓
聚散灵敏度	近距减弱,BO明显	远距减弱,BI明显	近距减弱,BI明显	远距减弱,BO明显	远距、近距都减弱,BO明显	远距、近距都减弱,BI明显	BO、BI都减弱
NRA	↓	—	—	↓	↓	—	↓
PRA	—	↓	↓	—	↓	↓	↓
调节灵活度+/−2.00D	+2.00D困难	−2.00D困难	−2.00D困难	+2.00D困难	+2.00D困难	−2.00D难	+2.00和−2.00D都困难
处理原则	集合训练	近视欠矫正	正性近附加	远距BI棱镜处方	集合训练	正性近附加或BO棱镜	融像训练+调节训练

四、分析调节异常和聚散异常的关系

调节会引起调节性聚散,而聚散也会引起聚散性调节,调节与聚散关系密切,是联动的,还是互相影响的。出现调节异常时常常也会出现聚散的异常,我们需要梳理清楚调节和聚散的因果关系。

1. 聚散与调节

情况一: 调节异常和聚散异常的"方向"相反。

（1）集合不足→为增加集合而调用调节性聚散代偿→产生了过多的调节→调节超前、调节过度。

（2）集合过度→减少过多的集合→聚散性调节也减少→调节滞后、调节不足。

在这个推理中,调节是正常的,但是大脑因为要处理集合的问题,而通过聚散性调节影响了调节。所以集合问题是"因",是临床要处理的主要矛盾。从集合的"因"产生了"调节"的"果"。

情况二：调节异常和聚散异常的"方向"一致。

（1）调节不足→无法调动充分的调节性聚散→集合不足。

（2）调节过度→调节性聚散也过度→集合过度。

在这个推理中，集合是正常的，调节的问题导致了调节性聚散的问题从而影响了聚散。所以调节问题是"因"，是临床要处理的主要矛盾。从调节的"因"产生了"集合"的"果"。

2. ACA 与调节

（1）ACA 高→对某近距视标的集合需求是固定的→AC 固定→调节小（只有 A 小，ACA 才会高）→调节力不足、调节滞后。

（2）ACA 低→对某近距视标的集合需求是固定的→AC 固定——调节大（只有 A 大，ACA 才会低）→调节力过度、调节超前。

3. 用单眼/双眼的调节灵活度检查判断调节和聚散异常的因果关系

（1）单眼检查正常，双眼正镜困难，集合不足：集合不足是"因"→靠增加调节性聚散来代偿→双眼调节过度→双眼正镜困难（双眼不能放松调节，一旦放松了，调节性聚散减弱了，集合不能维持，融像破坏，外斜视发生，所以双眼只能维持调节紧张、调节过度的状态）。

（2）单眼检查正常，双眼负镜困难，集合过度：集合过度是"因"→靠减少调节性聚散来减少过多的集合→双眼调节减少，调节不足——双眼负镜困难（双眼要尽量减少调节，一旦使用过多调节，调节性聚散增加，集合更过度了，不能维持融像，内斜视发生，所以双眼只能维持调节放松、调节不足的状态）。

（3）单眼检查负镜困难，双眼正常，集合过度：调节是"因"→调节力弱→靠增加聚散性调节来代偿→集合过度。

（4）单眼检查正镜困难，双眼正常，集合不足：调节是"因"→调节过度、不能放松→靠减少聚散性调节来代偿→集合不足。

五、如何做好视功能异常的诊断

如果患者有相关的视疲劳症状，结合表 5-2-5 的标准可参考诊断。注意，如果患者没有视疲劳症状则不诊断，也不做处理。表 5-2-5 中的标准适合多数的非斜视性双眼视异常的情况，但实际工作中还有不少验光师反映，如果按前述的视功能检查的正常值标准，很多人都有一些检查结果"不正常"。而如果用这些不正常的结果对照这个诊断参考表格，会发现完全对不上号，无法给出明确诊断，怎么办？

这种情况很常见，遇到这类问题时，我们的处理原则和方案是：

1. 首先要明白，视功能检查是主观心理物理学的检查，检查结果受检查环境、被检者的生理、心理状态以及检查者的操作细节、熟练程度等多种因素影响，非常复杂，所以"正常值"并不是绝对的。与血液检查、细胞计数这样的客观检查不同，主观的心理物理学检查结果很难有"金标准"。比如国外用的 Sheed 标准、Mogan 标准和国内的一些主流标准就有不同，所以当发现检查结果"轻微异常"时，要小心甄别。视功能检查的正常值标准是用于参考的，不是绝对的。

2. 视功能检查是要在足矫屈光不正的基础上完成的，在工作中要先把基础的主观验光做好，不断熟练视功能检查的操作细节，提高功能检查的准确性。如果基础的验光不准确，视功能检查结果必然也会受影响。很多验光师是在"配镜处方"而不是足矫处方的基础上做检查，所以他们检查的视功能经常都"异常"。比如，全矫正验光结果是 −8.00DS−1.00DC× 180，但考虑到患者年龄、近距用眼需求等，配镜给 −7.50DS，验光师如果就在 −7.50DS 的处方基础上做视功能检查，则调节刺激会发生变化，调节性聚散也相应变化，相关的调节检查、聚散检查全都错误了。

3. 视功能检查操作要足够熟练。视功能检查，调节幅度、BCC、NRA、PRA、隐斜检查等，都需要患者的配合和检查者熟练的操作技巧。操作不熟练、操作时间长都容易导致结果不准确。

4. 检查顺序和检查环境。一系列的检查都要尽量避免诱发调节、诱发集合，所以要先做减少调节、减少集合，后做诱发调节、诱发集合的检查。比如，先做 NRA，然后做 BCC，再做 PRA 等，否则容易造成检查结果不准确。另外还要注意检查环境。比如 BCC 要求在昏暗的光线下检查，但很多验光师没有注意，或验光室没有合适的条件，如果是在明亮的环境中检查，瞳孔缩小，BCC 的检查误差会非常大。

5. 发现和解决主要矛盾。遇到一些检查数据矛盾难以判断视功能障碍时要多方面考虑，认真甄别，先抓主要问题来解决。分析检查结果时，要先看偏离正常值最多的异常结果来判断。比如：检查结果中发现远距隐斜为 $2^\triangle$ eso，对照正常值为 $1^\triangle$ eso～$3^\triangle$ exo，就认为其"不正常"，而盯着这 $1^\triangle$ 的异常大做文章。正确的做法应该以结合其他的"更异常"的检查结果做主要判断依据 。如果只是少量超出正常值范围的"异常"结果，更要谨慎判断，寻找原因，排除假阳性（是否属测量误差还是患者未配合好）。

6. 为了避免单一检查的操作误差，我们需要做多种相关的检查来减少误差。比如调节灵活度检查中正镜通过困难与 NRA 低是对应的；比如集合近点检查和近距的隐斜检查是可互相印证的。如果这些相关的结果导向不一致，要寻找原因。

7. 不用太纠结于视功能异常的"精确诊断"，而要重点解决检查中发现的问题。举个例子：临床眼科医生在门诊经常会遇到眼红、分泌物、畏光主诉的眼表疾病患者，在疾病初期准确的诊断也是很困难的，只能给一些模糊的初步诊断如"结膜炎"。实际上"结膜炎"是有很多分类的，就以感染性结膜炎来说，有细菌、病毒、衣原体、真菌等的感染，初期表现可能都是眼红、分泌物、畏光等，角膜、结膜等眼表体征也未必表现。此时，医生会根据经验给抗细菌和（或）抗病毒的滴眼液处置（也是一种"试错"的治疗方法）。最终，不论是细菌或病毒感染都能得到控制。而如果一定要精确诊断后才处理（比如要确认是细菌还是病毒感染？是什么细菌感染？什么病毒感染？），则需要做细菌、病毒培养而占用大量的时间，反而贻误了治疗时机。也就是说，有的时候我们更加关注的是结果处理、患者症状的解决而不是精确的诊断。视功能异常也是一样的，我们根据调节和聚散的联动关系推理，尽量找到调节和聚散的因果关系，重点处理病因。不论诊断结果是否"精确"，只要患者的症状得到了解决，视功能得到了改善，治疗的目的就达到了。

8. 人眼具有适应性，双眼视异常在不同的患病阶段表现也会不同。比如早期可以通过增加 / 减弱调节性聚散或聚散性调节代偿，但后期可能也会失代偿。比如：调节不足的，起初可以聚散性调节代偿，但随病情发展聚散可能会失代偿，出现集合不足。这时就很难判断调节和聚散的因果关系了。

附：非斜视性双眼视异常的综合分析法流程（图 5-2-6）

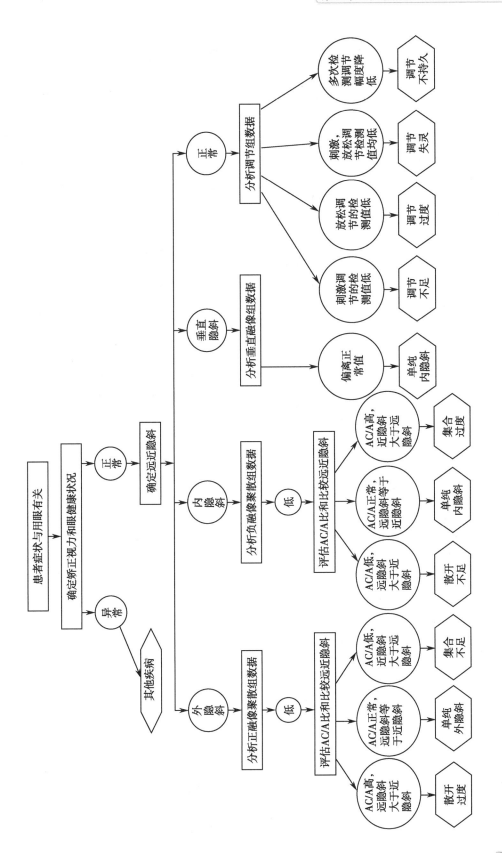

图 5-2-6　非斜视性双眼视异常的综合分析法流程

第三节 调节性会聚与调节比率

调节性会聚的英文是 accommodative convergence，调节的英文是 accommodation。调节性会聚与调节之比，取二者英文首字母表达即 AC/A（也简写为 ACA）。

调节和会聚会一同出现，出现一定的调节时，个体不同会出现不同量的聚散。图 5-3-1 中，左眼遮盖打破双眼融像，让右眼从远处的 A 点看向近距的 B 点。这个过程中双眼都会产生调节，会在调节性聚散的作用下产生集合，即使左眼被遮盖，左眼仍然会向内转动，这时产生的集合运动是调节性集合。注意，因为融像被打破，也没有融像性集合，所以调节性聚散的集合量不足以使左眼注视到 B 点。

在这个过程中，不同的个体产生的调节性聚散量是不同的，为了表达这种关系，我们用调节性会聚 / 调节（简称 AC/A）来表达：每一个单位的调节（1D）能引起多少棱镜度（△）的调节性会聚。临床上有两种方法确定 AC/A：梯度法

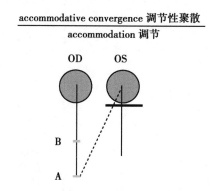

遮盖左眼，右眼从A点看向B点时双眼会同时产生调节和会聚

图 5-3-1 AC/A

（gradient）和计算法（calculated）。无论是梯度法还是计算法，都用调节刺激而不是调节反应来计算，所以这种方法测出来的 AC/A 是刺激性 AC/A。如果用调节反应进行测量和计算，则可以获得反应性 AC/A。

一、梯度性 AC/A（gradient AC/A）

用 gradient 方法测量 AC/A 时，我们作两次近距 von Graefe 隐斜测量：第一次用矫正处方测量，然后在该处方上加 +1.00D 或 −1.00D 后再测量一次，然后比较两者的隐斜。+1.00D 或 −1.00D 将调节改变 1D，调节刺激的改变将引起调节会聚改变，测量聚散的改变就可以得到 AC/A。比如：当我们增加处方 +1.00D 时，由于调节刺激减少，调节性聚散减少，其近距隐斜将向外隐斜方向增加 4 棱镜度，那么患者的 AC/A 为 4/1；同理，如果增加处方 −1.00D 时，由于调节刺激增加，调节性聚散增加，其近距隐斜将向内隐斜方向增加。

有验光师说，做梯度性 AC/A 时，已经反复认真测量但还是会做出 0，甚至是负值的情况，怎么回事？

按调节性聚散的原理，正镜片减少调节，使外隐斜变大、内隐斜变小；负镜片增加调节，使外隐斜变小、内隐斜变大。所以，理论上 AC/A 是不会出现 0 或者负值的情况的。

有时是患者配合不好，或者 1D 的调节刺激改变太弱，那我们可以放大调节刺激，把这个"A"从 1.00D 变为 1.25D、1.50D、2.00D 等，比如根据患者的调节能力在全矫光度上增加 ±1.25D、±1.50D、±2.00D 等（建议最大不要超过 2D）。只是在计算时就是：AC/A= 两次水平隐斜测量结果的差值 / 变化的调节刺激（这里 A 就不是 1，而是 1.25、1.50、2 了）。

如果这种方法还不能获得满意的结果，就用计算法测量 AC/A。

二、计算性 AC/A（calculated AC/A）

其实调节性会聚描述的是：在同样的屈光矫正处方下，从远距注视到近距注视的隐斜的变化。所以如果知道远距和近距的隐斜，就能计算病人的 AC/A 比率。

教科书上有计算性 AC/A 的公式，但公式复杂难记，而且对隐斜还有正负号的定义，容易搞错。我推荐用画图的方法计算，既能加深对 AC/A 的理解，不需要记公式，又不会出错。举例说明：

（一）远近眼位都为正位

图 5-3-2 中远近眼位都是正位。从看远距到近距 A 点（40cm）产生调节刺激 2.5D（A），这个过程中会聚度是从看远的 0$^\triangle$ 到看近的 15$^\triangle$，变化量（即 AC）为 15−0=15$^\triangle$，所以 AC/A=15/2.5=6。瞳距 PD=60mm 时，注视 40cm 视标产生的集合刺激是 15$^\triangle$，在本章第一节中介绍过计算过程。

（二）远距外隐斜、近距内隐斜

图 5-3-3 中远距外隐斜、近距内隐斜。从看远距到近距 A 点（40cm）产生调节刺激 2.5D（A），这个过程中会聚度的变化量是图 5-3-3 中两虚线的夹角，变化量（即 AC）为 4+15+6=25$^\triangle$，所以 AC/A=25/2.5=10。

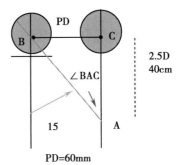

从远距到近距A点（40cm），调节刺激是2.5D，聚散度变化是15$^\triangle$，所以AC/A=15/2.5=6

图 5-3-2 远近眼位都是正位

（三）远距内隐斜、近距外隐斜

图 5-3-4 中远距内隐斜、近距外隐斜。从看远距到近距 A 点（40cm）产生调节刺激 2.5D（A），这个过程中会聚度的变化量是图 5-3-4 中两虚线的夹角，变化量（即 AC）为 15−2−4=9$^\triangle$，所以 AC/A=9/2.5=3.6。

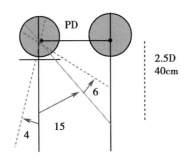

远距：4exo 近距：6eso

从远距到近距调节刺激2.5D，会聚度变化 4+15+6=25$^\triangle$，所以AC/A=25/2.5=10

图 5-3-3 远距外隐斜、近距内隐斜

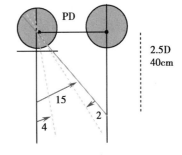

远距：4eso 近距：2exo

从远距到近距调节刺激2.5D，会聚度变化 15−2−4=9$^\triangle$，AC/A=9/2.5=3.6

图 5-3-4 远距内隐斜、近距外隐斜

三、AC/A 的正常值和意义

AC/A 的正常值是 3~5$^\triangle$；也有资料是 4~6$^\triangle$。个人认为不必去纠结这"1"的差别，难道说比正常值多了 1 或者少了 1，就会有很大的不同吗？所以就当 3-6△ 都算是正常就好，毕竟视功能检查本就是主观指标，不容易做到这么精确的。

高 AC/A 一般见于集合过度或者散开过度；低 AC/A 一般见于集合不足或者散开不足。

AC/A 还可以预判处方改变对隐斜产生的影响：低 AC/A 的患者处方改变后对隐斜影响较小；高 AC/A 的患者处方改变后对其隐斜影响大。

第四节　怎么避免隐斜定性检查和定量检查的矛盾结果

有的同学说，在视功能检查操作过程中很多检查结果是互相矛盾的。比如：用遮盖试验做眼位的定性检查时发现是外隐斜，而在做隐斜的定量检查时却又是内隐斜。定性检查和定量检查的结果相反，怎么办？

只要检查方法正确，患者配合正确，一般是不会出现这种情况的。估计是操作中出现以下的情况才导致了上述矛盾结果的产生：

1. 患者在做遮盖法检查时未做屈光矫正，而在做隐斜定量检查时是屈光全矫正的。比如，对于近视，未做屈光矫正时表现外隐斜，而矫正后，由于调节刺激了集合导致外隐斜减少，或变为正位，甚至内隐斜的情况出现。

2. 患者没有配合好。比如：嘱患者注视视标时其却在东张西望，或没有真正注视好，儿童尤其多见。检查时要特别注意患者的配合情况。

3. 注视的视标过大引起的测量误差。比如，用精细视标诱发的集合量比用手指、电筒诱发的集合量大，导致误差。所以，我们尽量使用精细视标，如文字或字母视标而不是手指、电筒等一些粗大的视标做遮盖试验。

4. 患者在做 von Graefe 法时没有"调节锁定"。von Graefe 法测量隐斜时要求患者注视下方的视标保持清晰，这就是"调节锁定"，用余光感觉上方视标的移动。如果调节没有"锁定"，则会造成测量结果不稳定或出现较大的误差。

5. 患者不理解 von Graefe 法。这时如果还在操作而未发现这一现象时也造成结果混乱。验光师发现后可以改用容易理解的马氏杆做隐斜测量。

6. 隐斜的定量测量很多，除了 von Graefe 法、马氏杆外，还可以采用三棱镜遮盖法、同视机、视野弧等方法，有条件时可以采用其他方法进行。其中 von Graefe 法、马氏杆可以在综合验光仪上操作。

7. 患者 Kappa 角异常，影响判断。

小结：

屈光矫正后的隐斜检查与裸眼检查时的调节刺激不同；患者自己的旧眼镜与屈光全矫正的试戴镜调节刺激也不同，所以屈光矫正是影响眼位的重要因素。进行功能检查时要注意鉴别检查结果是否可靠，如有怀疑的要找原因并重新测量。

第五节　Sheard、1:1、Percival 准则

融像范围检查（或称正/负相对性聚散范围检查）是我们在视功能中经常使用的检查手段，本节介绍融像范围检查的意义和临床应用。

正/负相对性聚散范围检查可以用于回答以下几方面问题：

1．我们常常说外隐斜患者要足矫正甚至过矫正、内隐斜患者要欠矫正，但具体如何定量呢？

2．如何给棱镜处方，如何定量？

3．视觉训练的目标如何设定？

一、先简单了解几个相关的概念

需求：视标距离变化但镜片或棱镜不变情况下的调节刺激和聚散刺激。不同距离上的不同调节刺激和聚散刺激连接成需求线。比如：

6m 处（远距）：调节刺激 0D；聚散刺激 $0^\triangle$

40cm 处（近距）：调节刺激 2.5D；聚散刺激 $15^\triangle$

正相对聚散（PRC）：从需求线到 BO 界限

负相对聚散（NRC）：从需求线到 BI 界限

正融像性聚散（PFC）：隐斜线到 BO 界限

负融像性聚散（NFC）：隐斜线到 BI 界限

融像性聚散的需求：隐斜线到需求线的水平距离。即某距离上的聚散需求量，如果把这个概念用于调节，就是调节需求/调节刺激。

储备：在需求满足后仍能使用的融像性聚散的量。如果是说调节的话，这个概念就像是 PRA，在满足看近 40cm 处的调节后还能再付出的调节量，PRA 反映的是调节的储备量。

对外隐斜，该储备称为正融像性储备聚散（PFRC），等于 PRC。

对内隐斜，该储备称为负融像性储备聚散（NFRC），等于 NRC。

融像性聚散和相对性聚散的关系：

PFC=PRC− 隐斜

NFC=NRC+ 隐斜

外隐斜用负值，内隐斜用正值。

二、Sheard 准则

Sheard 准则的必要条件是，融像储备至少为需求的 2 倍，所以正融像储备为外隐斜量的 2 倍；负融像储备为内隐斜量的 2 倍。

这就像我们在学习老视知识时讲的"调节幅度一半原则"一样：当人们所使用的调节力少于所拥有的调节幅度一半时，才感觉舒适并能持久注视，即：调节幅度要大于调节需求的 2 倍才好。如果把这个概念用于聚散，就是 Sheard 准则。把调节幅度换为融像储备，把调节需求换为隐斜是不是好理解多了？

Sheard 准则的数学方式表达为：R≥2D （R 表示储备量，D 表示需求量）

比如：40cm 处 6exo，至少要有 $12^\triangle$ 正融像性聚散才符合 Sheard 准则。即，40cm 查隐斜 $-6^\triangle$（需求量），双眼集合 BO 侧的模糊点要大于 $+12^\triangle$（储备量）才符合 S 法则。如果双眼集合 BO 侧模糊点小于 $+12^\triangle$，则不符合 S 准则，容易视疲劳。

模糊点意味着到这个位置融像性聚散储备已经用完，再往下增加聚散刺激就会调用调节性聚散来代偿，那就会增加调节量，导致视标模糊。所以模糊点是正融像性聚散储备的边界。

Sheard 准则对外隐斜特别有效。

1. 为棱镜处方定量　为了确定在某特定测量距离需要多少棱镜才符合 Sheard 准则（为棱镜处方定量），可以采用下面任何一种方法：

（1）反复调整棱镜量到 R=2D

（2）用公式 P=(2/3)D−(1/3)R

P 表示需要的棱镜（D 和 R 总是取正值）

当 P 为负值或是 0 时，说明不用棱镜已经符合 Sheard 准则了。外隐斜用 BI，内隐斜用 BO。

举例：

患者为 8^Δ exo 隐斜（需求 D），BO 侧 模糊点 9^Δ（储备量），则需要棱镜为：

$$P=(2/3)D-(1/3)R=(2/3)8-(1/3)9=2.33^\Delta$$

所以，为了符合 Sheard 准则，给 2^ΔBI 的棱镜处方。

2. 对欠矫正或过矫正的球镜定量　另外，还可以通过改变原处方的球镜度或视觉训练达到 Sheard 准则。

远距主觉验光的球镜度是通过公式：S=P/A 计算获得。（S 表示球镜度改变量；P 表示上述公式计算出的所需的棱镜度，BO 为正、BI 为负，A 表示梯度性 AC/A。）

AC/A 高时，正镜附加最有效。

如上例梯度性 AC/A 为 4∶1 则，S=−2.33/4=−0.58D

即可近视过矫正 0.5D 来达到符合 S 准则。

3. 确定视觉训练的目标　在上面的例子中，要通过视觉训练把 BO 侧的模糊点推到 $8^\Delta×2=16^\Delta$，使之符合 S 准则，BO 侧的模糊点到 16^Δ 就是视觉训练的目标。

三、1∶1 规则

对内隐斜 Saladin 推荐使用 1∶1 规则。1∶1 规则表明 BI 的恢复点应该至少和内隐斜一样大。公式如下：

$$BO 棱镜 =（内隐斜 -BI 恢复值）/2$$

负值或零表示不需棱镜。

1. 为棱镜处方定量

举例：

患者 40cm 8^Δeso　BI：8/10/4

则需要的棱镜量为：BO 棱镜 =(8-4)/2=2^Δ

2. 确定视觉训练的目标

通过训练把 BI 的恢复点推到 8^Δ（训练目标）

四、Percival 准则

Percival 准则与 Sheard 准则的不同在于不将隐斜考虑在内。Percival 准则说明在特定测试距离，需求点或正位眼点（"0^Δ"位）应该落在聚散度范围的中间 1/3 处。否则需要棱镜、球镜或视觉训练。

比如：A 患者 40cm　BO 15/18/12　BI 9/12/7，如图 5-5-1 所示，"0"位落在 BI 和 BO 界限的中间 1/3 内，就符合 Percival 准则。

比如：B患者40cm　BO 20/24/14　BI 4/7/3，如图5-5-2所示，"0"位落在BI和BO界限的中间1/3外了，就不符合Percival准则，容易视疲劳。

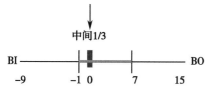

A患者40cm　BO 15/18/12　BI 9/12/7——符合P法则

图5-5-1　符合Percival准则

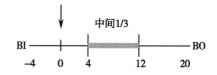

B患者40cm　BO 20/24/14　BI 4/7/3——不符合P法则

图5-5-2　不符合Percival准则

Percival准则的公式是：P=1/3G-2/3L

P代表所需处方的棱镜，G代表水平两侧界限宽度中大的一侧，L代表水平两侧界限宽度中小的一侧。

P为零或负值说明符合Percival准则，不需棱镜矫正。

1. 为棱镜处方定量

上述B患者：40cm BO 20/24/14　　BI 4/7/3

则其棱镜处方为P=1/3（20）-2/3（4）=4$^\triangle$BO

2. 对欠矫正或过矫正的球镜定量

一旦获得棱镜度数可以通过S=P/A计算以改变球镜度数来满足Sheard准则。

B患者如梯度性AC/A为6:1，则S=4/6=0.66D（球镜定量）；即也可以通过增加+0.66D的球镜来使之符合Percival准则

3. 确定视觉训练目标

通过视觉训练把BI侧模糊点推到-10（训练目标），如图5-5-3，以符合Percival准则。

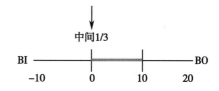

图5-5-3　用Percival准则确定视觉训练的目标

五、小结

（1）为了方便学习，我把Sheard、1:1、Percival准则的特点归纳为表5-5-1。

表5-5-1　Sheard、1:1、Percival准则的特点

	特点	需要的检查结果	公式	棱镜处方定量	球镜改变定量	视觉训练目标
Sheard准则	对外隐斜特别有效	隐斜、双侧模糊点	R≥2D	√	√	√
1:1准则	适用于内隐斜	隐斜、BI恢复点	BO棱镜=（内隐斜-BI恢复值）/2	√		√
Percival准则	不需要隐斜测量结果	双侧模糊点	P=1/3G-2/3L	√	√	√

（2）虽然棱镜处方、球镜光度调整和视觉训练都能达到符合上述准则标准的目的，但考虑到棱镜适应和改变球镜处方带来的近视进展变快等问题，临床上要求先做视觉训练，当训练效果不佳或无效时才考虑给棱镜处方和调整球镜光度的方法。

第六节 常用视觉训练工具的简单分类

非斜视性双眼视异常主要包括融像异常和功能性眼球运动异常两大类。融像性异常可因注视视标不同而有不同的表现，如集合异常、散开异常、集合范围异常等，也包括弱视或屈光参差引起的单眼抑制等感觉异常。目前国内外用于非斜视性双眼视异常视觉训练的仪器设备非常多，美国就有至少100种以上。虽然厂商都提供训练的方法和步骤，甚至制作了视频资料等，但治疗的重点是如何为患者做好视功能的检查和分析，为患者选择合适的训练工具，训练方案的制订、复查跟进等（图5-6-1）。

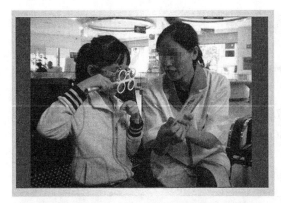
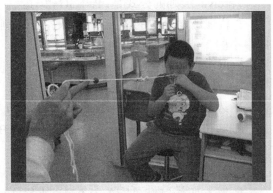
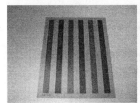
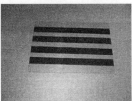
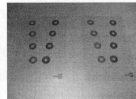
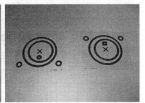

图5-6-1　简单的视觉训练工具

视觉训练的工具虽然种类繁多，但其结构和原理都不复杂，同一原理的训练工具可以以多种形式生产出来。常用的工具可以分为以下几类：

1．红绿片、偏振片和液晶滤光镜。如红绿立体图、可变矢量图、定量矢量图、偏正光立体图等。

2．镜片、棱镜和镜面。如双面镜（或称反转球镜拍）、反转棱镜拍、棱镜拍、块状三棱镜等。

3．立体镜。如镜面立体镜、Bernell立体镜、实体镜等。

4．孔径或光路变化。如孔径训练仪（裂隙尺）等。

5．纸、笔、线。如同心圆、救生圈卡、自由空间融合卡、聚散球（Brock线）、字母追踪、线条追迹等。

6．脱抑制训练。如红绿镜和笔灯、垂直分离棱镜、障碍阅读器等。

7．计算机辅助训练软件。

表5-6-1是我常用的一些视觉训练工具：

表 5-6-1　常用的视觉训练工具

常用的视觉训练工具或方法	训练目的
镜片排序	通过肉眼根据不同光度的正负镜片放大率不同,对未知镜片的光度进行从小到大的排序。训练调节放松或紧张的能力
双面镜:调节训练	训练调节力、调节灵活度
聚散球	通过对不同距离的颜色小球的注视,训练双眼的集合、散开能力。生理性复像训练
立体图(绳圈图、轨道图、8 字图、红绿立体图等)	训练双眼的集合、散开、融像能力
绳圈图	立体图的一种,用于训练双眼对周边视标的集合、散开能力
轨道图	立体图的一种,用于训练双眼对中心的跳跃视标的集合、散开能力
字母表/卡	训练调节力、调节灵活度
集合卡:(偏心的同心圆卡、救生圈卡等)自主性集合	训练双眼的集合、散开、融像能力
裂隙尺(双孔、单孔)	训练双眼的集合、散开、融像能力
立体镜、镜面立体镜	训练双眼的集合、散开、融像能力
扫视、追随追迹训练本	训练扫视、追随;眼动系统训练

我觉得开展视觉训练项目的难点在于向患者说明介绍相关工具的使用方法,让患者理解训练的流程和原理,克服训练的乏味和疲劳,提高依从性。

第七节　举个案例说说双眼视检查和视觉训练的流程

前文讲了很多双眼视功能检查、非斜视性视觉功能异常、视觉训练的相关知识,这些内容远远超出了我们平时"验光配镜"的工作范畴,如果以前没有接触过,还会觉得比较陌生。本节就以一个案例的处理过程来说明实践中双眼视检查和视觉训练是怎么开展的。

注意,双眼视功能异常的诊疗非常复杂多样,本节的案例所用的方法和流程都很"教条",仅供初学者领会工作流程用,不一定具备普适性。

女,12 岁,发现近视并戴框架镜 2 年余,每天用电脑 1 小时左右,2 周前刚在外眼镜店配了眼镜。自诉其做作业时注意力不集中,有看不清楚、串行等现象,偶有眼眶胀痛情况。

第一步:首先判断,这样的主诉是否考虑存在双眼视觉异常的问题?

初学者可对照本章第一节中非斜视性双眼视功能异常的典型的症状表现看看患者的症状是否属于双眼视觉异常方面的问题。

第二步:基础的视光检查。

原框架镜光度:

右眼:-2.00DS——1.0

左眼:-2.50DS——1.0

近距遮盖试验:眼球从外向内转动明显

主视眼:左眼

睫状肌麻痹验光:

右眼:-2.25DS——1.0

左眼：−2.75DS——1.0

主觉验光：

右眼：−2.00DS——1.0

左眼：−2.50DS——1.0

仅单眼验光的结果来看，这是一个简单的低度近视眼。看来双眼视功能方面问题可能性大。结合遮盖试验外隐斜表现和主诉分析，有可能是集合问题，要进一步做集合方面的检查。

第三步：双眼视功能（调节、集合）检查。

集合功能检测：包括水平隐斜、融像性集合范围、ACA、集合近点等，结果如表5-7-1。

表 5-7-1　集合功能检测结果

	水平隐斜检查： □马氏杆检查法 √ □ von Graefe 法		负融像性集合 NRV	正融像性集合 PRV
5m	2	√ EXO □ ESO	X　/　5/ 3	4/　7/　4
40cm	20	√ EXO □ ESO	12/　20/ 12	6/　8/　5
40cm+1.00D	22	√ EXO □ ESO		
集合近点检查（NPC）：破裂点　10　cm　　恢复点　12　cm				
ACA □计算性 √梯度性：2:1				

集合、调节是联动的，再看看调节有没有问题呢？

调节检查结果如表5-7-2。

表 5-7-2　调节检查结果

	右眼	左眼	双眼
调节幅度 APC 推进法 √ 负镜片法□	11.3D	11.8D	D
负相对调节 NRA	+1.50D	+1.50D	D
正相对调节 PRA	−3D	−3D	D
调节反应 BCC	+0.50D	+0.50D	D
调节灵敏度 Flipper	9次/分	9次/分	8次/分

第四步：这些检查哪些不正常，怎么判断。

接下来就对照相关功能测量的正常值参考（本章第二节有参考标准）

结果发现不正常的检查结果如下：

40cm（近距）：20$^\triangle$EXO 外隐斜过大　（正常值：近距隐斜：3$^\triangle$±3$^\triangle$外隐斜）

梯度性 ACA：（22−20）/1=2:1 过小　（正常值：3/1～5/1；4/1～6/1）

正融像性集合 PRV：5m 4/7/4　40cm　6/8/5　稍偏低

集合近点检查（NPC）：10cm 破裂、12cm 恢复　偏大（正常参考值：破裂点 3cm±4cm、恢复点 5cm±5cm。）

负/正相对调节 NRA/PRA：右眼 +1.50/−3；左眼 +1.50/−3 负相对调节稍偏小（正常值：

NRA +1.75 至 +2.25；PRA -1.75 至 -3.00）

余基本正常。

将这些不正常的检查结果与本章第二节中的调节和集合功能障碍体征诊断参考表格（表 5-1-4）做对比发现，异常的检查结果基本符合"集合不足"的诊断。结合主诉、症状进一步确认。

第五步：制订针对性的处理方案。

集合不足、外隐斜的处理原则包括球镜过矫正（按 Sheard 准则计算需要过矫正的负球镜量）；但是为了避免近视过矫正可能造成"促进"近视进展，优先进行视觉训练。

如果患者症状不严重，可以使用简单的训练工具，如：聚散球、裂隙尺等回家自己训练。但患者症状明显，看近距的外隐斜相当大，先安排在专门的训练室进行训练。

训练的原则和方法：

按 Sheard 准则计算训练目标，并把目标按时间段分解。

训练难度由浅入深，分阶段进行各类刺激集合的训练，同时配合调节训练。

每项训练完成或达到训练目标后记录完成的时间，才进行下一项训练。

定期复查：了解完成阶段训练后症状是否改善；进行相关的视功能检查（调节、集合检查）判断训练效果；根据主诉和检查结果实时调整训练方案。

第八节 推荐一个开展视觉训练项目的学习计划

本节推荐一个开展视觉训练项目的学习计划供大家参考。

第一阶段：了解双眼视功能和视觉训练的相关概念

学习人员：视光师、训练师、助理、视光门诊管理者

学习重点：

1. 了解调节异常和非斜视性双眼视异常患者的常见症状

2. 了解调节异常和非斜视性双眼视异常的检查方法和分类

3. 掌握视觉训练的一般原则、适用人群及改善症状

4. 掌握视觉训练的相关工具及基础配置

5. 视觉训练的医患交流技巧和互相练习

第二阶段：家庭视觉训练工具的使用

学习人员：视光师、训练师

学习重点：

1. 家庭视觉训练工具的品类和训练应用

2. 字母表的使用方法及操作

3. 双面镜、视力卡的使用方法及操作

4. 聚散球的使用方法及操作

第三阶段：训练室基础训练工具的使用

学习人员：验光师、训练师

学习重点：

1. 训练室训练工具的构成，每种训练工具的规格及训练应用

2. 偏光矢量图的使用方法,绳圈、小丑、轨道图

3. 红绿立体图的使用方法

4. 融合卡、集合卡的使用方法:救生圈卡、偏心环卡、偏心的同心圆卡、自由空间卡

5. 阅读单位的使用方法:偏光、红绿阅读单位

6. 裂隙尺的使用方法

第四阶段:相关功能检查及方法

学习人员:视光师、训练师

学习重点:

1. Worth 4 dot 法和结果判断

2. 立体视检查的方法

3. 色觉检查

4. 色觉检查方法

5. 调节检查

6. 推进法、负镜片法测调节幅度

7. 负相对调节 NRA/ 正相对调节 PRA

8. 调节反应 BCC

9. 调节灵敏度 Flipper

10. 集合功能检查

11. 水平隐斜检查:马氏杆检查法、von Graefe 法

12. 正负融像性集合范围

13. 集合近点

14. ACA:计算法、梯度法

15. Sheard、1∶1、Percival 准则的应用

第五阶段:视觉训练流程和实际应用

学习人员:视光师、训练师

学习重点:

1. 视觉训练流程,相关视功能检查、视觉训练的表单的使用

2. 熟悉各类检查的正常值、诊断的参考标准

3. 异常双眼视中调节异常的训练流程

4. 异常双眼视中集合异常的训练流程

5. 患者的筛选及病例分析

第九节 三棱镜的应用

一、三棱镜的定义

三棱镜的光学截面是三角形。底部与形成棱镜顶点的两个斜面相对,称为棱镜的底;相对于底的顶部称为棱镜的顶,所形成的角称为顶角(图 5-9-1)。棱镜的方位是根据底部的方向表示的。

当眼睛通过棱镜看物体时，棱镜在眼睛前的方向会影响眼睛对物体方位的知觉（图5-9-2）。所以，正确指定棱镜底的方位很重要，可以知道棱镜对眼产生的光学效果。

棱镜的屈光力用棱镜度（△）表示 1△屈光力表示使光线在 100 单位距离处，偏移 1 单位的距离（图5-9-3）。

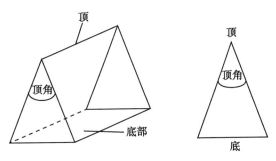

图 5-9-1 三棱镜的截面

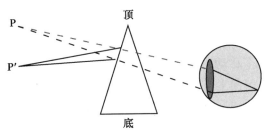

通过棱镜看物点P'，物象向棱镜顶的方向移动

图 5-9-2 通过棱镜视物，物像向棱镜顶的方向移动

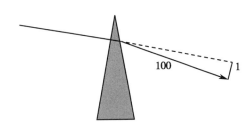

图 5-9-3 棱镜的屈光力

二、透镜的棱镜效果与移心

（一）棱镜与球镜

球面透镜可以看作无数个底相对的或顶相对的，从中心向外棱镜度逐渐增加的三棱镜组合。棱镜底相对的组合形成正透镜；顶相对的形成负透镜（图5-9-4）。这样的棱镜组合的特点是：①越靠近中心，棱镜效果越少，越远离中心，棱镜效果越大，中心没有棱镜效果；②上下方棱镜组合的底的方向相反。

由于有上述两个特点，球镜和棱镜的光学效果是不同的，球镜对光线产生会聚或发散作用，而棱镜改变光的传播方向，无聚散作用（图5-9-5）。

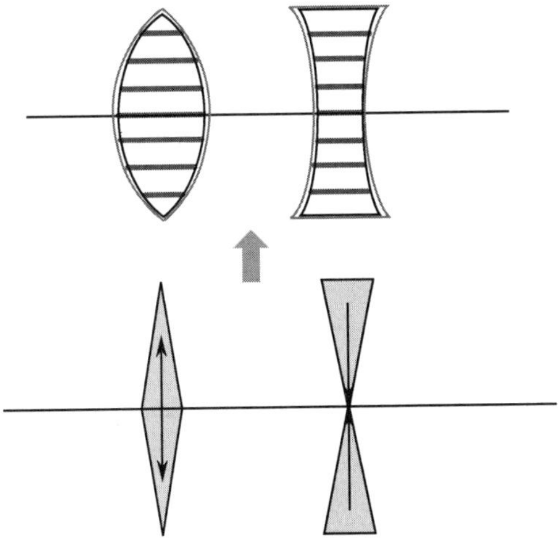

（二）透镜移心的棱镜效应

图 5-9-4 透镜可以看作棱镜的组合

透镜上任何一点的棱镜效果等于这一点偏离中心的距离（移心距离）与该子午线上的屈光度的乘积：**P=CF**。其中 P 为棱镜度（△），C 为移心距离，以厘米（cm）为单位，F 为该子午线上的屈光度（D）。

只要视线未通过透镜光学中心，就会产生棱镜效果。所以如果框架眼镜配装时双眼的瞳距、配镜高度不一致（误差），"C"移心距离就不同，双眼产生的棱镜效果就会不同。误差越大（C越大）、屈光度越高（F越高），棱镜效果（P）在双眼的差异越大。

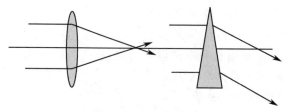

球面透镜和棱镜效果的比较

图 5-9-5　球镜和棱镜的光学效果不同

　　屈光参差时也会出现这种情况,双眼的屈光度(F)差异大,棱镜效果(P)在双眼的差异也很大。

　　如果双眼的棱镜效果是在水平方向上的,人眼还可以通过融像机制代偿;但如果这种差异是在垂直方向上时,棱镜效果会"逼迫"双眼向上下不同的方向转动,会造成戴镜不适。比如屈光参差者戴框架镜,视线在垂直方向上上下移动时,双眼垂直方向上棱镜差异会不断变化,逼迫一眼向上方转动,一眼向下方转动,越向上方 / 下方周边看,棱镜差异越明显,越不舒适。第三章第十一节中有这样的案例介绍。

(三)棱镜效果计算

　　按上述公式 P=CF,我们可以计算透镜上任一点的棱镜效果。

　　举例:计算一右眼镜片:+2.00DS/−5.00DC×90 光心上方 5mm 内 4mm 处的棱镜效果。计算过程归纳为图 5-9-6。

　　第一步:画光学十字,计算各主子午线上的屈光度。

　　第二步:用底对底的 2 个棱镜代表正镜,顶对顶的 2 个棱镜代表负镜,画在主子午线轴上。

　　第三步:标记光心上方 5mm 内 4mm 处的点,并分解到两主子午线。

　　第四步:判断分解到两主子午线上后的位置处的棱镜效果方向,按第二步中画的棱镜辅助图很容易判断。看图说话:水平方向是低在内(BI),垂直方向是底在下(BD)。

　　第五步:按 P=CF 公式计算棱镜量。水平方向:P=CF=0.4cm×3=1.2$^{\triangle}$;垂直方向:P=CF=0.5cm×2=1.0$^{\triangle}$。

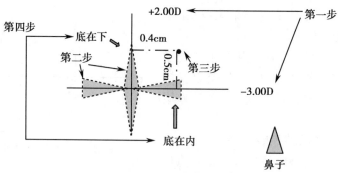

右眼镜片:+2.00DS/−5.00DC×90
光心上方5mm内4mm处的棱镜效果

图 5-9-6　透镜的棱镜效果计算

　　所以,右眼镜片:+2.00DS/−5.00DC×90 光心上方 5mm 内 4mm 处的棱镜效果是,水平方向 1.2$^{\triangle}$BI;垂直方向 1.0$^{\triangle}$BD。

（四）移心的计算

框架眼镜装配时移动透镜的中心，让患者从光学中心以外的点看出去，就能产生预期的棱镜效果。其计算就是把上面的过程倒过来。看起来很复杂，但用画图的方法却很简单、很清晰。

举例：要使 −2.00DS/+6.00DC×90 的右眼透镜产生 2△底在上和 1△底在内的棱镜效果要如何移心？

计算过程归纳为图5-9-7。

第一步：画光学十字，计算各主子午线上的屈光度。

第二步：用底对底的2个棱镜代表正镜，顶对顶的2个棱镜代表负镜，画在主子午线轴上。

第三步：看图说话，判断光学中心如何移动才能获得目标棱镜效果，确定移心方向。底在上，必须使得镜片中心在垂直方向（负镜，顶对顶的2个棱镜代表）向下方移动才能实现；底在内，必须使得镜片中心在水平方向（正镜，底对底的2个棱镜代表）向内侧移动才能实现。

第四步：计算移心量。P=CF，即 C=P/F。水平方向要移动：C=P/F=1/4=0.25cm，2.5mm；垂直方向要移动 C=P/F=2/2=1cm，10mm。

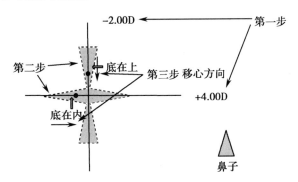

使−2.00DS/+6.00DC×90的右眼透镜产生2△底朝上和1△底朝内的棱镜效果

图 5-9-7　移心的计算

所以，这个例子的计算结果是：水平方向向内移心2.5mm；垂直方向向下移心10mm，可以达到期望的棱镜效果。

三、三棱镜在视光学中应用的一些案例

前文提到过，视觉训练无效的双眼视异常，如散开不足、集合过度等的矫正，可以使用三棱镜。此外，矫正垂直方向的隐斜/斜视、眼球震颤等都可以使用。用三棱镜时，建议根据患者的异常眼位或异常聚散问题，用画图的方法确认三棱镜底的朝向。本节以几个案例说明如何画图判断。

（一）垂直位隐斜或斜视

女患者，34岁，无糖尿病、高血压病史。半年前车祸头部外伤，当时CT示枕叶皮质有血肿，后一直视物有复像，难以耐受。现颅脑创伤已痊愈，双眼裸眼视力0.8，检查无器质性病变。仔细询问，主诉为复像而非重影。

检查发现右眼6△上斜，经反复试镜后右眼前加4△底在下的三棱镜时复像消失而且

患者戴镜舒适能接受。棱镜都加到一眼会造成镜片厚重且双眼镜片不对称，为了配镜美观，把棱镜均分于双眼，右眼 $2^\triangle$BD，左眼 $2^\triangle$BU 配镜（图 5-9-8）。患者诉复像消失，戴镜满意。

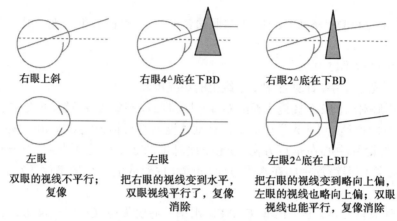

| 右眼上斜 | 右眼4△底在下BD | 右眼2△底在下BD |

| 左眼 | 左眼 | 左眼2△底在上BU |

双眼的视线不平行；复像　　把右眼的视线变到水平，双眼视线平行了，复像消除　　把右眼的视线变到略向上偏，左眼的视线也略向上偏；双眼视线也能平行，复像消除

图 5-9-8　棱镜处理上斜视、复像

所以，如果棱镜要在垂直方向分配到另外一眼，底要放在相反方向；如果棱镜要在水平方向分配到另外一眼，底要放在相同朝向（图 5-9-9）。棱镜底在上时要分配到另外一眼，底要变为下；棱镜底在内时要分配到另外一眼，底还是内；棱镜底在外时要分配到另外一眼，底还是外。简单好记即是：上与下，内与内，外与外。

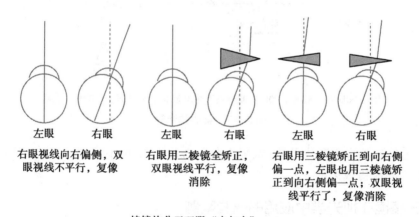

| 左眼　　右眼 | 左眼　　右眼 | 左眼　　右眼 |

右眼视线向右偏侧，双眼视线不平行，复像　　右眼用三棱镜全矫正，双眼视线平行，复像消除　　右眼用三棱镜矫正到向右侧偏一点，左眼也用三棱镜矫正到向右侧偏一点；双眼视线平行了，复像消除

棱镜均分于双眼"内与内"

图 5-9-9　棱镜均分于双眼"内与内"

本案由于视觉中枢损伤造成的垂直方向斜视，一般情况下，随病情好转，症状会改善，复像会消失，但也有无改善的。在病情恢复的过程中，或者复像始终存在，或患者无法耐受的可以用三棱镜处理。

同样还有一个类似的案例：

男患者，30 岁，视近容易出现视疲劳，近距离阅读后 20 分钟就感觉视疲劳严重。Vouc 1.0，双眼检查无器质性病变。检查发现右眼 $4^\triangle$ 上隐斜。给右眼 $2^\triangle$BD（也可均分于双眼），视疲劳消失，能够阅读持久。

（二）集合不足

男，55 岁，感觉阅读时只有一只眼睛在使用。检查发现辐辏近点 25cm，双眼完全不能会聚，近距离阅读时几乎无集合。尝试使用 BI 的三棱镜，患者诉症状缓解（图 5-9-10）。

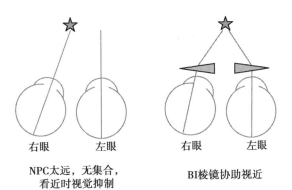

右眼　　左眼　　　　　右眼　　左眼

NPC太远，无集合，　　　　　BI棱镜协助视近
看近时视觉抑制

图 5-9-10　集合不足使用 BI 棱镜辅助

（三）眼球震颤

下一节会通过案例详细介绍。

第十节　一图看懂三棱镜矫正眼球震颤代偿头位的方法

前文提到三棱镜在视光学中的应用还包括对眼球震颤的处理，正好我曾经处理过几例这样的患者，本节给大家做一个介绍。

一、案例介绍

患儿男，13 岁，诉自幼双眼眼球震颤，视物时需要将头偏向左侧（代偿头位）。

检查：患者向前方视物时，需要将头位向左侧偏斜（图 5-10-1）。双眼不自主、水平向右侧往返摆动。

双眼前、后段无特殊。

验光：

右眼：−1.00DS——1.0

左眼：−0.75DC×180——1.0

二、眼球震颤基础知识回顾

先复习一下有关眼球震颤的基础知识。

（一）基本概念

眼球震颤（nystagmus），简称眼震。是一种不自主的、有节律性的，往返摆动的眼球运动。常由视觉系统、眼外肌、内耳迷路及中枢神经系统的疾病引起。眼震可依病因、临床特征和有关的神经眼科情况分为两大类：①知觉缺陷型眼震（sensory defect nystagmus），

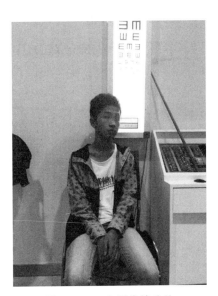

图 5-10-1　左侧代偿头位

如注视性眼震;②运动缺陷型眼震(motor defect nystagmus),如注视麻痹性眼震。

(二)病理病因

1. 眼性眼球震颤 指黄斑部中心视力障碍使注视反射形成困难而形成的眼球震颤。

(1)生理性注视性眼球震颤:包括斜性眼球震颤、视觉动力性眼球震颤和隐性眼球震颤等。

(2)病理性注视性眼球震颤:包括盲性眼球震颤、弱视性眼球震颤、职业性眼球震颤等。

2. 前庭性眼球震颤

3. 中枢性眼球震颤

4. 先天性特发性眼球震颤

(三)症状体征

1. 跳动型 眼球呈明显速度不同的往返运动,当眼球缓慢地转向加一方向到达一定程度之后,又突然以急跳式运动返回,所以此型震颤有慢性和快相的表现,慢性为生理相,快相是慢相的矫正运动,快相方向作为眼球震颤的方向,快相与病因有关。

2. 摆动型 眼球的摆动犹如钟摆,没有快相和慢相,其速度和幅度两侧相等,多见于双眼黑蒙和弱视患者。

(四)治疗方法

1. 病因治疗 对症治疗。

2. 增进视力 眼源性眼球震颤,重点是提高视力。亦可配制适当三棱镜以消除代偿头位,提高视力。

3. 双眼前加 $7^\triangle$ 的底在外(BO)的三棱镜,刺激融像性集合,利用集合来抑制眼球震颤。

4. 手术治疗 先天性冲动型者(即眼位性)可以进行手术,其目的根据"中间带"眼位矫正其代偿头位,转变眼位,减轻眼球震颤,提高视力。由于慢相侧运动的一组眼外肌肌力强,快相侧运动的一组眼外肌肌力弱,可以将慢相侧两眼外肌后退,以减弱其张力,使与快相侧一组的眼外肌平衡。将"中间带"眼位从偏心注视位转到正前方注视位。

三、案例分析

本案患者,双眼矫正视力佳,排除是因为黄斑部中心视力障碍或眼位性造成的眼性眼球震颤。目前暂无其他有效的治疗方法,可以棱镜方法消除代偿头位(图5-10-2～图5-10-4)。

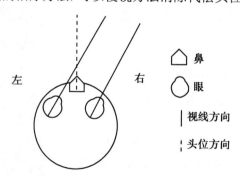

患者双眼向右侧震颤,面部向前时,
视线向右侧注视

图5-10-2 三棱镜消除眼球震颤代偿头位-1

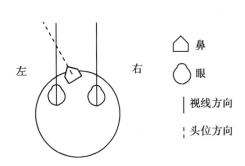

左 右

△ 鼻

○ 眼

| 视线方向

┆ 头位方向

只有将头位向左侧方偏转时,双眼视线才能向正前方注视,所以产生了向左侧偏转的代偿头位

图 5-10-3 三棱镜消除眼球震颤代偿头位 -2

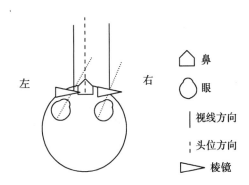

左 右

△ 鼻

○ 眼

| 视线方向

┆ 头位方向

▷ 棱镜

双眼前使用底在同方向的三棱镜,使得视线转变为向正前方注视,与头位方向一致,解决了代偿头位症状

图 5-10-4 三棱镜消除眼球震颤代偿头位 -3

本案通过从低到高给左眼 BO、右眼 BI 的三棱镜试戴,最终确认按左眼最少 $8^\triangle$BO、右眼最少 $8^\triangle$BI 的三棱镜时,代偿头位可消除。

所以给配镜:

右眼:−1.00DS——1.0 $8^\triangle$BI

左眼:−0.75DC×180——1.0 $8^\triangle$BO

戴镜后患者代偿头位消失(图 5-10-5)。

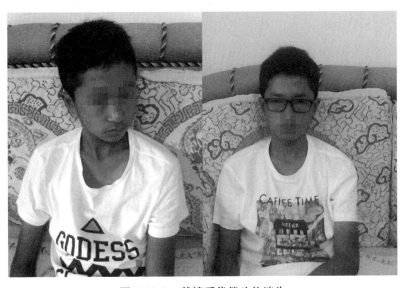

图 5-10-5 戴镜后代偿头位消失

四、小结

遇到眼球震颤患者,先初步判断眼球震颤的性质是眼性(黄斑问题?眼位问题?)还是中枢性,还是前庭性等。如属于眼性,可采用对因治疗和手术治疗。

有代偿头位的,可以使用三棱镜矫正。建议采用三棱镜时先画图确认三棱镜的方向。

双眼采用的三棱镜度数等同。如果使用的三棱镜度数较低,可以直接定做镜片,比较美观。如果三棱镜的度数高,则可以采用压贴式三棱镜(图5-10-6)。

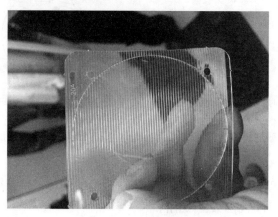

图5-10-6 压贴式三棱镜

第十一节 棱镜处理严重视疲劳案例

一、案例介绍

女,38岁,戴镜10余年,近5年来,感觉视物容易疲劳,眼眶酸胀痛,曾多次就诊未发现异常,使用过数种滴眼液,但症状越来越重。曾经尝试过配戴渐变多焦点镜片,但自觉效果不佳,配戴不适。检查:

旧镜光度:

右眼:−2.75DS——1.0

左眼:−2.75DS——1.0

电脑验光:

右眼:−3.00DS

左眼:−2.75DS/−0.25DC×91

全矫验光和矫正视力:

右眼:−2.75DS——1.0

左眼:−2.75DS——1.0

Worth 4 dot:看到5个灯

隐斜检查:

5m:15$^\triangle$内隐斜,40cm:9$^\triangle$内隐斜,40cm+1.00D:5$^\triangle$内隐斜。梯度性 AC/A=4,计算性AC/A=3.6

双眼:NRA:+2.50 BCC:+1.50 PRA:−1.50 双眼调节灵活度:5次/分 调节幅度:7D

二、处理方案

本例患者远、近距离显示较大量的内隐斜，调节幅度、灵活度差。年轻时，大脑能通过运动性融像机制代偿这些内隐斜，随年龄增加，融像能力下降，症状表现明显。

先给患者安排了以散开为主的分阶段视觉训练1个月，但症状无明显改善，视疲劳仍明显，患者表示无信心继续训练下去。

测量双眼远距、近距的正、负融像范围后，参考1∶1法则（过程略）的计算结果，结合患者试戴情况，给BO棱镜处理：远距双眼各给6△底在外（BO）获得舒适的戴镜效果；近距双眼各给3棱镜BO获得舒适的戴镜效果。

配镜处方如下：

远用：右眼：-2.75DS——1.0（6△BO）　　　左眼：-2.75DS——1.0（6△BO）双眼略欠矫正

近用：右眼：-0.75DS——0.8/30CM（3△BO）　左眼：-0.75DS——0.8/30CM（3△BO）

3个月后复诊，戴镜舒适，视疲劳症状消除。隐斜检查仍同前。

三、分析

1. 相对于集合训练，散开训练的效果会很差，或无效。本案先尝试散开训练，但效果不佳，采用了给三棱镜的处理取得了较好的效果。

2. 给棱镜处方的计算方法可按本章第五节中提到的1∶1法则计算。

3. 配戴棱镜时，不同患者的耐受性、舒适度不同，而且个体差异大，可以结合患者对棱镜的耐受性、主观感受进行调整。

4. 由于看近看远的内隐斜不一致，而且看近会因为调节刺激增加集合。所以，需要根据看远看近时的检查结果分别计算所需要的棱镜量。本案中，看近时给予正性近附加并给底在外（BO）的棱镜，所以患者需要验配两副眼镜，分别用于视远和视近。

这一类患者是渐变多焦点镜的适配者，通过视近正性近附加，减少看近时的调节需求，减少集合，减少负融像需求而缓解患者症状。但本案患者未接受渐变镜，可能和当时验配渐变镜的ADD设计、像差、通道设计、配装等有关系。内隐斜量大时，戴渐变镜的治疗效果也有限。

第十二节　用视光学基础知识分析某种近视控制眼镜

今天看到了一副"专利"近视控制眼镜。据说该眼镜有国家专利，对儿童近视控制有特效。我们先来一起观摩一下这副眼镜。

一、某种近视控制眼镜的外观

这副眼镜的每一眼的镜片由上下两部分组成：上方的一半是负镜片（近视镜）；下方的一半是正镜片（远视镜片）（图5-12-1）。

上下方的两半镜片水平拼接，没有黏合，可以手工拆卸下来（图5-12-2）。

下方的镜片是底在内（BI）的棱镜＋正镜组合（图5-12-3）。

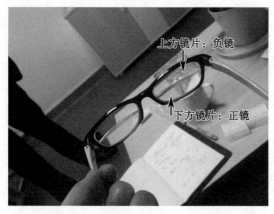

图 5-12-1　某种近视控制眼镜外观 1

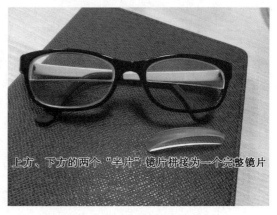

图 5-12-2　某种近视控制眼镜外观 2

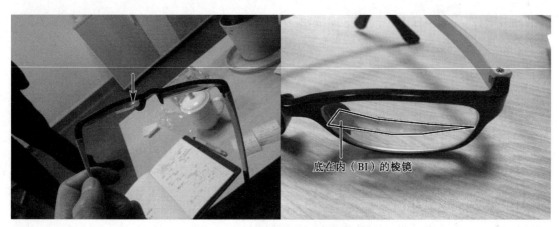

图 5-12-3　某种近视控制眼镜外观 3

对该眼镜测光的结果为（图 5-12-4）：

上方的镜片光度为：

右：−5.75DS/−1.00DC×163

左：−3.50DS/−1.50DC×173

光学中心距为：64mm

下方的镜片光度为：

右：+3.25DS/−0.25DC×95　4.50$^\triangle$（棱镜度）BI

左：+1.50DS　4.50$^\triangle$（棱镜度）BI

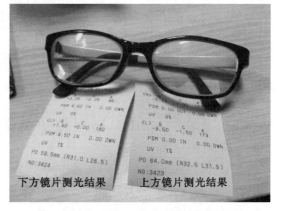

图 5-12-4　某种近视控制眼镜测光结果

二、用视光学知识的分析

这样的眼镜能否控制儿童近视进展？我们用视光学基础知识来分析一下看看。

（一）先复习 2 个概念

1. 远点　指的是调节静止时所能看清的最远一点。正视眼远点在无限远处，近视眼远点在眼前有限距离，远视眼远点在眼后。远点计算：1/ 近（远）视度数，远点的单位为米。比如 -3.00D 近视就是远点在眼前 1/3.00=0.33m=33cm；+5.00D 远视远点在眼后 1/5.00=0.20m=20cm。

2. 集合　看近时双眼眼球向内转动，视线向中间聚集，保持双眼注视同一个目标，而且视标距离越近，要求双眼内转越多（图 5-12-5）。

我们先假设上方的光学镜片设计是让配戴者看远用的，而且该度数就是患者主观验光结果的配镜处方，即：患者通过上方的镜片视物是清晰的，与普通框架眼镜一致。

再来看下方的镜片：我们假设下方的镜片设计是为了让患者配戴看近距离时，眼球下转通过下方镜片视物的。

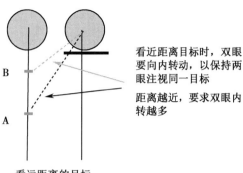

看近距离目标时，双眼要向内转动，以保持两眼注视同一目标

距离越近，要求双眼内转越多

看远距离的目标时双眼的视线平行，无集合运动

图 5-12-5　视标距离越近，要求双眼内转越多

（二）光学效果分析

接下来要讨论的问题是：如果通过下方的带有棱镜效果的正镜视物，其远点在哪里？按这个远点计算，对双眼的辐辏影响怎么样？

1. 远点的计算　为了方便计算，我们暂且以上述测光结果的等效球镜度来计算，所以上方右镜片为：-6.25DS；上方左镜片为：-4.25DS；下方右镜片为 +3.25DS　4.50$^{\triangle}$（棱镜度）BI；下方左镜片为 +1.50DS　4.50$^{\triangle}$（棱镜度）BI。

以右眼为例：如果下方没有镜片，患者等于是使用裸眼视物，其远点在：1/6.25=0.16m（16cm）处。当在眼前配戴正镜片时，由于正镜片对光线的会聚作用，使得远点变近，所以患者通过下方的 +3.25DS　4.50$^{\triangle}$（棱镜度）BI 视物时，其远点变得更近了，具体为：1/(6.25+3.25)=0.105m（10.5cm）。就是说患者通过下方的镜片视物时，右眼最远仅能看清楚 10.5cm 处的目标，这需要把书本几乎快贴到脸上了。

同理，我们可以计算出左眼通过下方镜片视物时的远点：1/(4.25+1.50)=0.174m（17.4cm）。患者通过下方的镜片视物时，左眼最远仅能看清楚 17.4cm 处的目标。

2. 集合需求的计算　当双眼同时使用下方的镜片时：双眼都能看清晰的最远距离是 10.5cm。在10.5cm 处的集合需求是多少？

我们可以计算出在 10.5cm 距离处的集合需求是：瞳距 ×100/ 视标距离 =[PD（64mm）/10.5cm]×100=60.9$^{\triangle}$（棱镜度）（图 5-12-6）

看近时镜片有 4.5×2=9 的 BI 的棱镜度效果，但即使这样，也仍然需要 60.9-9=51.9 棱镜度的集合需求，也不是人眼能承受的，双眼会直接放弃集合。

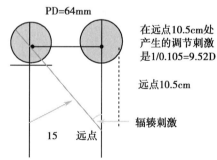

PD=64mm

在远点10.5cm处产生的调节刺激是1/0.105=9.52D

远点10.5cm

辐辏刺激

15　远点

在10.5cm处的辐辏刺激是：
[PD（64mm）/10.5cm]×100=60.9$^{\triangle}$（棱镜度）

图 5-12-6　集合需求的计算

三、结论

如果戴该近视控制眼镜，并且还要使用其光学效果的话会产生如下效果：

需要把书本（阅读物）拿到眼前很近的地方，10.5cm 处。

双眼需要极度内转，51.9$^\triangle$（棱镜度）。这已经大大超出了人眼的正融像范围，不能或者很快就无法维持该集合量。大脑会放弃运动性融像，一眼便会偏斜离开目标（图 5-12-7）。即：双眼注视了不同的视标，可能会造成视觉抑制、视觉混淆、复视。

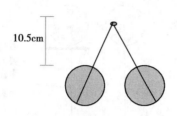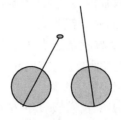

10.5cm

双眼需要极度内转（51.9$^\triangle$）
以维持双眼注视目标

当双眼不能维持该集合量时，
一眼便会偏斜离开目标

双眼注视了不同的视标，可能会
造成视觉混淆、复视、视觉抑制

图 5-12-7 戴镜产生的集合需求的影响

所以，这样的眼镜配戴后不但不能控制近视，反而会破坏人眼双眼视功能，有害无益。

本案估计验配者是想做一副棱镜下加光的眼镜作为儿童近视控制用，但是把下方的球镜光度符号搞错了，本来应该是负镜的，结果做成了正镜。但即使是把符号变为负的，即下方光度变为：右：-3.25DS/-0.25DC×95　4.50$^\triangle$BI；左：-1.50DS　4.50$^\triangle$BI 也是有问题的，与双眼的远光相比，右眼和左眼分别是在远光的基础上加了 +2.50D 和 +2.00D，这样也破坏了双眼的调节平衡。

有研究认为棱镜＋下方近正镜附加组合镜是有儿童近视控制作用的，但发生了搞错光度符号这样的错误，光学效果差之毫厘谬以千里了。

本案的分析中，远点和集合的视光学原理充分发挥出来了。所以熟悉视光学的基本概念，灵活应用视光学基础知识可以计算出各类光学矫正工具或近视防控工具的光学效果，可进一步理解配戴后人眼的反应。

第六章

视光学前沿与热点问题讨论

哥白尼提出的"日心说"在那个时代是正确的，但现在我们都知道太阳也不是宇宙的中心；牛顿的万有引力和三大运动定律在低速的物理世界是正确的，但爱因斯坦的相对论挑战了牛顿的物理学规则；今天的量子物理学理论又提出了对相对论的质疑……所以，当我们从更大的时间的维度去观察时会推论出：今天我们所认为的"真理"可能是不正确的。就以视光学的发展而论，早期对近视发展的理论非常多样，当时多数学者曾认为调节过强、睫状肌痉挛造成近视，也有的学者认为是集合时内直肌收缩牵拉眼球壁，眼压升高所致……而现在看来，这些观点都是不正确的。

曾听美国诺华大学视光学院的蒋百川教授说过，在科学的道路上要"大胆假设，小心求证"。我也经常在思考视光学临床中遇到的问题，很多问题教科书或者文献研究中没有提及，或者无法解释，所以，我也想尝试"大胆假设"一些问题并做分析。先不论对错，我想能发现问题，提出假设就是一种进步。本章对一些我阅读和理解到的视光学前沿和热点问题进行讨论，其中有我对一些问题的理解和"假设"，分享给大家。

第一节　眼镜到底要怎么戴

近视眼镜到底要怎么戴？是随时戴还是取取戴戴？这是一个常见又不太好回答的问题。我想无论何种戴眼镜的方式都应该遵循以下两个原则：①既不诱发过多的调节，也不造成过多的调节滞后；②维持正常的眼位关系，不会加重外隐斜或内隐斜。

我们先从调节的角度看：当阅读距离（工作距离）是 40cm 时，调节刺激是 1/0.4=2.50D。先提一种假设：减少调节刺激，让眼球少付出些调节，就能让眼球多"休息"而不容易疲劳。如果这种假设成立，这时有三种情况：

情况一：如果正好近视度 −2.50D，此时远点在 40cm 处，裸眼不用调节正好可以看清楚；

情况二：如果近视度数低于 −2.50D，此时远点大于 40cm，裸眼使用少于 2.50D 的调节可以看清楚；

情况三：如果近视度数高于 −2.50D，此时远点在 40cm 以内，裸眼在 40cm 的距离是无法看清楚的，只能通过"凑得更近"的方式才能看清楚。

如果基于通过减少调节刺激，让眼球"少劳作，多休息"就可以或避免视疲劳的这种假设成立，近视眼戴眼镜的方式应该是：阅读距离 / 工作距离是 40cm 时，−2.50D 以下近视，看远时戴镜而看近时不用戴镜；250 度以上近视，看远看近都戴镜。同理，如果阅读距离 / 工

165

作距离是 33cm（比如年龄小、个子小、手臂短、阅读距离减少），调节刺激是 1/0.33=3.00D；则 -3.00D 以下近视，看远时戴镜而看近时不用戴镜；-3.00D 以上近视，看远看近都戴镜。

但是，仅仅减弱调节刺激就是让眼球"少劳作，多休息"吗？这样就能减少视疲劳吗？可不一定，别忘了还有集合、融像的因素要考虑。大脑要整合双眼的视觉信息，要融像，还要调动双眼的集合运动。这就有可能出现调节是"少劳作，多休息"了，但双眼集合更累，融像更不容易，视疲劳更明显了。所以，前面提到的第二条原则：维持正常的眼位关系，不会加重外隐斜或内隐斜原则同样重要。

上述近视眼配戴眼镜的方法，虽然减少了看近时的调节刺激，但没有或少调节刺激会破坏 ACA 的平衡，而破坏眼位平衡，也有可能造成视疲劳，对视觉健康有害。上述情况二和情况三比较容易出现的是：近视眼不戴镜时看近无调节刺激，无调节性集合，集合减弱，外隐斜。也就是说，想通过戴镜方式减少看近时的调节刺激与维护正常的调节集合关系（ACA）是有矛盾的，这种戴镜方式是"立不住脚"的。那么有没有办法解决这个矛盾呢？

有，那就是通过 ACA 的检查来决定眼镜的配戴方式：

如果 ACA 低（ACA 小于 3:1），则近视要足矫正，而且不论近视度数，看远看近都戴镜。看近时戴镜，可以提高调节刺激，提高调节性集合，减少外隐斜。

如果 ACA 高（ACA 大于 6:1），则 -2.50D 度以下近视，看远戴镜，看近不戴镜。-2.50D 度以上近视，看远戴足矫镜，看近戴欠矫镜；或戴渐变镜。看近时不戴镜或戴欠矫镜是为了减少调节刺激，减少调节性集合，减少内隐斜。另外，如果看近的工作距离是 33cm，则上述的 -2.50D 换为 -3.00D。

如果 ACA 正常（3:1～6:1），则不论近视度数，成人（非老视）可不强调足矫正，以满足日常生活、阅读需求为准，看远看近都戴镜；儿童为控制近视进展，足矫正，同样看远看近都戴镜。

当然这种方法也有一些不足：对视远距离有集合问题，而视近时正常的患者——散开不足和散开过度，这个规律就不适用了。因为这种情况下看近时的眼位和调节的关系正常，不需要特别处理，而问题在于看远。对于散开不足的近视患者，看远应欠矫正，看近足矫正；而对于散开过度的患者，看远看近都应足矫正随时戴镜。好在散开不足和散开过度的患者临床少见，但视光师也要注意发现和鉴别。

小结：

ACA 的检查结果已经考虑了调节和集合的关系，在大多数情况下以 ACA 来确定眼镜的配戴方式，能同时满足本文开篇提出的两个原则。所以，如果能做好视功能检查，尤其ACA 的检查，对于眼镜配戴方式有重要的指导意义。

第二节　散光验光需要多准确

今天有同道询问：没有综合验光仪的情况下怎么才能把散光验准确？我想这是一个普遍而又非常有意思的话题。可能看到这个问题的人立即会给出很多答案，比如：

1. 用好交叉柱镜
2. 用好的电脑验光机
3. 多做几次电脑验光
4. 做角膜曲率、角膜地形图检查了解角膜散光

5. 提高检影技术

6. 散光表协助判断

7. 裂隙片法验光

我想这些回答都是正确的、可行的。但我首先想到的却是：

问题一，把散光验准确，是指散光的光度准确还是轴向准确？

问题二，这个准确度是有多准确呢？是要准确到光度在 ±0.25D 内，轴向在 1° 内？还是 5° 内？

问题三，把散光验准确的目的是什么？

如果这样细分的话，可能就会有更多的说法了，而最重要的应该是问题三——把散光验准确的目的是什么？这里可能有几种可能性：

1. 验配框架眼镜

2. 验配软性角膜接触镜

3. 验配 RGP

4. 验配角膜塑形镜

5. 儿童做屈光发育档案

6. 科研数据采集

7. 屈光手术术前检查

我想这位同道想问的一个关联性的问题是：散光验光需要多准确？而这个问题是分解为上述的三个问题。突然想起一个小插曲，原来曾受邀担任某视光学校的验光技能比赛评委，看到选手们做散光确定轴向时，一味追求"两面一样清"，反复检查，花费了很多时间，交叉柱镜转了一圈还没有找到合适的轴向……所以，我想就"散光验光到底需要多准确"分解细说一下我的观点：

情况一：如果把散光验准确的目的是为了给患者验配框架眼镜。

先来看看我国的《标准装配眼镜国家标准》(GB 13511.1—2011)是如何规定的。其中对于散光片(柱镜)的配装标准如表 6-2-1。

表 6-2-1 《标准装配眼镜国家标准》(GB 13511.1—2011)柱镜轴位允差

柱镜顶焦度值(D)	0.25～≤0.05	>0.50～≤0.75	>0.75～≤1.50	>1.50～≤2.50	≥2.50
轴位允差(°)	±9	±6	±4.0	±3	±2

我们可以看到其中的规律是：柱镜光度越小，轴位允差越大，即是：配装有点偏差没关系，不影响视觉质量；柱镜光度越大，轴位允差越小，即是：配装要尽量精确，否则很容易影响视觉质量；其中，允差是指可以产生的，在此范围内的偏差不影响患者视觉质量和视觉健康的偏差。只要配装眼镜的轴向误差在此范围内，都算是合格的。

进一步想，这个标准背后的原理是否也可以用于解释本文提出的问题呢？

人眼的生物组织结构是一个动态的系统，是会变化的，不是一个死的光学元件，我们很难精确测量这个动态系统的屈光状态，即使能，也只能说在什么时间(早晨和夜晚的状态可能不同)，什么地点(海拔高低不同)，什么场景(检测空间的大小，光线的明暗，在嘈杂的医院还是在 VIP 室)，患者在什么精神状态检查的(平静地来配镜还是自己怀疑有眼疾去检查?),检查距离(5m 的标准灯箱还是 3m 的投影机?调节刺激不同)……的情况下的检查结果。所以,我认为所谓"准确"并非是一个"点值",而是一个范围区间,而且这个区间也是随具体的屈光度不同而变化的,其实我们很难真正获得一个高度"精确"的"点值"的验光结果,而只能获得一个在某特定环境条件下的眼球的屈光状态,而这个状态可认为是一个范围。

如果按这样的思路去理解,能否把验光也看做类似的道理,在精确光度附近的某一个区间范围内都可以认为是眼睛能耐受的或察觉不出差异的、不影响视觉质量的"允差",在这个区间范围内的光度做光学矫正获得的视觉质量都是好的,都是大脑认为清晰的结果?那么,验光到底需要多准确呢?也就是说,这个大脑认可的理想视觉质量的范围具体是多少?如:假设某眼的真实精确屈光度是 $-1.21DS/-1.04DC×178$,那么验光结果在此附近的一个区间范围都是准确的,由于散光光度不高,轴向在 178°附近(174°~182°间)也是准确的,这些光度变化后的成像结果都是被大脑认可的,视觉质量是好的。在目前没有研究结论时,姑且先借用眼镜配装的允差标准是否也是一种可行的思路?

1. 如果散光不高,比如 1.5D 以内。按国标允许 ±4°的轴向误差,也就是说验光的"准确性"在 ±4°的轴向范围即 8°这么大的范围内波动都是可以接受的。那我想,在这个范围内,没有综合验光仪难道就不能精确验光轴向吗?就好像前面提到的参加验光比赛的选手,为追求"两面一样清楚"耗费了大量的时间。我想是否先看患者的散光光度大不大,如果不大,说明对散光的轴向变化不敏感,允差大,则可以直接在客观验光比如电脑验光的基础上给一个轴向,快速确定,而不是要等"转了一圈还没找到一样清楚"?

2. 如果散光在 1.75~2.50D 间,按国标允许 ±3°的轴向误差,也就是说验光的"准确性"在 ±3°的轴向范围即 6°这么大的范围内波动都是可以接受的。没有综合验光仪,就凭一个校准的、符合国标的、靠谱的电脑验光机,靠手持的镜片箱中的交叉柱镜,要做到轴向误差在 6°范围内也不是困难的事情。而且散光大了以后,患者对轴向变化的敏感性会提高,验光更容易判断。

3. 如果散光大于 2.75D,上述允许的轴向误差就变为 ±2°,即 4°的范围了。这时对散光轴向的准确性提出了较高的要求,如一定要把轴向做得尽量准确,用综合验光仪会有优势,而且因为散光大患者对轴向的敏感性会提高,轴向与真实差异大的时候视觉质量感受变化会明显,所以也容易减少误差。但问题来了,散光大时,戴框架镜因为有镜眼距离的原因,会产生较大的物像变形和像差,而导致患者戴镜不适。图 6-2-1 中从上到下的 4 幅图像分别是 A 正视眼看到的物像;B 顺规散光戴框架镜看到的物像;C 逆规散光戴框架镜看到的物像;D 斜轴散光戴框架镜看到的物像。所以散光大于 2.75D 时,给患者的最佳矫正方案不再是框架镜而是接触镜了,接触镜的散光矫正我们下面再讨论。

4. 儿童散光的配镜原则要求"准确"优先。对于儿童来说给准确的散光光度和轴向戴镜可获得更好的视网膜视觉质量,促进视觉发育,避免弱视;虽然大的散光戴框架镜的视觉效果不好,但是儿童的适应性很强,配镜还是要尽量做准确——既然是这样,为什么不选择处理散光的最佳矫正方案 RGP 呢?然而,对成人就不是这样的处理原则了,对成人来说要求"舒适"优先。这就要求配镜时减少(或转换为等效球镜度)过多的、患者无法适应的散光。调整斜轴散光到靠近水平或垂直的轴向,或者直接减少斜轴散光配镜。当我们在做"准确"散光验光时,再准确的验光结果都会被上述配镜原则"破坏"。那对成人而言,我们前面忙乎于、纠结于"如何获得准确的散光"还有多少意义?

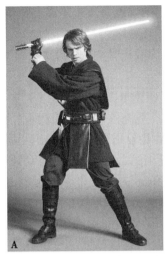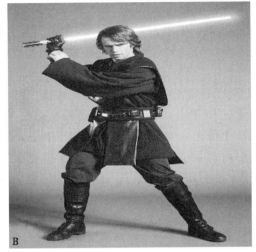

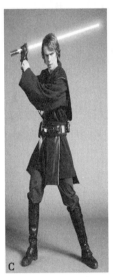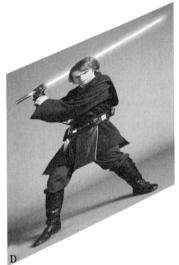

图 6-2-1　顺规、逆规、斜轴散光患者戴框架镜的成像示意图

到这里先对散光眼验配框架镜做一个小结：

（1）散光在 2.50D（含）以内时，轴向允差大：±3°，范围 6°。不用，也很难，追求高度精准的散光轴向（散光低时患者对轴向的变化不敏感）。

（2）散光大于 2.50D 时，成人配镜处方原则要求"舒适"优先，散光要做调整，这种调整可能会"破坏"准确性。所以，不用纠结于"很准确"的验光。

（3）散光大于 2.50D 时，儿童配镜处方原则要求"清晰"优先，以获得良好的视觉发育环境，首选 RGP 验配，如果实在要配框架镜则要尽量验光准确。

情况二：如果把散光验准确的目的是为了给患者验配接触镜。

1. 如果散光不高，以角膜散光为主，验配软性接触镜。软镜虽然是"软"的，会贴附在角膜上，但也有一定的弹性模量，能通过泪液镜"自动"矫正少量的角膜散光，残余的散光可以通过等效球镜处理，而且"允差"大，对散光轴向的准确性要求不高。

2. 如果散光不高，以内在散光为主，验配软性接触镜，可以通过等效球镜，或者有轴向稳定系统的散光软镜处理。对轴向"允差"大，对散光的准确性要求也不高。

3．如果散光高，以内在散光为主，验配软性接触镜还要获得较好的视觉质量则要通过有轴向稳定系统的散光软镜处理。这种情况需要准确的散光轴向，以确认轴向稳定系统的定位。

4．如果散光高，以角膜散光为主，那我们会给患者验配 RGP，RGP 能重建角膜屈光面，角膜散光是通过 RGP 与角膜间的泪液透镜自动校正的，散光的轴向不需要很精确；散光的光度则通过片上验光来处理。如果散光非常高，验配的是复曲面 RGP，散光的轴向定位是由镜片复曲面后表面和复曲面角膜表面"互相契合"校正的，这也是一个自动矫正、自动契合轴向的过程，也不必对轴向要求高度精确，但复曲面 RGP 的验配需要对散光的光度准确。

情况三：如果把散光验准确的目的是为了给患者验配角膜塑形镜。

这种情况与验配 RGP 类似，而且塑形的重点是观察塑形前后的角膜地形图形态和变化。准确对散光进行验光，主要是对塑形适应证的把握判断和对镜片设计的选择，而且更重要的是参考角膜地形图，所以对散光验光轴向的精确性要求也不高。

情况四：如果把散光验准确的目的是为了给儿童做屈光发育档案或者是科研数据的采集。

屈光发育档案是追踪儿童眼球屈光发育的过程，我们更强调的是客观验光的方法，检查结果更多的是追踪和记录，所以可以要求"准确"。但客观验光的方法可以获得相对高的可重复性结果，比如睫状肌麻痹后的电脑验光，而且还可以有角膜地形图、角膜曲率的检查结果作为参考，所以我认为这里散光要验光准确不困难。科研数据的采集也是类似的情况，都不是以配镜为目的的，不需要考虑患者的"舒适"问题，所以客观验光的方法是比较好，也是比较容易地获得"准确"的方法。

情况五：如果把散光验准确的目的是为了角膜屈光手术前的检查。

角膜屈光手术，相当于把角膜"雕刻"成一个有屈光度矫正作用的接触镜的形状，需要精确的散光光度和轴向，这需要客观验光和综合验光仪主觉验光共同结合，做到尽量准确、精确；哪怕是允差大的低度散光，都要尽量做精确。

小结：

要获得散光患者的"准确"验光结果，是要讲条件的。能精益求精固然好，但在有些时候很难获得散光的"准确性"时，可以有所取舍。毕竟不是所有患者都一定要获得很准确、很精确的散光检查结果。先搞清楚我们散光验光的目的，再考虑要把这个光验得多准确。

1．不同的散光光度在儿童和成人的配镜处方原则不同，不同的配镜处方原则决定了验光是否需要很"准确"。

2．不同的散光光度对轴向的"允差"不同，低度散光不必强求高度精确的轴向。

3．不同的验配方式、光学矫正方法对散光验光的准确度（轴向的准确度）要求不同，选择什么验配方式，什么光学矫正工具，决定了我们要花多少工夫去做散光验光，决定了我们需要多准确的散光验光结果。

第三节　各类近视防控方法的效果比较

儿童近视防控一直都是视光学领域的研究热点，防控方法也五花八门，不断有新的近视防控手段和策略涌现出来，阿托品、塑形镜、周边离焦控制镜，到底孰优孰劣呢？最近读到明日之星同学黄锦海为首的科研团队的最新文章 *Efficacy Comparison of 16 Interventions for Myopia Control in Children*：*A Network Meta-analysis*（Ophthalmology，2016，123（4）：697-708）的研究结论。该文通过对大量近年来的科研文献的查阅分析，以单焦点框架眼镜，即普通框架镜为对照，对已论证过的 16 种儿童近视防控方法的近视控制效果进行了对比，对这些方法做了"排序"（图 6-3-1）。

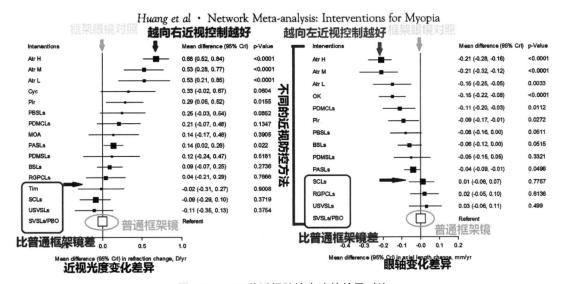

图 6-3-1　16 种近视防控方法的效果对比

1. 中间的垂直黑线代表对照组（单焦点框架眼镜 - 足矫正）的近视进展。在下方用空心黑边的方框表示（SVSLs/PBO），图 6-3-1 中用黄色字体和箭头标识。

2. 两图的左侧列表示不同的近视防控方法，其英文代码分别如下：

Atr H = high-dose atropine 高浓度阿托品（1% or 0.5%）

Atr M = moderate-dose atropine 中浓度阿托品（0.1%）

Atr L = low-dose atropine 低浓度阿托品（0.01%）

BSLs =bifocal spectacle lenses 双焦点镜

Cyc =cyclopentolate 环戊通（一种散瞳验光用的睫状肌麻痹剂）

MOA = more outdoor activities（14～15hrs/wk）更多的户外活动（每周 14～15 小时户外活动）

OK =orthokeratology 角膜塑形镜

PASLs = progressive addition spectacle lenses 渐变多焦点镜

PBO =placebo（安慰剂）即对照组 SVSLs

SVSLs= single vision spectacle lenses 单焦点框架镜 - 足矫正（普通框架眼镜）

PBSLs =prismatic bifocal spectacle lenses 棱镜＋双焦点组合镜

PDMCLs = peripheral defocus modifying contact lenses 周边离焦控制软镜

PDMSLs = peripheral defocus modifying spectaclelenses 周边离焦控制框架镜

Pir =pirenzepine 派仑西平（一种原来用于治胃病的药，后来发现有近视控制作用）

RGPCLs=rigid gas-permeable contact lenses RGP

SCLs =soft contact lenses 软性接触镜（软性隐形眼镜）

Tim = timolol 噻吗心胺（一种降眼压药）

USVSLs = undercorrected single vision spectacle lenses（欠矫正框架眼镜）

3．左边的图表示近视光度的变化，**超过垂直黑线越靠右侧说明近视进展越慢**（近视进展比单焦点框架眼镜慢），近视控制效果越好；如向左侧超过垂直黑线越靠左侧说明近视进展越快（近视进展比单焦点框架眼镜还快），近视控制效果越差；左图中的噻吗心胺、软性隐形眼镜、欠矫正框架眼镜依次比足矫正的框架镜近视进展快。

4．右边的图表示眼轴的变化，**超过垂直黑线越靠左侧说明眼轴发展越慢**（近视进展比单焦点框架眼镜慢），近视控制效果越好；如向右侧超过垂直黑线，则越靠右侧侧说明眼轴发展越快（近视进展比单焦点框架眼镜快），近视控制效果越差；右图中的软性隐形眼镜、RGP、欠矫正框架眼镜比足矫正的框架镜眼轴发展略快。

整理一下，以近视度数变化的对比，按近视控制效果排序，近视控制效果从好到差是：高浓度阿托品——中浓度阿托品——低浓度阿托品——环戊通——派仑西平——棱镜＋双焦点组合镜——周边离焦控制软镜——每周 14～15 小时户外活动——渐变多焦点镜——周边离焦控制框镜——双焦点镜——RGP——**（之后的反而比普通框架镜还差）**——噻吗心胺——软性隐形眼镜——欠矫正框架眼镜。

眼轴增长越慢越好，而且**眼轴是近视进展观察的更良好的指标**，比近视度数好，所以如果以眼轴变化的对比，按近视控制效果排序：高浓度阿托品——中浓度阿托品——低浓度阿托品——角膜塑形镜——周边离焦控制软镜——派仑西平——棱镜＋双焦点组合镜——双焦点镜——周边离焦控制框镜——渐变多焦点镜——**（之后的反而比普通框架镜还差）**——软性隐形眼镜——RGP——欠矫正框架眼镜。

注：

1．角膜塑形后，角膜的形态发生塑形变化，很难获得准确、客观的屈光度检查结果，所以多数研究是以眼轴的变化来观察的，所以角膜塑形仅在右侧的眼轴发展比较中出现。

2．RGP 虽然没有表现出近视控制效果，但是 RGP 的优势不在于近视控制，而在于获得更好的成像质量，突破常规矫正方式的视觉极限。比如，戴框架镜可矫正到 0.8 的散光患者，戴 RGP 可矫正到 1.2 以上；戴框架镜矫正不到 0.8 的"弱视"儿童，戴 RGP 就不弱视了。

看来近视控制效果最好的是阿托品家族了，近视控制效果非常好。然而，高浓度阿托品有很严重的副作用，如眩光、畏光、视近模糊、面红等。如果考虑到长期使用，可能还会有更多的未知风险。所以，低浓度阿托品成为未来最有希望应用于临床的近视控制药物。但是，目前是买不到低浓度阿托品的，该药还未通过国家食品药品监督管理局批准用于临床，期望该药能早日完成临床试验上市。也有研究发现即使是低浓度阿托品，也有部分人有不良反应出现。

小结：

我认为未来符合我国国情的近视控制应该是"低浓度阿托品＋角膜塑形镜＋每周 14～15 小时户外活动"的组合。减少近距离用眼是控制引起近视的环境因素，也是近视防控的手段，但是在现在的学习压力下，能做到、做好的可能性不大，所以"不符合我国国情"，未能列入上述组合。

第四节　特殊角膜接触镜的临床应用与验配

本书虽不介绍接触镜验配的相关知识，但特殊接触镜的验配属于视光学的前沿技术，本节对特殊接触镜的验配的新知识做一汇总。

高度屈光不正（超过±10.00DS）、高度散光（超过±3.00DC）和圆锥角膜、角膜移植术后、角膜屈光手术后、角膜外伤术后等造成的复杂不规则角膜散光等复杂屈光情况的接触镜验配是验配师面对的一大挑战，验配师必须具备相应的技巧。除了使用传统的常规RGP外，我们常常还需要应用诸如巩膜镜、复曲面RGP、散光软镜、软硬混合镜等特殊的镜片设计（注：巩膜镜、软硬结合镜、不对称设计软镜等特殊接触镜都还未获得中国CFDA批准！后文中的相关图片是在美国参观考察和学术会议时拍摄采集的）。

特殊接触镜的验配需要的不仅是技术，也是艺术。其实对复杂屈光不正患者做接触镜验配，需要的不仅仅是经验，而更多的是热情和耐心。验配复杂患者需要大量的实践，也许还要通过失败的经验，才能获得最终的患者满意，享受成功的喜悦。验配特殊接触镜是非常耗时的，角膜不规则散光表现多样，常常没有统一的验配模式。第一次验配就成功的概率并不是100%，在后期的复诊中，我们常常还需要不断调整镜片参数以改善镜片配适。

最早的著名验配师是英国的Josef Dallos，当时他用的是不透氧的玻璃制作的巩膜镜，能配戴数小时，仅在某些特别的、"运气好"的案例中患者能配戴一整天。这种镜片是干保存的，需要定期在珠宝加工商处打磨（这种镜片现在仅能在博物馆收藏了）。

今天，我们已经有大量的不同设计的高透气性材料制作的RGP，患者配戴RGP的安全性已经大幅提高，Bullimore 2013等的调查显示，每日配戴RGP的微生物性角膜炎的发生率为1.2/10 000，相对配戴软性接触镜（13.3/10 000～19.5/10 000）低很多，可以说是最安全的角膜接触镜（隐形眼镜）。虽然RGP的微生物感染风险是接触镜里最低的，但是配适仍然是非常关键的因素。临床工作中，验配师要熟记以下配适原则：

（1）等同矢高原则：如果要增大直径，则BC应平坦一些；如果要减少直径，则BC应陡峭一些；以保持等同矢高。

（2）考虑光学区、DK值、DK/t值和材料的折射率选择镜片。

（3）尽可能选择生产重复性高的生产商/品牌，详细记录定片参数。

（4）注意边缘的配适（初学者很容易只关注中央的配适而忽视边缘的配适）。良好的边缘翘起有利于镜下泪液交换，是安全配戴的保证。

一、特殊接触镜之——角膜RGP

角膜RGP即是我们常称的普通RGP（或常规RGP）。镜片由角膜表面（包括泪膜）承载。现代RGP可由多种材料生产制造，包括不同DK值、硬度、折射率、湿润角等参数，验配师定片时可以根据患者的情况选择不同材料的RGP。RGP是由高度精确的电控（电脑控制）车床切削制造的，理论上可以生产出与角膜形态匹配的任何形状，而且重复性很高。RGP的设计包括：前、后表面的toric设计，前、后表面的多焦点设计，前、后表面的非球面设计，甚至是1/4象限不对称设计，验配师可以在不同的象限选择不同的基弧和边翘翘起设计。此外，还可以制作"反几何"设计的RGP，中央明显平坦而周边相对陡峭，使之与角膜屈光手术后的特殊角膜形态匹配。

成功的 RGP 验配包括：①良好的边缘翘起，良好的泪液交换，镜片在瞬目时在角膜上滑动；②镜片压力对角膜均匀分布，无局部角膜压迫情况；③镜片摘除后角膜上皮完整无脱落；④镜片在瞬目时能在角膜表面活动；⑤配戴者有良好的视觉质量和舒适的戴镜感受。彩图 6-4-1 是一个配适良好的角膜 RGP 配适图。

虽然 RGP 很安全，配戴视觉质量很好，甚至还可以连续过夜配戴，美国 FDA 允许高透气材料制作的 RGP 连续过夜戴镜 30 天，但是事无十全十美，RGP 也是有缺点的。有的人眼睛非常敏感，不能忍受 RGP 短期的异物感和适应期。尤其是圆锥角膜和角膜屈光术后不规则散光患者中这种异物感更明显——因为他们的角膜本就不规则，不平整，因此更敏感。此外，在一些异常角膜中，角膜上皮相对脆弱，不能承受 RGP；一些圆锥角膜患者，本身就容易并发过敏性结膜炎，戴 RGP 后，由于镜片对睑结膜的长期物理性摩擦和刺激，比常人更容易发生巨乳头性结膜炎（giant papillary conjunctivitis，GPC）和过敏性结膜炎。一些角膜则非常不规则或不对称，所以本来就不容易在角膜上稳定，进一步增加了 RGP 的戴镜异物感。

最早的硬性接触镜是用完全不透氧的 PMMA 材料制作的，戴这样的接触镜时，角膜只能通过泪液交换和未被 PMMA 镜片覆盖住的角膜部分获得氧，所以镜片直径都会比较小，直径 7～8mm，可谓"小角膜镜"。这种做法虽然能提供比较好的泪液交换，但是镜片移动非常大，容易掉出来，而且患者配戴的舒适度和视觉质量很差。随着镜片材质的改进，高透气的 RGP 可以做大直径，这样戴镜的舒适度和视觉质量提高了很多，现代 RGP 的直径都在 9.5mm 左右。大直径的 RGP 戴镜舒适度好很多，而且中心定位更好。现在还有更大直径的"半巩膜镜"或称"角膜缘镜"（intra-limbal）出现。

二、角巩膜镜

软镜常常都是 14mm 直径的，RGP 高透氧，直径也是可以做大的。如果对 RGP 周边的边翘做放平处理，使之与巩膜处的曲率一致，这是否能获得更良好的配适和舒适度呢？——答案是"yes"。角巩膜镜可以完全避开镜片在角膜缘区与镜片的接触，避免镜片对角巩缘压迫。如果镜片瞬目时活动度小于 0.25mm，睑缘感知会很少，戴镜舒适度会很高。一般来说，只要角巩缘区保留 1～2mm 的"拱顶"泪液间隙，而且边缘翘起不太紧就能保证充分的镜下泪液交换，避免镜片黏附。而且镜片还可以打孔以减少镜下负压使摘镜更容易。对于想获得更好的视力而又想获得与软镜媲美的舒适度的患者来说，巩膜镜是一个很好的选择，而且能很好地处理如 3、9 点染色、不能耐受 RGP，软镜戴镜视觉质量差、toric 软镜定位差、旋转、干眼等问题。

角巩膜镜一个重要的用途是用于治疗，比如角膜移植术后。角膜移植术后的患者就算未戴镜时，移植片下方非常容易干燥，而且容易发生点状角膜脱落和发生点状角膜炎（SPK）（彩图 6-4-2）。戴巩膜镜 2 个月后，SPK 明显减少了。

用巩膜镜验配不规则角膜时，要抛开我们习惯的以基弧为验配核心的常规验配方法。巩膜镜验配是不需要关注基弧的，而是基于矢高的验配。不规则角膜的地形图表现常常很极端，而且还会影响到瞳孔区，验配巩膜镜时，镜片在角膜上方有泪液间隙而不接触角膜，属于"拱顶"的配适状态，所以镜片不会对角膜的任何区域产生压迫，从而保护了角膜病变区。

现在海外市场上有很多品类的角巩膜镜,如:Medlens 的 Jupiter 设计、Blanchard 的 MSD lens、Truform 的 Digiformlenses。英国还有 Jackallen 的 S-LIM 镜和 Soclearlens 等,这些品牌都未能进入中国。生产商提供的验配指南很全面,验配师用试戴镜通过几次实践 / 试戴,再用一种滤光片就可以观察到很好的配适结果了。巩膜镜镜片至少是 14mm 直径的,验配师可以先学习验配直径相对小一些的角巩膜镜,再学习验配直径更大的半巩膜镜和全巩膜镜。——很遗憾的是,我也只是在 2016 年 9 月香港的 BCLA 会议上实习了一次全巩膜镜的验配。角巩膜镜和半巩膜镜仅仅是见到实物而已,没有操作过验配。

三、巩膜镜

当角膜完全不能承受任何压力时,比如:上皮很脆弱或角膜非常不对称镜片与部分角膜的接触非常大,压力非常大时,我们就需要让镜片对一整个角膜和角巩缘"拱顶"配适,完全由巩膜来承载镜片了——这就是巩膜镜(彩图 6-4-3A)。巩膜镜比角膜 RGP 直径大很多(彩图 6-4-3B)。

早期的巩膜镜是 PMMA 材料制造的,近年来已经采用 RGP 的材料,如 XO 材料,制作巩膜镜,但是生产成本很高。巩膜镜(或半巩膜镜)一般直径在 16~18mm 间。戴镜时,患者得采用低头位,在镜片凹面注入生理盐水,镜片先放入上眼睑下,再放入下眼睑下。根据矢高验配,要求镜片在整个角膜和角膜缘都"拱顶"配适,周边与巩膜平行配适,避免结膜血管受压迫。当结膜血管受压迫时结膜会变苍白。再次强调巩膜镜的验配是依据矢高的验配,而不是基于基弧的验配。良好的配适是中央区角膜、角膜缘与镜片都完全无接触,形成"拱顶"配适,镜片由周边的巩膜来承载。图 6-4-4 是巩膜镜的配适示意图和戴镜时的 OCT 扫描像;彩图 6-4-5(见书末彩插)是配戴巩膜镜的效果。顺便提一下,想象中把如此大直径的镜片放到眼睛里是不是会觉得异物感很强烈?体验过才知道,配戴巩膜镜是非常舒适的,完全没有异物感。所以巩膜镜也是治疗重度干眼症的利器。另外,配戴巩膜镜时镜下泪液交换非常少或几乎为 0。

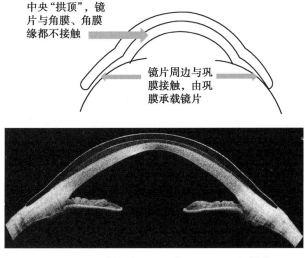

图 6-4-4 巩膜镜的配适示意图和 OCT 扫描像

四、特殊软镜

国外还有一些为验配不规则角膜而设计的特殊软镜，比如 Ultravision 公司的水凝胶 kerasoft 系列、硅水凝胶 kerasoft 2 和 kerasoft 3 系列等，可用于不能接受 RGP 镜的轻度不规则角膜患者，遗憾的是我国都没有引进这些产品。Ultravision 公司有为不规则角膜验配的新设计 kerasoft IC，适用于所有的不规则角膜，包括角膜屈光手术后的不规则角膜，透明角膜边缘变性等多种导致不规则角膜的疾病，而且验配师还可以像 RGP 一样对这种软镜的不同象限做不对称设计。

这类为验配不规则角膜的特殊软镜也是有缺点的，最明显的缺点是：矫正视力不如硬性接触镜。但是长期的纵向研究表明，角膜扩张性疾病长期戴 RGP 也会增加角膜瘢痕的风险，所以特殊软镜也是一种可行的选择和补充，毕竟软镜的舒适度比硬镜高很多。

五、Piggy-back 验配

Piggy-back 验配是指一只眼睛同时配戴 2 片角膜接触镜，一般要求使用高 DK 值的软性接触镜和高 DK 值的 RGP 组合使用：先在角膜上戴软镜，在软镜上再戴 RGP 镜（彩图 6-4-6、彩图 6-4-7），彩图 6-4-6、彩图 6-4-7 中的箭头所指为软镜的边缘。Piggy-back 验配是有很多好处的。首先，软镜成为 RGP 硬镜的"承载物"和"垫子"，这样软镜能避免 RGP 硬镜对角膜的直接摩擦而造成的角膜上皮损伤。当圆锥角膜中央锥形隆起时，戴 RGP 常常会造成锥顶压迫、角膜薄翳等角膜并发症，此时采用这种特殊设计的软镜＋硬镜组合会是比较好的选择。其次，软镜能使不规则角膜"平滑化"，一定程度上减少不规则散光，使 RGP 更容易验配，能增加其配适稳定性，更容易中心定位，视觉矫正质量更佳。

做 Piggyback 验配时，我们可以在病变角膜上戴不同光度的软镜后再做角膜地形图看获得的不同的角膜表面规则性的改变。我曾试过用 −0.50D、−2.00D、−5.00D 的软镜，用能找到的试戴镜或日抛型软镜，戴到角膜上观察戴哪一个软镜后角膜表面相对规则些，以戴软镜后的角膜地形图作为验配起点做 RGP 验配。

当角膜非常不规则，地形图也无法识别测量时，可以尝试戴一软性接触镜，增加角膜表面的规则性后常常就可以做地形图检查。这种方法虽然反映的不是真实的角膜表现形态，但至少能提供一个大致的不规则角膜的形态和严重程度的印象，也可为进一步的接触镜验配提供重要的参考依据。

彩图 6-4-8（见书末彩插）是一个右眼圆锥角膜患者的地形图，由于角膜圆锥病变严重，曲率非常高，最小和最大曲率超出角膜地形图标尺范围，地形图采集图像不完全。反复采集地形图都无法获得满意的图像，但当我们在角膜上戴上软性接触镜后再做地形图就可以采集到完整的地形图了（彩图 6-4-9，见书末彩插）。

由于 Piggy-back 验配要求同一眼戴 2 片接触镜，氧气要透过 2 片镜片才能到达角膜，所以镜片的 DK 值就非常重要了。我常常使用 2 周抛的硅水凝胶镜片作为 Piggy-back 验配的首先软镜。现在也有日抛的硅水凝胶镜片（如 Johnson&Johnson's 1-day Acuvue trueye（强生安视优 恒润氧）和 Sauflon's cliariti one-day（沙福隆的 cliariti））可以选择了。日抛镜片更安全，更卫生，更适合 Piggy-back 的配戴者，当然使用日抛的经济成本也更高。

Piggyback 验配也是有缺点的：①有的不规则角膜，如曲率特别陡的圆锥角膜和角膜移植术后角膜，戴软镜时，软镜边翘起、皱褶而无法覆盖住角膜，就无法采用 Piggyback 验配（彩图 6-4-10）。②与传统的接触镜配戴方式相比，哪怕 DK 值再高，戴 2 层接触镜还是会导致氧气传导到角膜的量减少。近期的研究发现，如果软镜和硬镜都使用 DK 值超过 100 的材料，每天都摘下镜片而不过夜配戴的话，Piggy-back 配戴者的角膜功能可不受影响。③配戴者需要更多的摘戴、护理时间（毕竟每天都要摘戴 2 层接触镜），而且戴镜的经济成本也更高。

　　只要采用合适的高 DK 值的镜片和规范的验配，Piggyback 验配可以很好的处理如反复角膜锥顶点染；3、9 点着色；镜片异物感；镜下气泡；灰尘进入 RGP 镜片下；RGP 镜片容易移位等复杂问题。

六、软硬结合镜

　　中间是硬镜、周边是软镜的设计即是软硬结合镜，这种设计相当于把 Piggy-back 的 2 片接触镜做在一起，做成了一片接触镜（彩图 6-4-11，见书末彩插）。最早设计的软硬结合镜，如 softpermlens，是用于矫正正常角膜的，但在验配实践中发现其更适合验配圆锥角膜和不规则角膜。早期的软硬结合镜缺点很明显：软镜、硬镜的结合部容易分离，而且镜片的 DK 值相对比较低。后来 2001 年 Synergdyes 公司开发了高 DK 值材料和软、硬结合部紧密的新型设计，2005 年这种镜片获得了美国 FDA 的批准。现在至少有 5 种不同的软硬结合镜设计。

　　Synergdyes 公司的软硬结合镜包含 8.4mm 直径的中央 RGP，周边是 HEMA 材料制造的软镜"裙边"，总直径 14.5mm。这种设计的特点是：中央的 RGP 提供了良好的视觉矫正效果，周边的软镜"裙边"提供了舒适的配戴感受，大直径能提供良好的中心定位。对于不规则角膜散光、大角膜散光、老视眼、圆锥角膜、角膜扩张性疾病、角膜移植术后、角膜屈光手术后等的不规则角膜都能获得良好的矫正效果。

　　中央的 RGP 设计是"拱顶的"，避免接触角膜中央，减少角膜激惹和角膜瘢痕。Synergdyes 公司的软硬结合镜的缺点在于，周边作为软镜"裙边"的材料是 HEMA 材料，DK 值低（仅 10 左右）而且含水量低（27%）。目前，新一代的软硬结合镜已经采用硅水凝胶材料制作软镜"裙边"，透氧性大幅提高。

七、高角膜散光（>3.00DC）的验配

　　验配高度角膜散光时，我们要考虑以下因素：患者的用眼习惯是什么？患者是经常驾驶吗，还是多数坐在电脑前？

　　也许有人会考虑散光软镜，毕竟软镜验配舒适度高，验配时间短、患者接受度高。但是我们还要考虑柱镜的动态稳定性，当散光大的时候，哪怕是轻微的镜片旋转也会造成散光轴位的转动和视力明显波动，这在患者驾驶时影响会非常明显。而 RGP 不会有这种问题。按我们的经验，如果患者能接受硬镜的适应期，验配复曲面 RGP 能使高散光患者获得稳定的、清晰的视力，也是最好的选择。复曲面 RGP 的计算在我的两本专著《硬性角膜接触镜验配跟我学》和《硬性角膜接触镜验配案例图解》中均有提及，有兴趣的读者可以翻看学习。

　　注意，当角膜散光很大时（>3.00DC），不建议验配球面 RGP，因为在这种情况下 RGP 对角膜陡峭子午线方向的压力会很大，造成镜片定位不稳定和不舒适，严重的甚至造成角膜薄翳。彩图 6-4-12（见书末彩插）是一个角膜散光接近 6.0D 的患者戴球面 RGP 的荧光配适

效果，我们看到角膜中部形成了一条明显的横向接触带（无荧光区），而上下方镜片严重翘起，大量荧光淤积，上下方镜片边翘非常大，镜片非常不稳定，很容易定位于角膜下方并黏附角膜，是非常差的配适。而彩图 6-4-13（见书末彩插）是同一角膜验配了复曲面 RGP 的配适情况，复曲面设计的镜片与角膜完美平行配适，视力矫正佳，患者戴镜满意度好。

除了复曲面 RGP 外，角巩膜镜和软硬结合镜也可以处理大角膜散光。

角膜散光和内在散光占总散光的比例各是多少？

如果散光主要由角膜散光构成，则角巩膜镜、球面 RGP、后复曲面 RGP 和软硬结合镜都可以处理。如总散光包括相当多的内在散光，矫正角膜散光后会暴露出内散光而影响矫正视力，这种情况需要双复曲面 RGP，其后表面复曲面设计与角膜形态吻合一致以矫正角膜散光，前表面复曲面设计以矫正残余的内在散光。

如果患者想要良好的矫正视力而又不能忍受 RGP 的异物感适应期，我们也可以采用 Piggy-back 验配。

如果患者的散光主要由内散光构成，那还是不要搞太复杂，用散光软镜验配方便、经济还高效。如果配戴软镜后视力矫正不佳，也可以采用前复曲面 RGP 处理内散光，但需要采用镜片稳定系统来稳定散光轴向，如：棱镜垂重法、截边法等。但这种处理方式会使得舒适度变差。

八、圆锥角膜

近年来，圆锥角膜主要是用 RGP 矫正。圆锥角膜 RGP 设计也有很多种，而最主流的是 ROSE K2 设计的。圆锥角膜 RGP 能获得良好的矫正视力，如摘戴、护理得当也可以使用比较长的时间，后续换片的验配也相对简单。ROSE K2 的设计可以由验配师定义多种参数变化，如周边的环曲面设计（toricperipheral，TP 设计），前、后表面复曲面设计，光学区直径变化调整，边缘翘起调整，不对称象限设计（ACT 设计）等多种设计。

经典的圆锥角膜 RGP 验配是"三点接触法"（彩图 6-4-14）：圆锥锥顶与镜片中央轻度接触，锥顶旁中周部中等适当的泪液间隙，镜片光学区与第二弧区连接处与角膜接触平行配适，适当的镜片边缘翘起，水平子午线上的周边弧宽 0.5~0.7mm。

虽然 RGP 是矫正圆锥角膜的利器，但是也有缺点：不适合戴 RGP 做体育运动；容易掉出眼睛；需要适应期来接受配戴 RGP；有时灰尘会进入到 RGP 镜下，引起突然的异物感；严重圆锥或晚期圆锥角膜也无法验配；角膜周边部的圆锥无法验配 RGP；角膜薄翳甚至瘢痕的可能。

所以，把握好适应证，选择合适的患者是非常重要的。比如：当患者不能适应 RGP 时，可以做 Piggy-back 验配，甚至全巩膜镜验配，让角膜完全"拱顶"。对于角膜屈光手术后的继发性圆锥角膜患者，用 RGP 验配很难获得良好的配适，Piggy-back（或软硬结合镜）就是良好的选择。如果遇到更困难的不规则角膜案例，Piggy-back 也无法获得良好配适的，我们只能采用巩膜镜，巩膜镜是根据矢高来做验配的，中央区角膜与镜片不接触形成了"拱顶"配适。而视力矫正也很好，遗憾的是中国 CFDA 没有批准巩膜镜和软硬结合镜进入医疗市场。

九、角膜屈光手术后的接触镜验配

虽然近年来角膜屈光手术取得了飞跃性的进展，但是仍然有一小部分患者出现了不良并发症,包括偏心切削,残余光度(欠矫正)或过矫正,屈光回退、不规则角膜散光、术后继发性圆锥角膜等。彩图 6-4-15(见书末彩插)中的患者,双眼曾行角膜屈光手术,但右眼继发了圆锥角膜。这些患者即使其验光时的等效球镜度为"0"(或接近"0"),仍然会出现炫光、鬼影、重影等现象,在夜晚或光线昏暗瞳孔扩大后更加明显。接触镜是处理这类患者的唯一有效方法,能获得良好的矫正视觉质量和双眼视。彩图 6-4-16(见书末彩插)是上述患者右眼验配 RGP 的配适图,该患者获得了良好的矫正视力和视觉质量。

对这一类角膜验配接触镜的挑战在于,这些角膜都是经过切削过的形态,不再是正常的角膜形态了。如果术后的角膜地形图还算基本规则、对称,还可以尝试使用常规的软镜接触镜做验配。然而很多时候,由于角膜中央非常平坦,软镜容易在角膜中央形成皱褶而造成视力下降或视物变形,用检眼镜看眼底时会发现眼底影像变形。

放射性角膜切开(RK)是一种早期的角膜屈光手术,这种手术是在角膜中周边区域做数条深度为 90% 角膜厚度的放射性切口,使周边角膜相对隆起,角膜曲率变陡峭,中央区域的角膜组织受到周边变陡峭的角膜拉力而平坦化,从而达到中央区域角膜曲率变平而矫正近视的目的(图 6-4-17)。这种术式常常会造成非常极端的角膜地形变化。

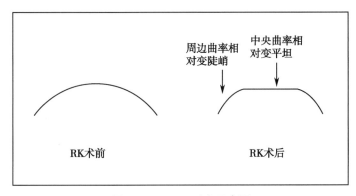

图 6-4-17　RK 手术示意图

对 RK 术后的角膜做屈光矫正是比较困难的,在放射性切开处会产生衍射现象。软镜或框架镜都无法处理这种症状。戴 RGP 时,泪液会填充这些放射性切开的不规则角膜缝隙,可以缓解这种情况,由泪液镜填充不规则角膜区域,重建角膜屈光面。要注意的是,不要给这类 RK 术后患者验配软镜接触镜,否则在放射性角膜切开的位置容易长新生血管。

这类角膜验配 RGP 时,要注意:常规 RGP 验配采用角膜曲率测量结果作为镜片基弧的选择参考,但是放射性角膜切开术后,角膜形态发生变化,如果仍采用中央区的角膜曲率作为基弧的选择参考(图 6-4-18 中左图),则周边区域镜片就会过度平坦造成边翘过大,从而导致泪液淤积、异物感强、舒适度差、定位差、镜片不稳定容易掉出等。一般应参考中周部的角膜曲率作为 RGP 基弧选择的参考(图 6-4-18 中右图),使得镜片与中周部角膜平行配适,在中央形成泪液池。这样的配适镜片定位良好,舒适度佳,镜片稳定。

彩图 6-4-19 是一 RK 术后患者的角膜地形图,验配时一般采用角膜地形图中周部的角膜曲率作为 RGP 试戴片基弧选择的参考值,做荧光染色评估。该眼的 RGP 荧光配适图见彩图 6-4-20。角膜中周部的放射性角膜切开手术瘢痕清晰可见。

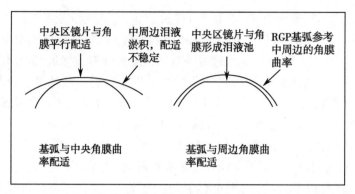

图 6-4-18　RGP 基弧与中央和周边角膜曲率配适的不同表现示意图

中央区镜片与角膜平行配适 | 中周边泪液淤积，配适不稳定 | 中央区镜片与角膜形成泪液池 | RGP基弧参考中周边的角膜曲率

基弧与中央角膜曲率配适 | 基弧与周边角膜曲率配适

角膜屈光手术后的角膜都有类似的特点：周边曲率陡峭、中央曲率平坦，所以验配的配适原则都一样。彩图 6-4-21（见书末彩插）是一行 LASIC 术后屈光回退患者的地形图，用常规框架镜或软性接触镜矫正达不到患者的视力需求。彩图 6-4-22（见书末彩插）是该患者戴 RGP 后的配适效果。

但有时角膜中央区域的镜片和角膜间的空隙太大会形成较多、较大的镜下气泡而严重影响矫正视力。可以采用在镜片凹面注水，并低头位戴镜的方式排除气泡，或者采用 Piggy-back 方法验配。也可以采用反几何设计的 RGP（中央平坦，周边陡峭）验配，如 Kerasoft IC；或软硬结合镜，如 Synergeyespost surgical（PS）等。还有一些软镜，如 Soclear 设计，提供非常平坦的 BC（BC 10.80mm），但周边用常规曲率设计的镜片——这种形态正好与 RK 术后的角膜形态一致（也是反几何设计）而且配戴舒适度很好。如验配效果还不满意，则在这种反几何设计的软镜的基础上做 Piggy-back 验配，会获得更好的配适效果。

当然，具体采用什么样的验配方法，还要结合患者的依从性、眼表敏感程度，屈光不正的情况，像差，镜片定位和费用等综合考量。

十、角膜移植术后的接触镜验配

做了角膜移植术后的角膜常常伴不规则散光，验配这样的角膜也是非常有挑战性的。这一类角膜的地形图多种多样，有表现为塌陷状的（sunken graft）、倾斜的，也可以是规则的形态，很难对其进行归类。每一个角膜形态都是独特的，验配上也很难找到"最佳配适"。一般情况下，我们要用大直径的 RGP（直径 11mm，或更大的直径）做验配，才能保证良好的镜片定位和稳定性。大直径也可以让镜片重量分布在更多的角膜组织上，避免镜片对局部角膜植片的压迫；同时大直径 RGP 验配的舒适度也更好。角膜移植术后的角膜也常常伴大角膜散光或不规则散光，增加高阶像差，视觉质量非常差。

验配时，我们还要考虑以下细节：

（1）角膜移植的缝线拆除了吗？

如果缝线未拆除，验配时不要让镜片接触缝线处，最好让缝线处产生"拱顶"配适。如果用软镜验配，包括 Piggy-back，缝线处有感染的风险，要注意密切回访。缝线拆除后，角膜表面的张力会发生变化，角膜形态也会发生变化，原来的镜片配适也随之变化，有可能需要重新验配。

（2）角膜的氧需求如何？

验配角膜移植术后的角膜时要注意，角膜植片的内皮细胞比正常角膜肯定是偏低的，角膜的氧需求是一个重要的问题，验配一定要使用高透氧的材料的接触镜，以避免角膜缺氧内皮细胞进一步下降而导致并发症，如角膜水肿、新生血管等，并发症还会激发免疫反应，甚至造成植片排斥。所以如果验配中一定要用软镜处理，要特别注意。如果实在要用，请选用最薄的软镜，增加 DK/t 值，增加透氧。

（3）角膜散光大吗？是规则角膜散光还是不规则散光？

大约 20% 的角膜植片有 5.00D 以上的散光，而其中 18% 的散光又是不规则散光。规则散光可以用框架镜或者复曲面软镜来矫正，但不规则散光还是得靠硬性接触镜矫正。硬性接触镜对这类情况的矫正效果良好，彩图 6-4-23（见书末彩插）是一角膜移植术后的不规则散光的角膜地形图，彩图 6-4-24（见书末彩插）是该角膜的前节照片，彩图 6-4-25（见书末彩插）是该角膜的 RGP 配适效果。

（4）角膜植片的位置、直径，以及与患者角膜植床的关系？

如果角膜植片的曲率比植床的曲率平坦，称为塌陷状植片（sunken graft）。彩图 6-4-26（见书末彩插）是一角膜移植后未拆除缝线的角膜，其表现就是角膜植片曲率比植床曲率平坦的塌陷状植片，彩图 6-4-27（见书末彩插）是该角膜的 RGP 配适效果，可以看到中央的植片处是荧光淤积的（曲率很平坦）。

这种情况，用高透氧的日抛软镜做 Piggy-back 是最好的选择，也是最好的避免角膜植片排斥的方法。也可以用反几何设计的 RGP 或特殊的软硬结合镜（如 Synergeyes PS，中央的 RGP 是反几何设计的，角膜植片直径在 8.4mm 以内，比中央 RGP 直径小，都可以使用）。软性水凝胶或硅水凝胶镜，如 kerasoft IC，也可以做成反几何设计以配适这种形态的角膜。另外，巩膜镜也是一种选择。

如果角膜植片的曲率比植床的曲率陡峭，称为隆起型植片（proud graft）。多数情况下，植片本身曲率是平坦的，但是整个植片比植床高，形成了一个"高原"的植片形态。角膜地形图都不容易测量，肉眼可以从侧面看出其角膜的"高原"形态，或者让患者下视时，角膜对下眼睑顶起成"高原"形态。这一类角膜的矢高很高，验配也非常困难，最好的方法就是用半巩膜镜或者全巩膜镜验配，验配时要注意对植片缝合处"拱顶"配适，避开镜片对其的接触或压迫。

（5）倾斜植片

当植片一侧明显高于另外一侧，地形图表现为从极陡峭变为极平坦的角膜，这种角膜移植术后的形态称为倾斜植片（tilted graft）。彩图 6-4-28（见书末彩插）的角膜植片就是这种情况，彩图 6-4-29（见书末彩插）是该角膜的地形图，上图是轴向图，下图是高度图。这种情况会带来显著的不规则散光，必须由硬性接触镜来做验配矫正。但是做硬硬验配也是非常困难的，镜片很容易向角膜曲率陡峭的一方偏位，很难获得中心定位。可以尝试对 RGP 做特殊设计，如果陡峭的角膜正好在下方，可以在镜片上做棱镜加厚；也可以尝试加大镜片直径，增加上眼睑的夹持力。同样，做 Piggy-back 也是一个很好的方法，可避免镜片对局部角膜的过大压力。如果怎么尝试也无法获得良好的镜片定位，只能采用巩膜镜或半巩膜镜。当然验配巩膜镜会更复杂，更花时间。

研究发现角膜移植术后，植片的敏感性是下降的，所以如果配适不良时，患者可能不会有不适感,但如真有并发症发生,患者也无法感知而及时就医,所以对角膜移植术后的患者要更加小心谨慎。彩图 6-4-30 是一个角膜移植术后的患者,连续戴"术后片绷带镜"(软性角膜接触镜)15 天,来诊时严重畏光流泪,结膜混合充血,角膜植片、植床都轻度水肿,还好我们及时做了停戴、用药的处理才未造成更严重的损害。

接受特殊接触镜验配的常常是有角膜异常的患者,所以这一类角膜接触镜的验配是与临床眼科关系最密切的。视光师不但要考虑到接触镜的光学问题,更需要掌握丰富的眼科临床,尤其是角膜病方面的知识。我认为,这一类验配是临床视光工作中最难的部分,需要经验积累而不能一蹴而就,同时也是对验配师知识体系、知识结构的挑战。万事开头难,初学者不但要多学习基础理论知识,更应该多注意收集这些特殊的案例资料,善于总结,多做试戴尝试,迎难而上。相信天道酬勤,明天的你会感谢今天奋斗的自己。

第五节　调节滞后与近视进展的再思考

有验光师问究竟是调节超前还是调节滞后戴渐变镜对儿童近视控制好?我觉得这是一个很有意思的问题,一点都不简单。

一、调节不足与调节滞后的差别

调节不足是指眼的调节力不够;而调节滞后是一种大脑的反应,是调节的习惯,调节总是"慢半拍"。举个例子:调节不足就是没有钱(调节),没钱可花(调节不足);调节滞后就是有钱(有调节,调节正常),但花钱时总是要讲价,想少花钱(调节滞后),是一种行为习惯(大脑的调节反应习惯)。虽家财万贯(调节正常)但买东西还是得斤斤计较(调节滞后),能少花一分是一分(调节能少用就少用)。

调节能力随年龄增加而下降,调节力下降后,就不是舍不得花钱(调节滞后)的问题,而是无钱可花(没有调节)。所以对年龄大的患者做调节反应的检查,意义就不大了。

二、为什么多数人调节滞后?

一般人群在视近时通常都能观测到在景深范围之内,大约 ±0.5D 的调节滞后。Rutstein(1993 Optom Vis Sci)等总结出"调节滞后主要是稳态调节系统和景深之间调控作用的结果"。用景深和用焦深来解释这个问题的原理是一样的,我认为用焦深来说明更好理解。

焦深:指在保持影像较为清晰的前提下,焦点(或焦平面)沿着镜头光轴所允许移动的距离。图 6-5-1 中,对于一个屈光系统,物像焦点并非一定要落在像平面上才是清晰的,而是只要落在一定范围内(图 6-5-1 中的灰色区域),都是清晰的。即:屈光系统使物像成像于A 与 C 点间都可以获得"清晰像",这个范围就叫作焦深。这个"清晰"是相对于大多数人眼的视觉认知而言的。

对于人眼来说,既然成像在 A 点和 C 间的区域都能获得清晰的像,为什么要多付出调节让焦点落在 B 点的像平面呢(图 6-5-2)?少调节一点,成像于视网膜后的 C 点,就已经达到了被视觉系统认知的清晰了,不用再多做调节成像于 B 点(视网膜上)了。所以多数人都是调节滞后的。而且这个滞后量和焦深有关,焦深大则滞后多,反之亦然。

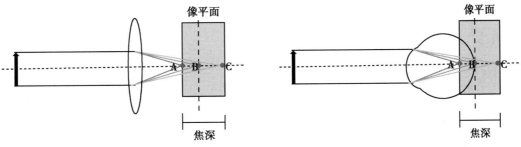

图 6-5-1　什么是焦深　　　　　　　　图 6-5-2　眼屈光系统中的焦深

从光学的角度讲，焦深与光圈和拍摄距离（摄距）有关，喜欢摄影的朋友就很清楚这个道理了：

（1）拍摄距离与焦深的关系：摄距近，焦深大；摄距远，焦深小。（原因：物距减小，像距增大，远、近模糊圈之间的距离增大，焦深增大。）所以，看近焦深大（滞后多），看远时焦深少（滞后少）。

（2）光圈（瞳孔）与焦深的关系：光圈（瞳孔）小，焦深大——看近时瞳孔缩小，焦深也变大，调节滞后增加；光圈（瞳孔）大，焦深小——看远时瞳孔扩大，焦深也变小了，调节滞后减少了。

所以随着阅读距离和瞳孔的变化，调节反应也会变化：距离越近，调节越滞后。

三、为什么人眼的调节反应不同，有的超前、有的滞后而且量不一样

对于光学成像系统，只要指定了"容许弥散圆"，上述描述的关系就是一致的，甚至可以用光学公式精确计算出来。但为什么人眼的调节反应，调节滞后量会不同，而且个体差异很大呢？

人眼是生物活体。大脑才是决定我们看到什么的主宰，而不同大脑对"清晰度"的标准是不同的，对"模糊"的容忍程度也是不同的。有的人对于模糊的耐受度高，图 6-5-3 中 d 线与 g 线之间的区域大脑都认为是清晰的；有的人对于模糊的耐受度低，仅 e 线与 f 线之间的区域大脑才认为清晰。所以，调节反应也是有个体差异的。

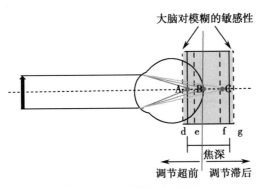

图 6-5-3　模糊适应与焦深

表 6-5-1 是不同屈光状态下青少年调节反应的测量结果汇总（王冬梅，眼视光学杂志，2009），至少说明 4 个问题：①不同人眼的调节反应是有差异的；②调节反应的均值是滞后的，调节超前罕见；③近视眼调节滞后于正视眼；④青少年调节反应与年龄没关系。

表6-5-1　不同屈光状态下青少年调节反应的测量结果

研究者	研究对象			研究方法		结果
	年龄（岁）	人数（人）	屈光状态	测量条件	测量方法	
Gwiazda 等（1993）	5~7	64	正视眼（−0.25~+0.50DS）	框架眼镜矫正	DDS: 0.25~4m, 20/30 和 20/100 视标	DDS: 正视眼（0.88D）＞近视眼（0.78D）(P<0.05)
			近视眼（−0.38~−6.25DS, <1.00DC）	单眼注视	PLS: 0.25m, 0~+4.00DS	PLS: 正视眼（0.61D）＞近视眼（0.20D）(P<0.05)
					NLS: 4m, 0~−4.00DS	NLS: 正视眼（0.69D）＞近视眼（0.64D）(P<0.05)
Gwiazda 等（1995）	6~18	63	正视眼（−0.25~+0.75DS）	框架眼镜矫正	4m, 20/100 视标, 0~−10.00DS	正视眼（0.7D）＞近视眼（0.5D）(P<0.05)
			近视眼（−0.38~−5.25DS, <0.50DC）	单眼注视	以 0.5DS 或 1.00DS 递增	
Nakatsuka 等（2003，日本）	6~12	79	正视眼（−0.55~+0.25DS）	框架眼镜足矫或习惯低矫	50.5, 32.5, 20.9, 或 16.0cm	近视眼较正视眼调节滞后大（P<0.05）且与距离呈负相关（P<0.05）
			近视眼（−1.00~−6.25Ds, <1.00DC）	双眼注视		
Yeo 等（2006，新加坡）	16~23	50	正视眼 17 名（−0.25~+0.75Ds）	角膜接触镜矫正	DDS: 0.25~4m, 20/30 和 20/100 视标	在 +1D 和 +2D 的正镜诱导以及 −3D 和 −4D 的负镜诱导下，进展性近视眼较正视眼调节滞后大（P<0.05）
			进展性近视眼 11 名（>0.50D/2 年）（−3.17±1.61）DS		PLS: 0.25m, 0~+4.00DS	
			非进展性近视 22 名（<0.50D）/2 年）（−2.56±1.27）DS	双眼注视	NIS: 4m, 0~−4.00DS	
徐丹 等（2006，中国）	18~28	38	正视组 16 名（−0.25~+0.50DS）	框架镜矫正	DDS: 1m, 50cm, 33cm 20/100 视标	进展性近视组在高调节刺激水平（2D, 3D）的调节反应显著低于正视组（P<0.05）
			近视稳定组 13 名（−2.75~−5.75DS）			
			进展性近视组 9 名（>0.50D/2 年）（−3.25~−6.25DS）	双眼注视		

注：DDS，移近法；PLS，正球镜法；NLS，负球镜法

Gwiazda（1993）提出近视眼不是调节力过度，更多是由于调节不足造成的。看近时在正常的调节能力作用下，让焦点落在视网膜上。但调节不足时，物像只能聚焦在视网膜后形成远视性离焦，这是不是符合促使眼轴的增长的条件？为了获得清晰的像，发育中的眼球只有不断变长，"追着"在后方的焦点走，最终造成眼轴长的近视眼。即：调节力弱——看近远视性离焦——眼轴增长——近视进展（图6-5-4）。

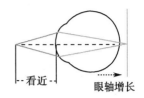

-看近-　眼轴增长

图6-5-4　看近时调节滞后示意图

四、我的猜想

起初我的想法与Gwiazda（1993）一致。但是进一步思考，却又觉得好像也不完全这样，以下是几个猜想：

猜想1： 因为我的消费习惯是斤斤计较、尽量省钱（调节滞后），这个习惯和我有多少钱（调节力）没关系。250元的衣服（2.5D的调节刺激），就算是给我减免了150元（给1.5D的正镜近附加），但我还是想少花50元钱买下（滞后0.50D）。那是不是意味着因为滞后（大脑的习惯性反应），不论减少了多少的调节刺激（给正镜近附加），滞后总是存在的？（你不论给我打多少折，我还是想再便宜些买下）。而滞后又造成了远视性离焦，造成眼轴增长。就是说，调节滞后是否与调节刺激无关？

猜想2： 就算我有更多的钱（加强调节能力），但是我斤斤计较、爱贪便宜的习惯（调节滞后）的毛病还是改不了啊。看近仍然调节滞后、仍然远视性离焦、仍然促进眼轴增长？调节滞后产生的理论基础是焦深和模糊适应，即：焦深是光学特性，由屈光系统决定，训练也是改变不了的。如果是训练"模糊适应力"，而不是训练"调节"，倒是有可能改变滞后量？这是不是说：滞后与调节能力（调节幅度）无关？这样的话，调节训练加强调节能力也不一定能改变滞后？

猜想3： 已有大量的研究证明近视患者的调节反应比正视者"更滞后"。那是否说明如果近视前就发现调节滞后就更容易近视呢？如果属实，那减少滞后对近视控制就有意义了。这里需要鉴别，滞后是近视的原因还是结果？如果滞后是原因，那减少滞后就有用。如果滞后是近视的结果，那减少滞后就没有意义了。

五、一些相关的文献

自己乱遐想也不是一回事，还是查询一下文献研究看看吧，找几个自己没明白的问题研究下：

问题1：下加光（正性近附加）改变后（调节刺激改变后）调节反应怎么变化？

王冬梅、杨智宽等（2010）的研究中，测量了不同下加情况下的调节滞后量，如表6-5-2所示。

表6-5-2　不同下加光情况下的调节滞后量

下加光	0D	+0.75D	+1.50D	+2.00D	+2.50D
调节滞后（D）	1.13±0.53	0.77±0.37	0.37±0.33	−0.28±0.37	−0.34±0.45

注：各组间 $P < 0.01$

这个表格的数据特点是：随着正性近附加的增加，调节滞后是减少的。而且当下加光增加到 +2.00D 后，调节反应变为超前了！研究结果获得的线性回归方程：调节滞后量（L）与下加度数（A）的回归方程：L=-0.63A+1.19（r=-0.979，P=0.004）。

我的理解是：下加光增加——调节刺激减少——调节滞后减少——调节超前。意味着，调节反应是随调节刺激而变化的。斤斤计较的守财奴也会随价格变便宜而大方起来了，为什么啊？

再回头查阅一下经典的调节刺激 - 调节反应曲线（图 6-5-5），瞬间就明白了。

图 6-5-5 中横坐标是调节刺激、纵坐标是调节反应，如果调节反应总是等于调节刺激，则该曲线是一条 45° 的直线。但实际上，调节反应是不等于调节刺激的。在大概 1D 的调节刺激以下（即是 1/1=1m 距离以外）调节是超前的（因为基础调节张力的存在）；而在 1m 以内，阅读距离越近，调节越滞后，远视性离焦越多；而调节刺激大于 8D 以后，调节反应基本维持在某一水平，变化不大。这是不是越看近，滞后越多，越容易近视的原因？

增加下加光，就是减少调节刺激，这个过程就是图 6-5-5 中从横坐标右向左边走（调节刺激从大到小）的过程。下加光增加——调节刺激减少——调节滞后减少（两条线间的距离减少），当调节刺激减少到 1D 以后，表现超前了。正好和上面论文的结果吻合。

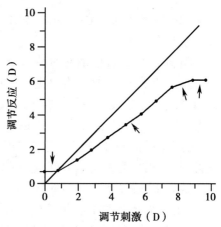

图 6-5-5　调节刺激 - 调节反应曲线

原来上面我的猜想 1 错了。价格越贵（调节刺激越大），大脑也越抠门，用的调节越少（滞后越大）。但是价格便宜时（调节刺激小），大脑却不计较了（滞后变小）；当价格非常便宜（调节刺激在 1D 以内）时，大脑还要多给点调节（调节超前）——因为价格太便宜，不能赚钱，但基本工资（"调节张力"）还是得给啊。

暂时没有查到通过调节训练后调节滞后改变的外文文献（SCI）或中文核心期刊的研究文章。但是从表 6-5-1 中可以看出，随着年龄的增加，调节力是逐渐下降的，调节滞后并没有明显的变化。看来，调节能力（调节幅度）与调节滞后是无关的。斤斤计较的个性与有多少钱没关系，我的**猜想 2 可能是对的**。

问题 2：调节滞后是近视的原因吗？

视近时调节滞后的远视性离焦是否是青少年近视眼的促发因素？这就要确认视近调节滞后是在近视眼出现前，而不是近视眼发生后的结果。看几个影响因子高的杂志的文章怎么说：

1. Goss（Optom Vis Sci, 1991）发现　正视眼儿童在形成近视眼之前就存在更多的调节滞后。——没近视前我就是斤斤计较的。

2. Gwiazda（Optom Vis Sci, 2005）　儿童在发生近视眼前的两年和发生近视眼的当年都存在调节滞后增加，这说明调节滞后伴随着近视眼形成的过程。——不论是否近视，我总是斤斤计较。

3. 其他研究　近视眼进展不伴随调节滞后增加，近视眼进展较快（>0.50D/ 年）的儿童中调节滞后是较少的；较高滞后存在于已是近视眼和近视眼屈光状态稳定的儿童。

Mutti（2006）发现正视儿童和已近视儿童在近视发生前的调节滞后是没有差异的。调节滞后增加，不能作为是否会发生近视的指标。远视性离焦更可能是近视的结果，而不是原因。

Lan Weizhong（2008）的研究认为近距离调节滞后与 −1.7D 左右的近视儿童近视进展间无关联。提示：期望通过降低看近时的调节滞后来减缓近视进展是没有临床意义的。

既然如此，通过正性近附加（渐变镜）来控制近视似乎是没有意义的。调节超前还是滞后用渐变镜本身就有问题了。调节反应与用渐变镜就没关系。近年的研究认为渐变镜是通过改变上方视网膜周边的离焦性质，使之变为近视性离焦来减缓近视的，也和调节没有关系。

我的猜想 3 也错了：调节滞后是近视的结果。减少调节滞后不能预防近视。

结论

我建议：

调节超前：做调节训练，解除调节紧张 / 调节痉挛。调节超前会变滞后的，大脑的"天性"也不会多用调节的。所以调节超前也不合适验配渐变镜。万一一段时间后超前变滞后了呢？

调节滞后：没有症状的就不处理了。

选择渐变镜可不考虑调节反应的问题，眼位、AC/A 才是儿童渐变镜选择的指标——内隐斜或高 AC/A 者才适合渐变镜。

第六节　儿童验光是否要扩瞳——看看美国视光师如何做

最近行业内一直在为一个问题争论不已——儿童验光是否要用睫状肌麻痹剂？（通俗的说法叫作"扩瞳验光"。）支持方说：儿童年龄越小调节力越强，验光一定要用睫状肌麻痹剂，麻痹调节后做检影验光；反对方说：应该先做视功能检查（调节检查），当发现有调节异常、调节痉挛等情况时才做睫状肌麻痹验光，否则可以直接主觉验光。

美国的视光师又是如何处理这一问题的呢？我正好有幸通过蒋百川教授，远程采访了诺华西南大学（Nova Southeastern University）儿童视光和双眼视学科主任 Yin C. Tea 教授，她的研究涉及调节集合、儿童斜弱视、视觉训练等领域，是儿童视光学和双眼视领域的专家。来看看她的回答是什么？

1. Dry Retinoscopy would be preferred objective measure of refractive error. Autorefraction will tend to over-minus children. Phoropter is used if child can sit appropriately，otherwise a hand-held lens rack（skiascopy bar）.

儿童用电脑验光仪容易出现负镜过矫正（近视过矫正）的情况，所以，我们用小瞳孔下检影来做客观验光。如果儿童能配合检查，则可以用综合验光仪（Phoropter）做主觉验光，如不能配合，则用 skiascopy bar 手持排镜检查。

注：Dry Retinoscopy 干性验光，指无睫状肌麻痹时的验光，我翻译为小瞳验光；skiascopy bar 是一种手持排镜，相当于把不同屈光度的镜片按屈光度大小顺序组合在一个手持的条状排列的镜片条组，方便快速切换球镜（图 6-6-1）。

2. Minimal subjective refraction depending on ability and reliability of the child's responses.

主觉验光依赖于儿童配合的能力、依从性。

3. Binocular Vision status assessed through tentative refraction-Accommodation，Vergence，Stereo，etc.

双眼视检查是通过实验性测定：调节、集合、立体视觉等来评估的。

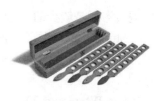

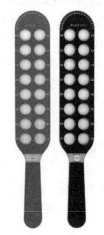

4. If patient has strabismus or amblyopia，cycloplegic refraction also obtained with 2 drops of 1% cyclopentolate. Wet retinoscopy performed at least 30-45 min after instillation.

当患者患有斜视、弱视时，我们会用 2 滴 1% 的盐酸环喷托酯（盐酸环戊通）点眼做睫状肌麻痹，滴眼后 30～45 分钟后做湿性检影验光。

注：Wet retinoscopy 湿性检影验光，指睫状肌麻痹检影验光。

WHY I DO NOT USE CYCLOPLEGIA FOR ROUTINE CASES：

图 6-6-1 手持排镜

我平时是不使用睫状肌麻痹剂作为常规的验光的，因为：

1. Cyclopentolate takes longer to take effect in regards to cycloplegia and has poor dilating action. I can always use in addition to regular dilating drops（tropicamide and phenyl），but this means more drops for children who already don't do well with eyedrops，so if there is no added benefit，I do not use.

盐酸环喷托酯（盐酸环戊通）滴眼后需要相对较长的时间才能起效产生睫状肌麻痹的效果，同时散瞳作用不大。我会在给患者使用托吡卡胺后再使用它，但是这样做就需要给儿童滴更多的眼液，而儿童常常不喜欢被滴眼液，所以，如果不是必须的话，我也不用。

2. I use secondary BV tests to analyze the accom/verg system through tentative refractive correction，so if I do not suspect excess accommodation is occurring in my patient，based on the secondary BV test results，then I will not dilate with cycloplentolate.

在主观验光过程中，我用双眼视检查，分析调节 / 集合系统。如果在验光的过程中，我不觉得患者可能有调节过度的情况，我是不用睫状肌麻痹剂的。

3. I have become very good at retinoscopy on children and do not find a significant difference in my dry ret results vs. the cycloplegic or wet ret results，where it would effect my prescribing decision.

我小瞳检影技术很熟练，而且我发现做干性验光和湿性验光的结果是没有显著差异的，所以是否用干 / 湿性验光并不影响我给处方。

4. There is a natural amount of healthy tonic accommodation in children that does not need to be corrected for if there is normal BV，so I do not need to release that level of hyperopia to make my prescribing decisions.

如果儿童的双眼视功能是正常的，儿童本身有一定量的调节张力，这是不需要去矫正的。所以我不会去矫正那部分"远视"，也不会对此给处方。

WHEN DO I SOMETIMES USE CYCLOPLEGIA：

我有时会使用睫状肌麻痹的情况是：

1．Symptomatic，patients demonstrating unstable accommodation that is affecting refractive error. NO strabismus or amblyopia.

有症状，患者表现出不稳定的调节，屈光状态波动。（无斜视或弱视）

2．Patients with accommodative spasms-generally same patients as #1.

患者调节痉挛，常与上述 1 中的情况一样。

3．The reason the decision is sometimes，rather than always，is because if I don't think the effect is very strong based on my BV findings，I may just do a second retinoscopy after regular dilation drops for time.

有时我觉得睫状肌麻痹的效果不是很充分，我会在药效过后再做一次检影验光来确认。当然，我也不是每次都这样做。

WHEN DO I ALWAYS USE CYCLOPLEGIA（if patients have time and agree of course）：

我总是使用睫状肌麻痹的情况是：（如果患者有时间等待而且同意用药）

1．The patient has strabismus or amblyopia.

患者斜视或者弱视。

2．The patient has significant anisometropia even withOUT strabismus or amblyopia.

即使没有斜弱视，但患者有明显的屈光参差。

3．The patient has Esophoria even after full（+）found in dry refraction.

主觉验光时即使给足了正镜，患者还是表现出内隐斜。

4．The patient is demonstrating strong accommodative spasms that make me unable to get stable BV findings and difficult to determine appropriate spectacle Rx.

患者有非常明显的调节痉挛，我很难获得稳定的双眼视检查结果和给处方。

In clinic，I depend on my BV findings to determine if accommodation is contaminating my refraction，rather than just depend on a cycloplegia to eliminate accommodation completely. Cycloplegia is not a natural condition for children in the real world. Cycloplegia only eliminates the accommodation，but there is the accom/vergence link that can't be ignored. In real life，the child's accommodative/vergence behavior is more important to me than accommodation by itself. In real life，the two systems are inseparable，so the cycloplegia is a limited assessment of what is going on in the child's visual system. Eliminating that natural accom/verg link with cycloplegia will not tell me how why that system is in spasm or chooses to behave with excess accommodation.

临床上，我根据双眼视检查结果来判断调节是否会影响屈光检查，我并不仅仅依赖于睫状肌麻痹剂来完全去除调节。毕竟睫状肌麻痹状态并非儿童的正常生理状态。睫状肌麻痹剂只是去除了调节，但别忘了调节和集合是有关联的，也是不能忽略的。实际生活中，调整调节集合的关联平衡比调节本身更重要。调节、集合这两个系统是不可分割的，所以对于检查分析儿童的视觉系统来说，睫状肌麻痹验光是一种局限的检查方式。用睫状肌麻痹剂会消除人本身的调节集合关系，这样是不能告诉我们这个系统是如何 / 为什么处于被动的调节痉挛还是处于主动的代偿性调节超前的。

我的观点：

看来美国视光师进行儿童验光并非都常规用睫状肌麻痹来验光。儿童验光不是一刀切，不论用或不用都是讲条件的。从采访中，我们可以看到一个鲜明的观点：使用睫状肌麻痹剂时，会破坏调节／集合的联动关系，这时我们就无法进一步分析视功能检查的结果了。

如果近视儿童伴有视功能异常，比如：调节痉挛（假性近视）、集合不足、ACA 异常等情况，这些异常的视功能就像犯罪现场，有大量罪犯留下的蛛丝马迹，法医来检查之前警察是要封闭现场的。这时，如果使用睫状肌麻痹剂麻痹调节，让调节"归零"，这就像让保洁员来清理犯罪现场，这时什么样的证据都没有了，法医（视光医生）也就无法发现什么问题了，更追查不到罪犯了。

最好的方法，当然是先做"小瞳验光"和视功能检查（不使用睫状肌麻痹剂），再根据检查结果判断是否需要进一步扩瞳验光（比如：NRA 检查发现调节不能放松，则提示调节紧张，可考虑睫状肌麻痹验光）。

我认为，以我国目前的实际情况，上述理论在操作上是不太可能的。美国视光已经发展了多年，行业已经非常成熟，专业技术从业人员都是具备非常高的知识技能的，美国的视光师是 Optometry Doctor（视光学博士），经过至少 9 年（4 年本科 +4 年视光 +1 年实习）的高等教育，当然能掌握上述原则，灵活把握儿童睫状肌麻痹的用药原则。然而，我国视光学可以说才起步，市场还不规范，从业人员参差不齐，还难以把握上述专业化程度这么高的知识技能。

假设我们一定要一个确定的"一刀切"儿童验光标准怎么办？

"一刀切"要求儿童验光睫状肌麻痹

优点：可避免近视过矫正。

缺点：破坏调节集合的关系，无法分析视功能，无法做进一步的个性化配镜和近视防控。

"一刀切"不要求儿童验光睫状肌麻痹

优点：可分析视功能异常；可反映正常情况下（无睫状肌麻痹）的状态。

缺点：验光操作技能不熟练时很容易近视过矫正，促进近视。

所以，如果一定要定一个标准的话，我想还是宁愿"一刀切"要求儿童验光睫状肌麻痹吧，虽不能做到精益求精、锦上添花，但至少避免了过矫近视，促进近视。——这更符合我国的国情！

第七节　视网膜是如何识别离焦性质是近视性还是远视性的

当视网膜上的像模糊时，成像是离焦的。模糊会驱动晶状体产生调节或者眼球壁产生厚度变化来尽量补偿这些模糊。比如，正视眼看近时，近距离的物像是在视网膜后成像的，在视网膜上形成模糊像，此时，大脑感受到这个模糊后会通过调节中枢发出调节指令，双眼产生调节，眼球的屈光力增加，让焦点前移到视网膜上（图 6-7-1）。

除了晶状体调节外，眼球壁的厚度也会变化。比如，有研究观察到在角膜塑形后的眼球

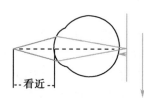

看近处时，物像聚焦在视网膜后，视网膜像是模糊的

大脑发出调节指令产生调节，眼球的屈光能力增强，焦点向视网膜前的方向移动，成像在视网膜上

图 6-7-1　看近时产生的调节反射

中，由于周边形成了近视性离焦，眼球的脉络膜会增厚以减少近视性离焦（Dustin，2015）；而且这种眼球壁厚度变化的现象也早在动物实验中证实（Hung，2000；Wildsoet，1995），近视性离焦诱导脉络膜增厚而远视性离焦诱导脉络膜变薄，而且这种变化可以在镜片诱导后的30分钟内发生。

　　问题来了：无论是近视性还是远视性离焦，视网膜像都是模糊的，大脑是如何识别这些图像具体是近视性还是远视性，再做出相应的变化呢？与一些视光学同道讨论后我们有以下的几个猜想：

　　猜想一：大脑根据像的正、倒来判断是近视性或远视性。

　　当形成远视性离焦时，视网膜模糊像在焦点前，形成的是正像；而形成近视性离焦时，视网膜模糊像在焦点后，形成的是倒像。大脑根据像的正、倒来判断是近视性或远视性。图6-7-2中近视性/远视性离焦时成像的方向不同。

　　猜想二：大脑根据色散效应的表现不同来识别离焦性质。

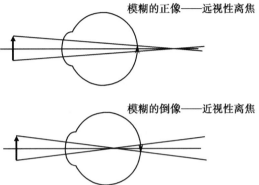

图6-7-2　近视性/远视性离焦时成像的方向不同

　　近视性/远视性离焦时成像产生的色散不同。由于眼球的屈光系统也会产生色散效应，所以长波长的光，如红光，会成像在视网膜后方；而短波长的光，如蓝光，会成像在视网膜前方（图6-7-3）。

　　所以，远视性离焦时的色散效应是：蓝色在内，红色在外；反之，近视性离焦时的色散效应是蓝色在外，红色在内（彩图6-7-4）。大脑根据色散效应的表现不同来识别离焦性质。

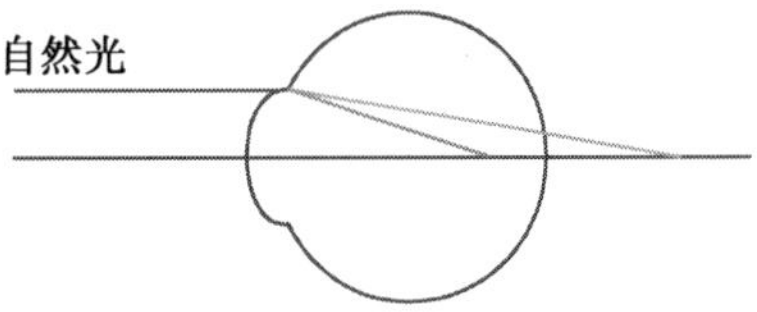

图6-7-3　色散效果

　　猜想三：调节微波动的"试错"机制。

　　现代视光学已经论证了调节并不是固定的，而是在某一调节范围内做微波动。当调节微波动向着与离焦性质一致或不一致的的方向调节时，视网膜像的清晰度会发生变化，大脑会根据这种变化来识别离焦性质。比如：近视性离焦情况下做更多的调节，会使视网膜像更加模糊；远视性离焦情况下做更多的调节，会使视网膜像变清晰；大脑通过调节微波动的"试错"机制判断离焦性质。

小结：

　　大脑对离焦性质的识别可能是上述三种猜想的总和。大脑可能不是靠单一机制来识别离焦性质的，总的来说，为获得最高的视觉识别效率，可能会通过某种机制快速识别离焦（粗调）再通过类似微波动的机制来精确调整。

第八节　讨论、辩论：也谈谈"儿童生理性远视"

　　今读毛欣杰教授的《"配镜保留生理性远视量"这话对吗？》一文，正好自己也进行过这方面的思考，谈谈我的一些个人看法。

一、什么情况下需要考虑生理性远视？

在没有斜视、弱视等异常，儿童的视力正常的情况下（包括需要睫状肌麻痹验光，再复光的情况），MPMVA 的验光原则是非常重要的。MPMVA，即"最正之最佳视力"主观验光原则，已经包含了生理性的远视或调节张力或张力性调节，所以多数情况下，做 MPMVA 时反映的就是正常生理状态下，包含生理性远视或调节张力或张力性调节的屈光状态，该验光结果可以直接作为配镜处方的参考。

弱视儿童则不同，最佳矫正视力无法达到同龄儿童正常视力标准，所以我们没有"1.0"作为终点的判断，而弱视引起的低下视力很难作为我们进行终点判断的依据。此时患者的主观视力是"靠不住的"，所以需要直接在睫状肌麻痹状态下，按客观验光的方法给处方。比如：裸眼视力 0.1，扩瞳验光 +7.00DS——0.15 的弱视眼，最佳矫正视力在 0.15 附近，即使等待睫状肌麻痹状态去除、调节恢复后视力也不会提高到正常水平，在这样一个模糊的视力情况下，0.15 的视力的"区间"是非常大的，或者说 0.15 的视力区间的"容错率"是非常高的，也是不精确的。更多的屈光度变化都不会对这个 0.15 的视力有多少影响，比如 +2.00D 是 0.12，+6.00D 是 0.15，+8.00D 也是 0.15。而且加上低年龄、难配合的主观因素影响，此时如果按主观常瞳验光的方法，很难确定最终合适的度数。所以，临床上由医生结合睫状肌麻痹验光的屈光检查结果和眼位、年龄情况，给出一个"他觉"的处方会相对准确很多。

也即是说，当可以做主觉验光，视力正常时，MPMVA 原则就考虑了生理性远视或调节张力的问题，不做考虑。而视力达不到正常标准时，相对低的视力"容错率"太大，这时才需要考虑生理性远视或调节张力的问题。

"近视性弱视"需要考虑生理性远视或调节张力问题吗？"近视性弱视"是值得推敲的，近视患儿，看近时看得清楚，不容易弱视，而高度近视的患儿，常常是眼底问题造成的视力差，所以"近视性弱视"的概念是不正确的，也难经得起推敲。既然如此，近视还是可以做 MPMVA 原则验光的，也就不考虑生理性远视或调节张力的问题了。因高度近视眼底问题视力差的患儿，也是通过参考客观验光结果给处方，不考虑生理性远视或调节张力。

所以，只有中、高度远视造成的弱视（含调节性斜视或斜视性弱视）和"子午线性弱视"才需要考虑生理性远视或调节张力的问题。

二、如何保留生理性远视

如果儿童是轻度远视，则常常可以通过调节来代偿，一般无症状，也无须戴镜；如果有症状，通过 MPMVA 原则也可以处理，也不讨论生理性远视或张力性调节问题了。

对于中度远视弱视儿童来说，其调节能力是比较强的，我想我们保留同龄儿童的生理性远视附近的量都是可以的。即是说，可以保留等于或略大于生理性远视量。因为即使多给了一点点远视，儿童的调节也是可以代偿的。

对于高度远视弱视儿童就要注意了，这类患儿，因为远视量大，无论如何使用调节都无法代偿，常常就放弃调节了，所以其调节力反而弱。而且视力矫正不佳，此时也需要考虑保留生理性远视或调节张力问题。由于其调节能力弱，如保留的远视（即不矫正或欠矫正的远视）太多，患儿还不容易代偿了。所以可以保留等于或略小于生理性远视量。

如果是调节性内斜视、高 AC/A 的患儿，应该尽量足矫正远视，这种情况不保留生理性远视或调节张力。

"子午线性弱视"指散光造成的弱视，常常是角膜散光造成的，与生理性远视或调节张力问题无关，我们需要做的是矫正散光。矫正散光后再按保留等于生理性远视量处理。

三、如何确定生理性远视量

前面反复提到"生理性远视量"的概念，问题来了：不同年龄儿童的生理性远视量正常值是多少？不同的文献有不同的数据，我自己是参考石一宁教授《中国儿童青少年近视形成机制以及预测与防控》一书中的标准（详见第三章第八节）。

生理性远视度数是统计了正常儿童群体，对验出的远视度数对应其年龄的统计结果。毛欣杰教授的文章中提到，数据是以前的，现在孩子的屈光状态和以前肯定不一样了，如今各个年龄的整体屈光状态都往近视偏移，即是说：可能其"正常值"已经发生近视漂移而不正常了。所以需要新的统计调查的方法。

目前的情况很可能是：已经近视漂移而视力还正常的儿童可能比真正无近视漂移视力正常的儿童多。以后近视才是正常的，正视反而是少数"不正常"的了。我们很难区分这两者的数据，统计时很可能是把正常、不正常的数据都放在一起统计了。所以，重点是如何找出无近视漂移的正常儿童，再以这些儿童的检查数据形成生理性远视的标准。

不久前读到一篇文章，Mutti（2007）对 1000 个 6～14 岁儿童的纵向研究发现：近视发生前 2 年时测量周边远视性离焦的孩子更容易近视。先不论"周边远视性离焦的孩子更容易近视"这个结论是否正确。重点是这个研究的方法：连续追踪儿童的各项屈光指标 10 年。10 年后，再回看已经近视的儿童和未近视儿童在近视前的周边离焦状况。

那么，是否也可以用这样的"笨方法"来确认正常儿童的生理性远视量呢？连续观察儿童一段时间（比如 6～8 年）后，剔除后来发生近视的儿童的数据，对一直保持正视的那些儿童的各年龄的屈光数据进行统计得出正常生理性远视量。这个方法也许很笨很耗时，成本也很高，但是否这样才能找到少数真正正常儿童的生理性远视量呢？

四、对新"生理性远视"定义的一个补充

另外，毛欣杰教授文末也提出了一个问题讨论："只要不影响视力，不引起弱视，不引起斜视，这时存在的远视就叫生理性远视。这里不影响视力指，远视可以被调节补偿，裸眼视力和矫正视力一致，视力达到同年龄的相等视力。"

我非常认同这个观点，但想做一点补充：这里的调节补偿是有条件的。我在前文中提到，中度远视弱视儿童可以保留等于或略大于生理性远视量。因为即使多给了一点点远视，患儿调节也是可以代偿的。前提是多一点点（比如 0.25～0.50D）。这个保留的远视量（或者说不矫正的远视量）是不会多的。如果多了，第一，是否会造成调节过度、调节疲劳？ 第二，是否会造成 AC/A 的变化，进而引起眼位的变化？举例：一个睫状肌麻痹后 +4.00D 的远视儿童，没有弱视，不配镜不影响视力，调节可以代偿，但是如果代偿起来很费力，也难持续呢？即使短期能代偿，长期是否会造成 AC/A 的变化？是否会导致内隐斜加大？是否会出现视疲劳？……所以我想这种情况还是需要矫正的，既然需要矫正，就不能叫作生理性远视了。所以，我想可以对毛教授的讨论话题做一个补充：只要不影响视力，不引起弱视，不引起斜视，可以轻易地、持久地调节代偿时存在的远视就叫生理性远视。

五、小结

1. 仅以下情况是需要考虑是否保留生理性远视的（表 6-8-1）。其他情况，可以直接用 MPMVA 原则验光。

表 6-8-1　保留生理性远视的方法

类别	保留生理性远视方法
轻度远视	不配镜，不考虑
中度远视弱视	保留等于或略大于生理性远视量
高度远视弱视	保留等于或略小于生理性远视量
伴调节性内斜视、内隐斜、高 AC/A 的远视	足矫远视，不保留生理性远视量

2. "生理性远视"的定义，需要强调：该远视量是可以由调节轻易地、持久地代偿的。

第九节　讨论：假性近视是如何变为真性近视的

今天有同学问：离焦是目前近视成因的主流观点。假性近视是过多地使用调节，使得成像在视网膜前并没有形成远视性离焦，那假性近视是如何发展成真性近视的呢？我觉得这是一个很好的问题，很有深度。我的理解如下：

先介绍下两个离焦的概念：焦点在视网膜前的离焦情况叫近视性离焦；焦点在视网膜后的离焦情况叫远视性离焦（图 6-9-1）。已有大量的动物实验证实：近视性离焦对近视有保护作用（减缓近视进展）；远视性离焦对近视有促进作用（加快近视进展），我们要尽量避免远视性离焦（近视过矫正就是远视性离焦），不论是中央还是周边的远视性离焦都应该避免。

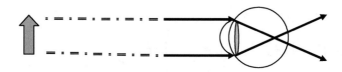

近视性离焦：焦点在视网膜前成像

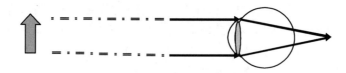

远视性离焦：焦点在视网膜后成像

图 6-9-1　近视性离焦和远视性离焦

调节痉挛（假性近视）时，晶状体不能放松，眼球整体的屈光力变大，视远物时出现近视性离焦，而离焦性质是近视保护的（图 6-9-2）；此时，调节痉挛（假性近视）本身是不会造成近视进展加快的。

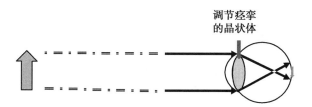

调节痉挛时，晶状体屈光力增加，对光的曲折
能力加强，焦点在视网膜前成像，模糊像

图 6-9-2　调节痉挛看远时的状态

但是，如果这个时候因为视物不清去验配眼镜，在这种调节痉挛的状态下验配眼镜也可以使焦点落在视网膜上，但是比正常无调节痉挛时需要更多的负度数来矫正，即负镜过矫正（图 6-9-3）。

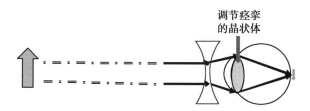

此时验光，用一负镜矫正使焦点落在
视网膜上，清晰像

图 6-9-3　调节痉挛的状态下验配眼镜，负镜过矫正

当痉挛消除后，近视过矫正就表现出来了，此时会形成远视性离焦而促进近视，假性近视变真性近视了（图 6-9-4）。

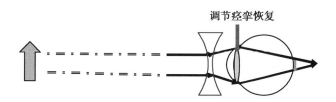

此时，调节放松时，焦点落在视网膜
后，形成远视性离焦——促进近视进
展——假性近视变真近视

图 6-9-4　调节痉挛消除后，近视过矫正就表现出来

而调节痉挛诱因消除后会恢复，有自限性。即去除诱因后，即使不治疗也会自行恢复。如不能快速恢复，也可以通过使用睫状肌麻痹或者调节训练的方法去除调节痉挛。

所以我的观点是：假性近视（调节痉挛）是调节紊乱，与近视进展无关，但如果此时错配了过矫正眼镜，待调节痉挛恢复后，则促进近视了。

小结：

验光时注意患者的年龄和调节状态，通过 NRA/PRA、BCC 等调节检查可以辅助判断是否有假近视（调节痉挛）存在。如有可先做处理，比如睫状肌麻痹剂或调节训练，之后再验光配镜，否则很容易过矫正配镜而造成假近视变成真近视。

第十节　混合散光配镜原则讨论：MPMVA 原则还是保留调节

近期的学术争鸣也让我收获不少，不论看大咖们华山论剑还是自己思考，柳暗花明后自然豁然开朗。理不辩不明，我们的革命友谊也是在这种学术争论中越来越深厚了。今天看到毛欣杰教授的新文《视光理解系列 11- 混合散光的配镜基本原则到底应该是怎样？》中提到：用中高度远视的配镜原则来对待等效球镜度为低度屈光不正的混合散光是误区，很有启发。毛教授认为，不考虑眼位时，混合散光的配镜处方按小瞳验光或复光验光处方配镜，而小瞳验光或复光验光的原则都是 MPMVA，所以也可以理解为混合散光的配镜原则也是 MPMVA。我自己却有一些不同的看法，认为这个说法是有条件的，这种原则是和散光量密切相关的。

一、用等效球镜度判断混合散光的离焦性质

在第四章第五节中提到，儿童混合散光的配镜中，先做等效球镜度换算，判断混合散光的离焦性质是近视性还是远视性。如果是远视性，则按等效球镜度的正镜量和生理调节张力的关系，保留一定的调节；如果是近视性的，按 MPMVA 原则配镜，不保留调节张力。这里我非常认同温州医科大学毛欣杰教授提的生理调节张力的概念，生理调节张力不等同于生理性远视的概念。因为在中高度远视中，不戴镜时需要更多的调节，在睫状肌麻痹验光后的恢复过程中，还是会容易引起过度的调节张力紧张，而使得复光后表现出来的远视欠矫正。所以我们要用散瞳验光处方 - 生理调节张力量（即保留一定的调节量）的方法，在睫状肌麻痹验光后直接给配镜处方。

而在低度远视、正视和近视的儿童中，在睫状肌麻痹验光后的恢复过程中，不戴镜时是没有调节刺激的（近视眼远点近，看近不需要调节），也不存在"生理调节张力"的问题，所以我们复光后按 MPMVA 原则配镜。

混合散光是属于中高度远视、低度远视还是近视，用等效球镜度的方法判断就可以。而且混合散光的等效球镜度多是低度远视或低度近视，那是否我们就用"没有调节刺激或者低调节刺激"的近视性的配镜原则——按复光后 MPMVA 原则配镜呢？

二、等效球镜度判断混合散光离焦性质的缺点

这就引出了一个问题：用等效球镜度评价混合散光离焦性质这种方法的缺点在哪里？等效球镜度计算为低度远视或低度近视时，其调节状态与真实的低度远视 / 低度近视相同吗？

我们知道，等效球镜度其实表达的是混合散光最小弥散环的位置。最小弥散环，并不是"点"，只有无散光时，视网膜成像才会是"点"。当散光大时，最小弥散环也很大，此时，如果不矫正散光，即使最小弥散环落在黄斑中心凹附近也是很模糊的。所以最小弥散环 / 等效球镜度只是一个理论上的计算值，不能反映视觉质量！

当散光量小的时候，最小弥散环也小，视网膜成像相对清晰，此时的状态确实类似于低

度屈光不正,我完全赞同用 MPMVA 原则。

然而,当散光量大的时候最小弥散环也很大,视力是不好的,此时会否出现无论怎么调节,都无法获得良好的视觉效果而造成调节波动,或造成额外的调节刺激呢?进一步说,散光量大的混合散光眼,在睫状肌麻痹验光后的恢复过程中,不戴镜时的调节状态也是不稳定的,有可能造成调节张力增加的情况。

这使我回想起自己遇到过的几个非常典型的高散光病例。在未矫正散光时,验光都非常不稳定,即使做了睫状肌麻痹验光,复光后的验光结果波动也都很大,很不容易获得准确的验光结果。其中有一例非常典型的患者,其双眼高度角膜散光,多次客观、主观验光过程中发现屈光状态波动很大,后来我们按角膜散光做了 toric RGP,矫正角膜散光后再去验光,才获得了稳定的验光结果(本案收录在《硬性角膜接触镜验配案例图解》一书中)。从我们的临床经验看,当散光大的时候,调节波动也很大,在高散光的儿童中尤其明显。所以高度混合散光的儿童,很有可能在复光的过程中调节波动大,会再次造成调节张力增加,此时还是应该按睫状肌麻痹验光结果保留一定调节的原则直接给处方。

三、相关文献

为此,查阅了几篇相关文献,并得到以下结论:

(1)Byakuno(1994)、Lawrence(2003)发现未矫正的显著散光对调节有影响,多表现为调节精准度下降(以调节滞后为主),散光越高对调节影响越明显。

(2)在小鸡的动物实验中,散光影响小鸡的调节功能(Chu,2014)。

(3)在未矫正的高度散光、高调节需求/高度远视的儿童中,调节精准性是下降的。高散光组的调节波动和变化最大(Erin,2014)。

四、小结

1.等效球镜度的计算可以判断混合散光的离焦性质,但有缺陷。对于散光较大的混合性散光,等效球镜度只是简单的数学计算,不能反映真实的调节状态。

2.当散光量较小时(根据研究的结果,我认为<3D 时),可以按低度远视或近视的原则,按复光后 MPMVA 原则配镜。

3.当散光量较大时(根据研究的结果,我认为≥3D 时),按保留一定调节,睫状肌麻痹验光直接给处方。

第十一节 从研究到临床:周边离焦的前世今生

我们都知道角膜塑形控制儿童近视进展的可能机制是减少周边远视性离焦。什么是周边离焦呢?本节就对这个新概念做一下介绍。

一、周边远视性离焦促进近视进展

最早引起我对周边离焦概念兴趣的是休斯敦视光学院院长 Earl L. Smith 教授的一系列周边离焦的研究。研究中,给正视的恒河幼猴戴凹透镜(负镜),中央切出一个孔洞,而保留周边的透镜光学效果（图 6-11-1）。这样，中央无屈光效果，而周边仍然保留了凹透镜的光学效果。这时，周边的视网膜上会形成远视性离焦效果，中央无离焦保持清晰像。

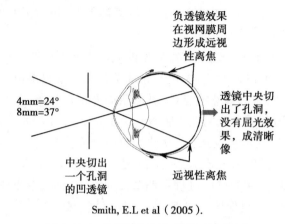

Smith, E.L et al（2005）.

图 6-11-1　恒河猴周边远视性离焦模型

　　戴这样的眼镜，恒河猴眼轴会增长，发生近视。而用激光光凝切除黄斑后，眼轴仍然增长，近视仍然进展（图 6-11-2）。即使没有黄斑参与，仅在远视性离焦的诱导作用下，近视也仍然进展。激光切除黄斑没有改变正视化或屈光发育终点；正视化效率和进程也不会因为黄斑切除而改变；黄斑切除也不会阻止远视性离焦或形觉剥夺诱导的近视（Smith 2007，Smith 2009）（图 6-11-3）。提示正常眼球正视化可以不需要中心凹信号。

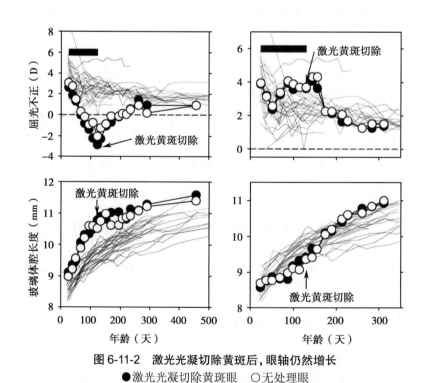

图 6-11-2　激光光凝切除黄斑后，眼轴仍然增长

●激光光凝切除黄斑眼　○无处理眼

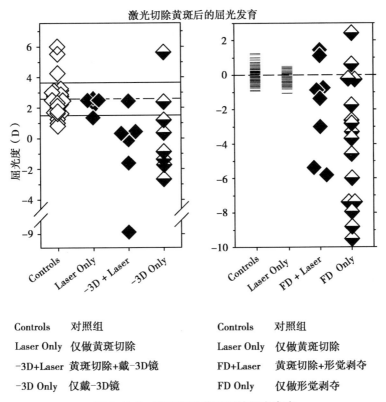

Controls	对照组	Controls	对照组
Laser Only	仅做黄斑切除	Laser Only	仅做黄斑切除
−3D+Laser	黄斑切除+戴−3D镜	FD+Laser	黄斑切除+形觉剥夺
−3D Only	仅戴−3D镜	FD Only	仅做形觉剥夺

图 6-11-3　激光切除黄斑后的屈光发育

说明：周边光学远视性离焦可致近视进展，黄斑切除不能阻止该过程的发生；周边部屈光不正对中央屈光发育有持续的影响作用；并不是中心凹，而是周边视网膜察觉光学离焦或调控眼轴增长的——周边比中央更重要。

二、人眼周边屈光状态

这个经典的实验研究，提示周边屈光状态可能也是参与眼球正视化的重要因素。Hoogerheid（1971）曾提出人眼周边离焦可以分为Ⅰ、Ⅱ、Ⅲ、Ⅳ、Ⅴ型（图 6-11-4），Ⅳ型常见于正视眼和远视眼，其垂直方向轻度远视性离焦，水平方向较大的近视性离焦；Ⅰ型常见于近视眼，两主子午线上都是远视性离焦。

Hoogerheid 认为近视发生发展时，至少是在水平方向上，周边近视性离焦是向周边远视性离焦转变的。当时也有一些文献报道证实了他的结论。

人眼的周边离焦到底是什么状态呢？近期的研究中，使用开窗式的综合验光仪做了测量，发现远视者周边是近视性离焦的，而近视者是周边远视性离焦，正视者两主子午线分别在视网膜两侧。鼻侧和颞侧的离焦情况

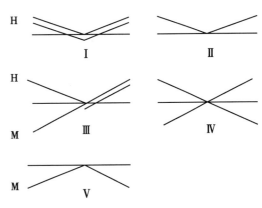

图 6-11-4　Hoogerheid 的周边离焦分型
H：近视性离焦；M：远视性离焦

不对称，在 10° 视野范围内，周边离焦的差异不大，但这种趋势随着周边视野的扩大越发明显（图 6-11-5）（Seidemann et al.，2002；Mutti et al.，2000；Love et al.，2000；Atchison et al.，2006）。

　　近视组的视网膜周边部水平方向呈相对性远视性离焦；远视组的视网膜周边部水平方向呈相对性近视性离焦。而如果使用传统的框架镜矫正近视会造成明显的周边远视性离焦（图 6-11-6）（Tabernero et al.，2009；Zhi Lin，2010）。

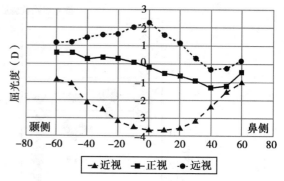

图 6-11-5　近视、正视、远视眼的周边屈光状态

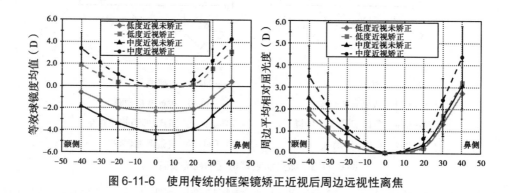

图 6-11-6　使用传统的框架镜矫正近视后周边远视性离焦

三、光学离焦调控屈光发育

　　图 6-11-7 中，左图是给猴子一眼戴 -3D 镜片，中间的图是给猴子一眼戴 +3D 的镜片，随时间发展的变化图。中间的灰色区域是对照组猴子的屈光参差量在 2D 以内（Smith，2013）。右图是对儿童做"单眼视"处理：主视眼足矫正，一眼不矫正或低矫正为 ≤2D 的近视眼，在多数调节情况下低矫眼是近视性离焦，结果发现低矫正眼的近视发展慢（Phillips，2005）。

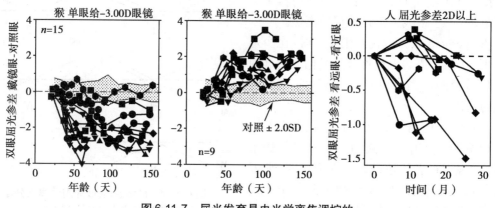

图 6-11-7　屈光发育是由光学离焦调控的

　　已经有大量的研究证实负镜会诱导近视漂移而正镜会诱导远视漂移,这些屈光变化都是轴性的,而且变化是玻璃体腔的增长的速度变化造成的。在给小鸡戴负镜诱导近视的过程中,如果短期用给戴正镜的方式中断诱导过程,可以明显减少负镜诱导的近视(图6-11-8)(Xiaoying Zhu,2003)。

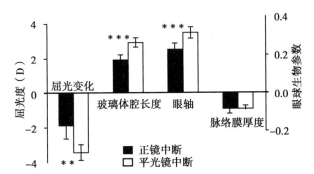

图 6-11-8　小鸡短期戴正镜可以减少负镜诱导的近视

　　远视化漂移是由于玻璃体腔增长的速度慢于角膜曲率变平和晶状体屈光度变小的速度(Smith Ⅲ EL,1999)。正镜能对新生猴子诱发远视,但难以对成年猴子诱发明显远视。这是因为角膜曲率在很早就达到成年水平,而晶状体屈光度的下降在少年期是很慢的(Ramamirtham R,2007)。所以角膜曲率和眼轴发育的速度和状态决定了屈光发育(图6-11-9),如果眼轴增长的速度快于角膜曲率平坦化速度,带来近视化漂移;如果眼轴增长的速度慢于角膜曲率平坦化速度,带来远视化漂移。

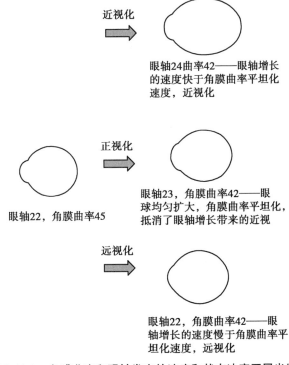

图 6-11-9　角膜曲率和眼轴发育的速度和状态决定了屈光发育

动物实验和人眼的观察都发现，眼球能察觉到中度的离焦状态，并且能做相应的眼轴增长速率的调整，尤其是玻璃体腔长度的增长速率调整以消除离焦，不同物种的机制类似。提示光学诱导近视性离焦可以延缓近视。

四、视网膜局部信号调控屈光发育

对小鸡做全视野遮盖时，对眼轴增长形成很大的刺激增长效果；对颞侧、鼻侧眼轴增长的影响基本一致；而如果只对鼻侧视野遮盖，颞侧视网膜的眼轴增长（Smith，2009）。说明视觉信号对屈光状态的影响是局部的，也只影响其相邻的巩膜（图 6-11-10）。

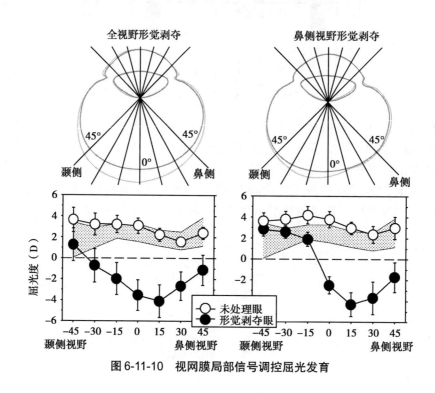

图 6-11-10　视网膜局部信号调控屈光发育

用近视性或远视性光学离焦的方法对半侧视野实验观察到了同样的效果（Diether，1997；Smith，2003；Smith，2010）。

五、周边视觉信号主导屈光发育

我们生活在一个三维的世界，日常生活中光学离焦信号的变化是很大的，人眼能同时体验到近视性、远视性、对焦。图 6-11-11 中，当眼睛注视近距的手机时产生调节，眼球总屈光力增加，近距的视标成像在黄斑区。但对于中距和远距的物体来说，眼球的屈光力就过大了（相当于近视状态），会成像在周边的视网膜前，形成近视性离焦；反之，当我们看远处的目标时，近距的物体却会成像在视网膜，形成远视性离焦（图 6-11-12）。这些近视性、远视性、对焦信号的组合和竞争决定了眼轴发展的方向。

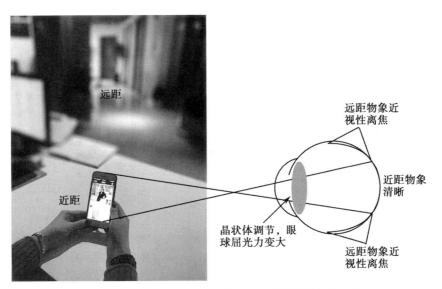

图 6-11-11　看近时，远距物体成像在周边呈近视性离焦

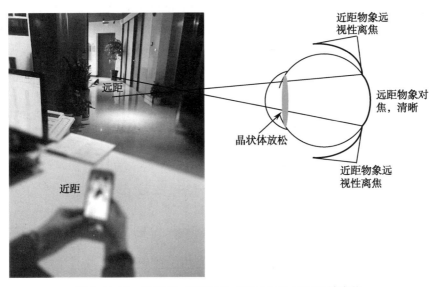

图 6-11-12　看远时，近距物体成像在周边呈远视性离焦

　　视网膜局部视细胞的数量、排列密度和敏感性会影响周边视网膜对离焦信号的识别，虽然中心凹处的视锥细胞多，但周边整体的视细胞总和大于中心凹处。当中央和周边的视觉信号不一致时，周边的信号会主导。图 6-11-13 是本节图 6-11-1 中介绍的恒河猴周边远视性离焦实验结果，即使中央获得了支持正视化的对焦信号，但给周边远视性离焦或形觉剥夺会还是会造成近视。如果给小鸡戴中央是平光、周边是 +5D 的镜片，诱导周边近视性离焦，造成远视漂移（Liu，2011）（图 6-11-14）。

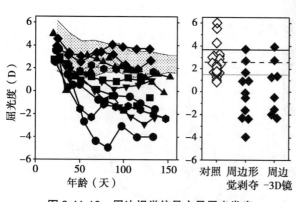

图 6-11-13　周边视觉信号主导屈光发育

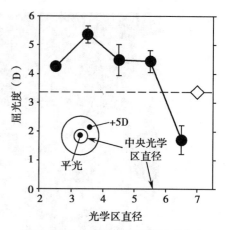

图 6-11-14　诱导周边近视性离焦，造成远视漂移

六、周边离焦的影响程度取决于其视网膜范围和位置

只有周边离焦的范围足够大，才有可能影响到中央屈光的发育（Ruth Schippert，2006）。周边离焦视野范围的影响：小鸡戴 ±10D 的可改变范围的眼镜。当 100% 使用全视野远视或近视性离焦诱导时，小鸡发展为远视或近视。当近视性、远视性离焦各占一半时发展为远视，说明近视性离焦比远视性离焦的影响更大（Tse，2011）（图 6-11-15）。

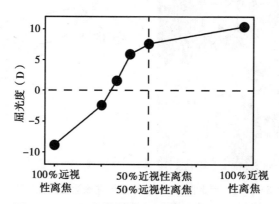

图 6-11-15　近视性离焦比远视性离焦的影响更大

近期的临床试验已经提示周边近视性离焦能减缓近视，周边离焦设计效果优于中央离焦诱导效果。Alexandra（2014）用中央是平光、周边是 +5D 和 −5D 的不同光学区直径的环形双光接触镜片（−5D/3mm，+5D/3mm，+5D/1.5mm）给 3 组 70 天的猕猴配戴，观察 10 周。其中戴 +5D/1.5mm 接触镜的实验眼引起的玻璃体腔长度和屈光度变化量最大。图 6-11-16 也提示：诱导近视性离焦能减缓眼轴增长，而越大面积的视网膜近视性离焦信号造成的近视延缓作用越有效。

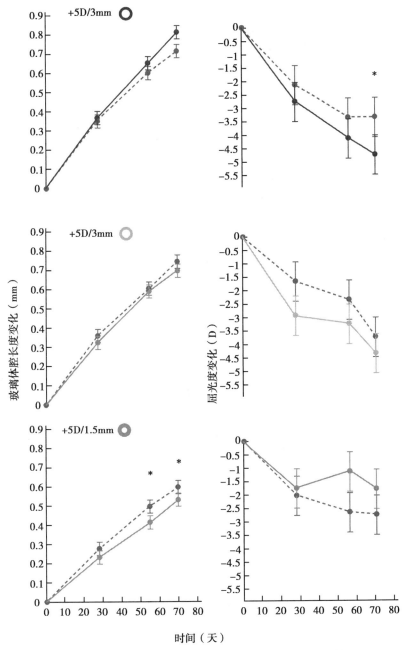

时间（天）

图 6-11-16　越大面积的近视性离焦对近视控制越有效

　　Helen（2015）的研究发现近视眼垂直子午线上已经是近视性离焦了，所以近视控制需要引入更多的近视性离焦才能达到预期的效果（图 6-11-17）。

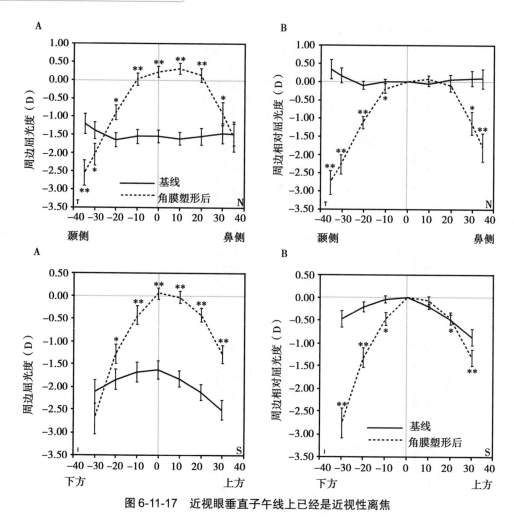

图 6-11-17　近视眼垂直子午线上已经是近视性离焦

七、周边离焦研究小结

通过光学矫正工具改变视网膜周边的离焦状态，减少远视性离焦、增加近视性离焦可能是一种可行的儿童近视控制方法。其中要注意：近视性离焦越多，面积越大，近视控制效果也越好；大瞳孔让更多的近视离焦光线进入眼内，近视控制效果更好；近视离焦程度越大，暴露时间越长，近视控制越好。

另外，还需要进一步研究以了解要做近视控制的周边近视性离焦的阈值和暴露时间。

八、周边离焦理论的临床应用

按周边离焦的相关理论和研究，开发能保持中央对焦而周边屈光保持近视性离焦效果的光学矫正工具可能是一种有效的儿童近视控制方法。

1. 控制周边离焦的框架眼镜 Padmaja（2010）的研究发现，控制周边远视性离焦的框架眼镜对父母是近视的儿童的近视控制率是 30% 左右。张勇（2016）认为，减少旁中心远视性离焦的框架镜的儿童的近视控制率是 40% 左右。

控制周边远视性离焦的框架镜相关临床研究还不多，但框架镜不能随眼球运动而转动，难以一直保持周边良好的近视性离焦效果，就近视控制效果而言接触镜会是更好的选择。

2. 角膜塑形镜　角膜塑形镜通过形成 RC 高曲率离焦环，造成视网膜周边近视性离焦，对儿童近视进展的控制率在 40% 左右（图 6-11-18）。

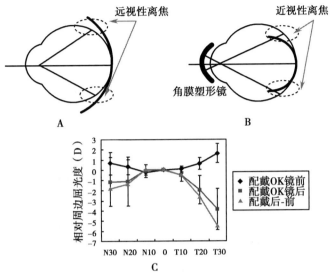

图 6-11-18　角膜塑形对周边屈光离焦状态的影响

3. RGP　特殊设计的 RGP 也可以明显诱导周边近视性离焦（Pauné，2015）。

4. 同心圆设计的多焦点软镜　Anstice（2011）的研究表明，周边 +2D 同心圆设计的多焦点软镜有 37% 的近视控制效果；**Carly（2014）用一种 +2.50D 与远矫正光度交替的同心圆设计接触镜观察儿童的近视控制效果，近视增长变慢 25%；但如果日戴 5 小时以上，近视增长变慢 46%（表 6-11-1）。**

表 6-11-1　不同多焦点软性接触镜配戴时间对近视进展的延迟效果

配戴时间（时/天）	等效球镜度变化	P 值	近视进展延迟百分比（%）	95% 置信区间
全天	0.21	0.031	25	−0.39～−0.02
4 小时以上	0.23	0.019	28	−0.42～−0.04
5 小时以上	0.39	0.001	46	−0.59～−0.17
6 小时以上	0.44	0.001	50	−0.69～−0.20
7 小时以上	0.54	0.001	58	−0.85～−0.24
8 小时以上	0.53	0.014	60	−0.94～−0.12

两种不同同心圆设计的多焦点软性接触镜示意图见图 6-11-19。

Pete（2013）对比了三种不同设计的多焦点软镜的戴镜视觉质量，发现在高对比度下，视觉质量都不受影响；但在低对比度下，其视觉质量都显著下降（图 6-11-20）。

理论上，控制周边离焦的接触镜临床效果会优于框架镜，但低对比度下视觉质量会受到影响。而控制周边离焦的框架镜的适应证更广泛，安全性更高，验配方便，各有优缺点。

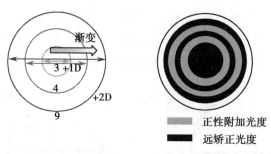

周边光度渐变的多焦软镜

正性附加光度与远矫正光度
交替的同心圆设计接触镜

　正性附加光度
　远矫正光度

图 6-11-19　两种同心圆设计的多焦点软镜示意图

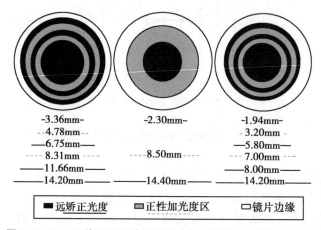

-3.36mm-	-2.30mm-	-1.94mm-
--4.78mm--		-3.20mm-
—6.75mm—		—5.80mm—
8.31mm	8.50mm	7.00mm
—11.66mm—		—8.00mm—
—14.20mm—	—14.40mm—	—14.20mm—

　远矫正光度　　正性加光度区　　镜片边缘

图 6-11-20　三种不同设计的多焦点软镜的戴镜视觉质量比较

九、展望

周边离焦理论在临床的应用还有一些需要搞清楚的，比如：

1. 周边离焦在人眼给多大的量合适？

按动物实验的研究结果，周边正性附加镜光度越高能诱导周边更多的近视性离焦，近视控制的效果也越好。但是，过多的周边正性附加镜光度也会造成差的视觉质量和戴镜感受，如何平衡视觉质量与近视控制效果还需要进一步的研究。

2. 周边离焦镜，中央光学区给多大直径合适？

按动物实验的研究结果，中央光学区越小，周边能诱导近视性离焦的光学区就越大。但是过小的中央光学区也带来差的视觉质量和戴镜感受，这也需要找一个平衡点。

3. 眼球后极部形态不同，不对称，按眼球后极部形态设计周边离焦？

人眼眼球后极部形态不同，不对称，而且个体差异很大，如果能有一种测量全眼球屈光状态的设备，根据眼球后极部形态在不同的子午线上设计个性化的周边离焦量，将会获得更好的近视控制效果。

第十二节　探析控制儿童近视进展的药物——阿托品

东亚是近视发生率最高的地区，高中生近视率已达到80%～90%，而60年前，这个数据仅仅是10%～30%，近视已俨然成为威胁我国国防安全的"国病"。儿童近视预防控制理所当然地成为今天视光学的研究热点，其中药物控制近视正离我们越来越近。而近视控制药物的新星正是阿托品。

一、阿托品近视控制的研究汇总

先汇总一下近年来比较有名的几项有关阿托品近视控制的临床随机对照研究（表6-12-1）（Kendrick，2016）。

表6-12-1　近视控制随机对照试验结果汇总

研究者	国家或地区	样本量	盲法	年龄	基线屈光度	干预方式	随访时间	近视进展
Chia et al.	新加坡	400	双盲	6～12岁	−4.7D±1.6D	0.5%阿托品	2年	−0.15D±0.30D/年
						0.1%阿托品		−0.19D±0.30D/年
						0.01%阿托品		−0.25D±0.32D/年
Chua et al.	新加坡	400	双盲	6～12岁	−3.4D±1.4D	1%阿托品	2年	−0.14D±0.46D/年
						0.5%羟丙基甲基纤维素		−0.60D±0.35D/年
Shih et al.	台湾	227	双盲	6～13岁	−3.3D±0.1D	0.5%阿托品+多焦点眼镜	18个月	−0.28D±0.05D/年
						多焦点眼镜		−0.79D±0.05D/年
						单光眼镜		−0.93D±0.06D/年
Shih et al.	台湾	200	单盲	6～13岁	−4.4D±1.5D	0.5%阿托品	2年	−0.04D±0.63D/年
						0.25%阿托品		−0.45D±0.55D/年
						0.1%阿托品		−0.47D±0.91D/年
						0.5%托吡卡胺		−1.06D±0.61D/年
Yet et al.	台湾	247	无	6～14岁	−1.5D±0.9D	1%阿托品	1年	−0.22D±0.54D/年
						1%环戊通		−0.58D±0.49D/年
						生理盐水		−0.91D±0.58D/年

可以看到，仅点生理盐水的儿童，每年近视进展0.91D；戴框架眼镜的儿童，每年近视进展0.93D。而使用不同浓度阿托品的儿童近视进展则明显变慢了，而且使用的阿托品浓度越高，近视进展越慢。阿托品的剂量反应关系为：近视进展率=−0.728+1.28log（阿托品浓度+1）（Song，2011）。

最著名的"阿托品控制近视的5年临床研究"（Five-Year Clinical Trial on Atropine for the Treatment of Myopia，简称ATOM），目前做了2期研究（分别为ATOM1和ATOM2），已经证实了阿托品的近视控制作用，目前的关注点在于使用阿托品的副作用和"反弹"问题。在ATOM1的研究中（研究了浓度为1%、0.5%和0.1%的阿托品），阿托品的浓度越高，近视控制作用越好，但是停药后，浓度越高的近视进展反弹也越快。然而，0.01% 浓度的阿托品反弹现象则不明显。

此外，阿托品还有畏光、视近不清、过敏性结膜炎、过敏性皮肤炎、面红、发热等副作用。浓度越高，这些副作用越明显。

Chia（2016）在 *Five-Year Clinical Trial on Atropine for the Treatment of Myopia 2: Myopia Control with Atropine 0.01% Eyedrops*（即《阿托品控制近视的 5 年临床研究》，ATOM2）对阿托品的临床使用做了总结如下（图 6-12-1）：

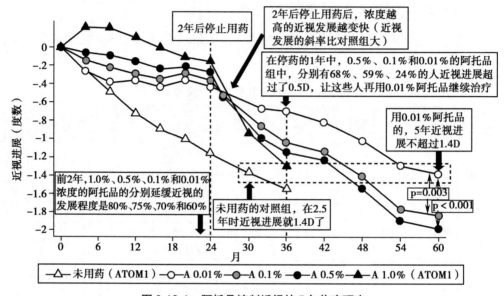

图 6-12-1 阿托品控制近视的 5 年临床研究

1. 前 2 年，1.0%、0.5%、0.1% 和 0.01% 浓度的阿托品延缓近视的发展程度分别是 80%、75%、70% 和 60%。

2. 2 年后停止用药，停药后，浓度越高的近视反弹、近视发展越快（表现为近视发展的斜率比未用药组还大）。然而，0.01% 浓度的阿托品的近视反弹现象则不明显。

3. 在停药的 1 年中，0.5%、0.1% 和 0.01% 的阿托品组中，分别有 68%、59%、24% 的人近视进展超过了 0.5D，让这些人再用 0.01% 阿托品继续治疗。

4. 用 0.01% 阿托品的，5 年近视进展不超过 1.4D。

5. 未用药的对照组，在 2.5 年时近视进展就 1.4D 了。

二、使用阿托品的安全性——副作用

（一）瞳孔散大

在临床治疗过程中，阿托品会造成瞳孔散大及调节麻痹，产生畏光和近视模糊的副作用。在 ATOM2 中 0.01% 阿托品对于调节和瞳孔的改变相对于其他浓度的改变是非常小的，仅有不到 10% 的患者，日间需要太阳镜或变色镜片，对于近视力也几乎没有影响。在停药时，与 0.01% 组的瞳孔大小相比，0.1% 组和 0.5% 组更大。停药 12 个月后各组瞳孔大小无差异，但比筛查时的瞳孔大小都略小。

（二）过敏问题

ATOM1 中显示仅有小部分儿童和青少年发生过敏性结膜炎、过敏性睑缘炎等问题，其中使用高浓度阿托品患病人数较多，低浓度阿托品则不会发生过敏性疾病（Chia，2012），证明低浓度阿托品相对更安全。

（三）睫状肌麻痹、畏光、视近模糊问题

不同浓度阿托品停药后均能恢复，但低浓度阿托品恢复速度更快、更完全。1% 阿托品需要 6 个月，0.5% 和 0.1% 的阿托品也需要几个月的时间，而 0.01% 阿托品恢复速度最快（Tong，2014）。

（四）阿托品对调节的影响

在停药 12 个月后，0.5% 组调节幅度（13.24D±2.72D）小于 0.1% 组（14.45D±2.60D）和 0.01% 组（14.04D±2.90D）（Chia，2012）。

（五）眼压变化

使用阿托品后，瞳孔散大，虹膜退向周边，使前房角变浅，阻碍房水回流，所以可能会引起眼压（IOP）升高。但研究表明短期内使用阿托品无引起高眼压的风险。

（六）使用阿托品是否会导致老花眼的提前出现

目前还没有相关研究。

三、阿托品为什么能控制近视进展

（一）阿托品的可能作用机制

阿托品是一种非选择性的毒蕈碱受体拮抗剂，临床上多用于解除调节痉挛和散瞳等，但是阿托品对近视的控制，并非是通过麻痹睫状肌，麻痹调节作用的。使用低浓度阿托品时，调节没有被麻痹，瞳孔没有散大时，仍然有近视控制作用。

阿托品控制近视进展的作用机制，目前还没有明确，推测是通过 M4 受体介导直接作用于视网膜、巩膜来减缓眼轴增长的，与散瞳麻痹睫状肌无关。目前还没有找到仅仅对 M4 受体有效的特异性药物，所以阿托品的扩瞳、睫状肌麻痹作用其实是我们不希望出现的副作用。托吡卡胺（双星明）、复方托吡卡胺（美多丽）等大家耳熟能详的睫状肌麻痹剂没有相应的 M4 受体作用，所以没有近视控制效果。

Duncan（2003）认为阿托品是通过调节巩膜上内源性 bFGF 的表达，引起胶原交联增加，从而抑制近视的形成。Arumugam（2012）和 McBrien（2011）认为是通过 M4 受体介导的机制防止近视进展，而其介导的位置最有可能位于视网膜。

（二）阿托品对各类人种的作用是否一样

阿托品对深色虹膜患者的作用较对浅色虹膜患者的作用弱。也就是说，对于亚洲儿童（黄种人，其虹膜色素较深）0.01% 的阿托品是合适的；但对于白种人儿童（其虹膜色素较浅）来说，这个浓度会否作用太强还需要进一步研究。

（三）阿托品对成人是否有效

理论上不会对成人有作用，还有待进一步研究。

四、阿托品的用法

一般每晚滴一滴，连续使用 1～2 年，2 年后可根据检查的具体情况决定是否继续使用。

五、展望

研究仅能作用于 M4 受体的特异性药物，这样就可以避免如：扩瞳、调节麻痹、畏光、视近不清、过敏性结膜炎、过敏性皮肤炎、面红、发热等副作用了。

六、小结

0.01% 的阿托品将是最有前景的近视控制用药，目前我国 CFDA 还没有批准 0.01% 低浓度的阿托品，也没有生产。

低浓度阿托品最大的风险，我认为是长期使用的安全性。毕竟要使用的时间不是几天，也不是几个月，而是几年。阿托品本身或者制剂中的添加剂等其他成分长期使用是否会对眼表的生理状态有影响都还需要进一步的研究探索。

角膜塑形镜＋低浓度阿托品＋户外活动的黄金三组合是近视控制的最佳方案。如果因各类原因不能使用角膜塑形，可以使用减少周边远视性离焦的框架眼镜。另外，有人说渐变镜、双焦点镜、棱镜下加光镜也是不能配塑形镜时的选择。我理解：①渐变镜、双焦点镜仅适用于内隐斜的患者，否则很容易加大配戴者的外隐斜，而近视儿童以外隐斜为主，不适合渐变镜、双焦点镜；②棱镜下加光镜戴镜舒适度差。控制周边远视性离焦的框架眼镜适应证更广泛一些。

第十三节　"调节张力"一词是否合适——蒋百川教授评

在一次学习讨论班中，毛欣杰教授和我都认为，临床上可能会出现这样一种情况：一个 8 岁的近视患者，在小瞳孔验光时是 -1.50D，做环戊酮睫状肌麻痹验光是 -1.00D，当睫状肌麻痹药效消除后再验光（常规称为复光），可能会是 -1.25D。这里复光光度（-1.25D）与睫状肌麻痹验光光度（-1.00D）的差异 0.25D，是基本的"调节张力"。这就像肌肉在生理条件下也不是完全放松的，会保持一定的收缩紧张状态一样，是一种基础的张力。而小瞳孔验光（-1.50D）与复光光度（-1.25D）的差异 0.25D，是调节紧张／调节痉挛造成的。（上述例子及本文中提到的"调节张力"一词，并非教材专用名词。所以我用了引号，下同。）

具体这些差异（"调节张力"）有多大，我认为是由近视或远视状态决定的。对于近视的儿童来说，看远时需要放松调节，所以其"调节张力"可能不大。而中度远视则不一样了，中度远视眼调节力强，并习惯性地使用调节代偿远视视物。睫状肌麻痹药效消失后，会立即重新调动这些习惯性的调节。所以如果对这一类人做"调节张力"的测量，数据上会大得多。如果在睫状肌麻痹效果消除的过程中，逐渐给正镜，让这些习惯性的调节也逐渐适应，可能会让"调节张力"减少，而配镜也可以多"正"一些，以减少患者自身的调节使用。

高度远视时，无论患者付出多少调节都无法代偿，反而会放弃调节代偿，其"调节张力"可能与近视眼相近。

所以我的推论是：

（1）儿童近视眼需要小瞳验光 - 睫状肌麻痹验光 - 复光，根据复光结果给处方。

（2）儿童中度远视眼，需要小瞳验光 - 睫状肌麻痹验光，根据睫状肌验光结果分批、分步给尽量多的正镜处方，这也是 MPMVA 原则。

（3）儿童高度远视眼，多伴斜视和弱视，按睫状肌麻痹验光结果和相关的配镜原则给处方。

上述推论在 2016 年 11 月的《蒋百川教授大师班》做了讨论。今天有幸获得来自美国诺华大学视光学院蒋百川教授对前述讨论的评价，对我的说法作出了批评和指导，分享给大家：

蒋百川教授的评价：

取自梅颖对于 11 月培训班的报道：

"在辨证探讨中提出非常多的经典问题。如我们临床上发现散瞳验光后的光度常常会比复光后的近视度数低一些（0.25～0.50D 间）；如果配镜，是按散瞳验光的低近视度数给处方还是按复光后的高近视度数给处方？如果说这个度数差异是由'调节张力'造成的，那么这个'调节张力'是能训练的吗？是否可以通过调节训练降低这个'调节张力'，从而减少近视度数？"

对于以上的问题，及与此相关的表述，我以为现在在国内视光学人员中已经流传开来，所以必须出来澄清一下，以免一误再误。

首先，是关于张力性调节这个名词。它的英文其实是 tonic accommodation。我一直觉得这个中文翻译得很差。仔细查看一下英汉词典，tonic 的中文意思是：（用作名词）补药、强壮药；一种汽水，奎宁水；（用作形容词）滋补的，强身的；声音的，声调的。与"张力"毫无关系。再从中文来看，"张力"是什么意思？百度上解释："张力，顾名思义为紧张状态下引起的力。一根绳子绷紧，就呈紧张状态，这时在绳子的内部会产生张力，它用于使绳子收缩以抵抗外部的拉开。" 这也与 tonic accommodation 所指的调节状态相去甚远。所以，当时视光学刚引进中国时，对这个名词作了这样错误的翻译真是害人匪浅。

那么 tonic accommodation 究竟是怎样一个调节状态？研究眼睛焦点调节的人都知道，在没有视觉目标时，例如在黑暗环境中，或者在毫无视觉线索的明亮而且均匀的条件下，或者在非常小的瞳孔情况（<1.00mm，造成很大焦深），眼睛的调节会趋向于停留在一个有限距离的位置上（大部分人在 1.00～2.00D，有个体差异）。这个状态，除了称 tonic accommodation，在文献中还称为 resting position（我曾译为静息位置），dark focus（暗焦点，专指黑暗条件下），night myopia（夜间近视），empty-field myopia（空视场近视，专指明亮而均匀的条件），instrumental myopia（上述的小瞳孔仪器近视）。这是在 20 世纪 60～70 年代经过许多视觉研究达成的一个共识，它改变了玄姆霍兹的经典看法，即眼睛"放松"时，焦点位于无穷远。更为详细的内容，希望有兴趣的读者自己去找当时的研究文章或综述加以阅读。

现在再回到梅颖医生的以上叙述。通过以上讨论，很容易看到，将"散瞳验光后的光度（0.25～0.50D 间）"称为"调节张力"，会引起在概念上更多的混淆。其实如果发现有这样的与散瞳验光结果的差异，完全可以称为剩余（或残留）调节量（residual accommodation）。这是我个人的一个建议。

除了名称上以上叙述的混淆，这个讨论中还有一个思维上的含糊。说明大家还没有学会遇到困惑或者问题，应该怎么办。仅仅纠缠在概念的讨论中，其实说服不了别人，这就是这个讨论当时的情景。我的想法和建议是：正确的方法只有一个，即应该用科学实验，用数据，来说话。这里中心问题是为什么散瞳前验光的结果与散瞳后（假设药物效应已经退去）再验光的结果有一点差异？梅颖医生的原文是："如果配镜，是按散瞳验光的低近视度数给处方还是按复光后的高近视度数给处方？" 视光医生作测量时与其他医生一样，只取一个数据点。像量体温、测血压都是一次性的测量。但科学实验却不一样，对于一个状态要读数 5 次乃至 10 次以上，然后取平均值。所以对于以上讨论的情况，我建议有心人不妨当作一个科学实验来试试。看看在每一个条件下（如散瞳验光是一个状态，复光后是第二个状态），再用统计方法中的平均值与方差，算算看各个条件下的平均值和测量误差有多少，还可以比较两个状态的测量结果在统计上有没有明显差异（t-test）。只有做了这样的工作，我们的讨论才有意义，理论上的假设才能成立。这是我的一点建议。

蒋百川

　　最后，非常感谢蒋百川教授的宝贵意见和启迪。我想"调节张力"一词确实没有官方的，关于正规的说法，明日之星团队也有过争论。希望能很快有专家共识。

第七章

视 光 杂 谈

视光门诊工作可不止是学习专业知识和管理知识,也需要练习表达能力和掌握医患交流技巧等。本章收录我的医患交流实录和一些个人学习心得等杂七杂八的文字,分享给大家。

第一节 梅医生的医患交流实录

本节收录几个我自己日常遇到的典型的、真实的案例。

医患交流实录一

我向助理:小张,先给这个孩子去做一下问诊、查视力等基本检查。

我:先给孩子做一下基本的检查吧,如查视力、电脑验光等,做好后我来看。

我:近距离用眼每天 10 小时,孩子的学习强度是很大的。使用电脑,电脑屏幕比头高?这可是坏习惯,很容易视疲劳,容易近视的。注意用电脑时,屏幕比眼睛低,眼睛略向下方注视,这样会比较舒适。同时,睑裂睁得小一些,眼表暴露少,泪液蒸发少一些,不容易出现干眼症状。

患儿家长:好的,回去就调整电脑高度。

我:孩子还要做一些眼视光检查,我们了解下眼健康状况、眼位情况和屈光情况;这个检查可筛查孩子眼睛的健康状况。当然还要验光,了解目前是否需要配镜。要收 ×× 元检查费。

患儿家长:好的。

我:孩子还要做屈光发育档案,这个和今天配镜没关系,但很重要。比如近视了,了解近视是怎么构成的?是因为眼轴长造成的,还是黑眼球(角膜)的弯度大造成的?以后来复查,近视增长了,我们再做一次这些检查,对比看哪些数据变化了,才知道近视的发展是眼轴增加还是角膜的弯度变化造成。

患儿家长:不明白。

我:画个图给你看看。(及时在纸上画图描述)

患儿家长:很高深啊,以前没人这么讲啊,哦,那以后都要做了?(注意,不需要患者全理解,但我们还是要尽量解释,增加患者信任度。)

我:是的啊,这叫屈光发育档案,记录眼球的变化,以及近视的变化。以后来了,增加了100度近视,我才知道这100度是怎么来的。这个检查要收 ×× 检查费。

患儿家长:好的。

我：刚才孩子不是说看书多时眼睛容易累吗，所以还要做一下视功能检查，要了解眼睛变焦的能力和双眼协调一致的能力。如果这些视功能有问题，就容易用眼疲劳了。另外，我要根据检查的结果判断孩子是否需要散瞳验光。这个检查要收××元。

患儿家长：原来没做过这些啊。有意义吗？

我：你看，这么多孩子都在做，而且很有意义，你先做，等做了结果我给你解释。

我：小陈医生是非常优秀的验光师，是国家高级技师，这是验光师职业序列中的最高职称，她做得非常好，经验很丰富，让她给孩子去做一下检查吧。

患儿家长：那我先去做检查。

家长带患儿做完相关检查回来。

我：孩子近视了，而且是真近视。因为刚才陈医生给测量的这些调节指标都表示孩子没有调节痉挛，没有假近视的情况，集合功能是好的。这个是检查他双眼协调的能力，有没有潜在的"斗鸡眼"，或外斜，就是一眼看左、一眼看右的情况。总的来说，无论如何要配镜的。而且你看，现在第一次检查就200度多了，要做近视控制的。

患儿家长：是啊，才8岁就这样，以后怎么办啊？

我：如果戴框架镜近视会增加得快，现在8岁，按这个趋势，到16岁时至少得700度以上了。建议你做角膜塑形控制，就是晚上睡前戴上一种硬性隐形眼镜，早晨起床取下来，白天视力是好的1.0，可以运动，可以游泳，就是正常眼了。而且最关键的是，用角膜塑形一年近视只增加得很少，这样以后就避免成高度近视了。

患儿家长：啊，孩子这么小戴隐形眼镜？对角膜有没有损害？

我：大家都在担心这个问题。我理解作为家长当然最关心，但我得说有2个人比你还关心安全问题。第一，国家药监局，如果这个有害健康，是不可能允许生产或进入市场的，一旦出问题，是很严重的。这个是目前循证医学唯一证明对近视控制有效的。有兴趣可以上医学期刊数据库的网站查查，不要去百度啊，输入"角膜塑形"的关键词，一定搜出几千篇文章和研究，这东西要是没效果或者不好，是没有人研究的，这是科学。那些什么中药、眼贴治疗近视的都是假的，医学期刊数据库一定没有。第二，我们比你更关心安全问题。所以要做如此多的检查流程，角膜地形图、染色评估，尤其要试戴，我们通过试戴确认配戴后眼镜不红不痛不痒，角膜好，角膜地形图好，视力好……确认安全了才会做的。你看，这么多孩子排着队的都是做这个的。（把相关类型的患者都约在一起）

我（指着整理好的病例档案）：你看这些都是在我们这做塑形的孩子，都安全的。

患儿家长：好吧，先试试。

我：（向患者）你是孩子的……？

医患交流实录二

患儿家长：孩子近视发展实在太快了，这一年增加了快300度了。

我：我们先做一下检查，寻找近视增加快的原因。需要做验光、角膜曲率、屈光档案、眼的调节功能和双眼协调性检查，共计要收××检查费。

患者家长：好的。

我：我看看结果。嗯？怎么不查原镜测光？这个很重要，我要看原来的眼镜参数，不只是要看度数，还要看装配有没有问题，有没有装得一边高一边低。

患儿家长：哦，忘记拿旧眼镜出来了，我回去补检查。

患儿做完检查回来。

我：你看孩子的外隐斜很严重，原来的眼镜明显没矫正够，戴镜才看 0.3，还戴了这么久。刚才张医生给他做了定量检查，看近的时候，孩子很容易出现一眼看左、一眼看右的情况，这个要处理的。眼镜肯定要重配，而且要经常戴镜。另外，要做一下集合训练，把这种一眼看左、一眼看右的情况矫正过来。

患儿家长：怎么训练啊？

我：就像久坐办公室的人，身体缺乏运动，肌肉就萎缩了，需要做锻炼。眼睛的锻炼，则需要一些工具来进行。你住得远吗？

患儿家长：有点远。

我：能否每周 2 次来我们的视觉训练室给孩子做一下训练？

我：我们去训练室看看。（在训练室展示训练工具，都是些玩具，娃娃看到很好奇）在这里训练，我们有专门的人员安排带着孩子做训练。每次训练 30～40 分钟，每周 2 次，你可以让娃娃放学后来的。可以吗？

患儿家长：太远了，做不到，通勤时间太久，孩子作业多……

我：我理解，但训练室训练的效果好，你有你的考虑。那我们退而求其次，你购买一套家用的训练工具回去给娃娃练习，1 个月后来复查，我们看看隐斜有无变化。注意，训练时戴着眼镜训练。

患儿家长：是自己在家做吗？

我：是的。我们有人会教他怎么用家用训练工具。1 个月后回来复诊，再看看视功能有无改善，我再调整方案。

医患交流实录三

患者：我的眼睛一直泪水汪汪的。但我在县医院看了。

我：冲泪道没有？医生检查的结果是什么？

患者：冲泪道了，泪道通的。医生说给眼睛补补营养就好，还开了些药。

我：那你来我们这要解决什么问题？

患者：视力不好，前不久在你们这配的眼镜，当时视力 0.6，才 3 个月，现在才看 0.4 了。

我：要用裂隙灯好好看看。过来我给你仔细看看。你现在结膜有水肿，结膜囊有丝状分泌物。我拍一个照片给你看看。（有问题的患者拍前节照给患者看，可以大幅提高信任度。）

我：你是不是常年一直在点眼药水？

患者：也没有……

我：那你不是说常常用眼药的吗？用了多久？

患者：一年差不多有 4 个月在点眼药吧。

我：这还不多？你这样点把眼表的微环境破坏了，本来没事的都点出事来了。

患者：都是看病时医生开的啊。

我：你的情况像接触性结膜炎，是过敏性结膜炎的一种。结膜丝状分泌物就像过敏的表现了。要么其他医生开给你的那些抗生素不要用了，开一支抗过敏的眼药水点 1 周试试，1 周后来复诊。

患者：是啊，我平时就是经常有分泌物，可以拉出丝来的。怎么原来医生没发现？

我：他给你翻眼睑检查了吗？

患者：没有，医生都没碰我的眼睛。

我：不翻眼睑看怎么发现得了这个问题？

患者：……那我眼镜还配吗？

我：先解决你这结膜的问题，等好了再给你处理屈光不正。先按我的方法做。你加下我微信吧。（特殊患者可以加微信好友。）

患者：好的，你看得真的很仔细。

我：没问题，这次检查要收××元的检查费。

患者：没问题。

医患交流实录四

患儿家长：朋友推荐来给孩子做什么档案的。但孩子视力很好的，有检查的必要吗？

我：近视重在预防，要未雨绸缪，等近视才来就晚了。

患儿家长：就是因为我和他爸爸都是近视眼，担心孩子以后也近视，所以才来检查的。

我：家长最关心的就是怎样发现儿童"近视的苗头"。传统的做法是，当发现孩子出现视物喜近、头位异常（偏斜）、看电视眯眼现象时就怀疑近视了。然而当上述情况发生时，常常近视已经发生，甚至是高度近视了。我们首次验光发现近视在600度以上的高度近视是很多的。

患儿家长：怎么办？

我：随着眼球的发育，眼轴不断增长，屈光状态从远视向正视化发展。所以，儿童保持适量的远视状态是一种近视保护机制，是预防近视的必要储备。如果眼轴发育超前，提前"吃完"远视储备时，虽然裸眼视力表达为正常（0.8以上），但随着眼球的继续发育和眼轴增长，近视将不可避免。正常8岁前儿童的远视储备常常还比较多（+1.00～+1.25D），还有"没有吃完"的远视储备；而之后，"吃完了远视储备"的情况下，近视就表达出来了。这就是为什么多数近视容易集中在9～13岁开始表现，而不提前出现。我们可以通过建立屈光发育档案，对适龄儿童的"远视储备"进行检查，在"储备不足"或"刚好吃完储备"时就发现"近视苗头"，进行积极近视防控则效果最好。

我：这个做一次要××元检查费，以后每半年要来做一次。就是假期来时方便。

患儿家长：怎么做？

我：测量身高、体重、睫状肌麻痹验光、角膜曲率、眼压和眼轴测量。

医患交流实录五

8月龄，男童，完成双眼先天性白内障手术（无晶状体眼）后3个月。

患儿一看到穿白大褂的就哭得厉害，我穿便装上阵和患儿家长交流，好很多（图7-1-1）。

这么小的孩子就别想着去做检影、角膜曲率、角膜地形图这些检查了。

我：必须要戴镜，否则会弱视，以后很麻烦。

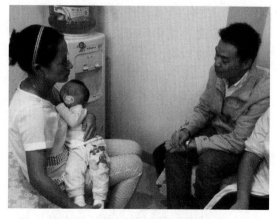

图7-1-1　和8月龄患儿家长交流

患儿家长：现在孩子戴镜太小，能否等他到三四岁的时候再来？

我：你会说英语吗？

患儿家长：为什么问这个？不会。

我：为什么不会，是因为你没有出生在美国，没有在英语语言环境中成长。人的视力、视觉和语言一样，是需要在视觉环境中成长才能发育的。胎儿在妈妈肚子里的时候看不到东西，一片漆黑，只有出生后，睁开眼睛才能看到大千世界——视觉环境，在视觉环境的刺激下，视力才能发育，就像新出生的新生儿不会讲话，没有语言环境，出生后在不同的语言环境成长就学会了不同的语言，所以在中文环境成长，说不了英语。

我：如果在成长的环境中完全没有语言环境，比如被动物叼去抚养成长的"狼孩"就不会讲话了。同理，如果没有视觉环境，则视力、视觉无法发育，就像学习语言一样。

我：先天性白内障患儿则因为白内障的问题，混浊的晶状体剥夺了眼球感受视觉环境的能力，所以必须要手术治疗，去除白内障让眼睛能重新感受大千世界的视觉环境，视觉才能发育。但这里有一个问题——人的晶状体是占有很多屈光度的，去除以后，少了一个屈光结构，眼睛的总体屈光度就明显不够了，不能聚焦视物，形成了一个严重的远视眼，如果不做屈光矫正，不戴镜，则无论远、近距离的物体都不能在眼球的视网膜上成像，都看不清楚。这种情况，还是等于没有视觉环境，视觉仍然不能发育，形成严重弱视。就像把"狼孩"从动物的生活中解救出来，白内障摘除手术了，但只是把患儿放到一个听不到/听不清楚人们讲话的地方（没有做屈光矫正），还是学不会语言（视觉仍然不能发育）。这时戴眼镜，就像是额外补足了一个在眼球外的"透明晶状体"把缺失的晶状体的屈光功能补足了。所以，戴镜是必需的。

患儿家长：要怎么配镜呢？

我：8个月大的孩子，让他坚持戴框架眼镜是很困难的，孩子一定会不断地想法把眼镜扯下来，毕竟对这么小的患儿来说，戴眼镜是不舒服的。而且，他超高度远视，框架眼镜造成视野小，就是看到的范围会变小，视物放大不真实，像差大，视觉质量会很差。也就是说视觉环境是不好的，就像在印度学不到标准的英语一样。所以，从治疗效果考虑，第一方案是使用一种他无法自己取下的眼镜，而且要成像质量好的，就像学英语要去美国学，那就是角膜接触镜（隐形眼镜）。而且，要用硬性接触镜RGP，才更安全。RGP泪液交换充分，几乎不含水，甚至可以过夜戴镜，容易让孩子适应。

患儿家长着急打断：戴隐形啊？不放心啊，能否等他大一点再戴。

我：我还没说完呢……先回答你这个：现在送你和孩子一起去美国学英语，谁学得快？

患儿家长：当然是孩子学得快，我都这个年龄了……

我：这就像学英语一样啊，越小学得越快啊，错过了视觉发育期，以后学得就很慢了。越早获得良好的视觉质量环境，治疗效果越好。

患儿家长：那好吧。

我：别急，对8个月大的儿童做RGP，对你对我们都是巨大的挑战，一定要说明清楚。这里需要四个方面的共同努力和协作。第一，我们负责把隐形眼镜配好，而且还要保证安全性；第二，要去找儿科医生和麻醉师过来协助，让患儿吃一种麻醉药（水合氯醛），让孩子睡着了，我们才能给孩子做检查；第三，你家住得很远，需要当地的眼科医生密切配合好，做好眼睛的复查工作，如有问题要随时和我们沟通，这个我可以帮你们联系当地的眼科医生；最后，就是你们家长自己，需要每天密切关注孩子的眼睛和镜片，定期（比如每周）要摘下镜片仔细清洁一次。所以，这里面涉及四方面的人员，我们也只占了其中 25% 的作用。所以，是需要各类资源合作，才能完成这个挑战的。

还有，如果做验配了，镜片到的时候，你得在这儿待几天。在开始戴镜的时候，患儿可能不习惯，戴镜的时候，又得吃一次麻醉药。之后，你每天都来我们这复查一下，看镜片的情况，等过上 3～4 天，孩子适应了，不会觉得戴这个 RGP 有什么异物感的时候，你再带孩子回去。根据我们的评估情况，预计你每周要把孩子的眼镜摘下来清洗一次。如果评估好，镜片配适好，可以考虑一周摘镜、护理一次。之后，你每月来复查一次。

患儿家长：非常纠结。我们没有这么多时间来啊。

我：是的，理解。所以，我给你第二方案——戴框架镜。

患儿家长：这样好，我们省心多了。

我：但是治疗效果也会差很多。他现在是高度远视眼，戴远视镜后，看到的范围会变小很多，看到的物体会变大很多，视觉质量会差很多，所以治疗效果也会差很多。当然，优点就是不用像刚才说的 RGP 这么麻烦了。

患儿家长：那还要做什么检查呢？刚才都不配合，难道还要吃麻醉药吗？会不会伤害身体？

我：你要明白，给这么小的孩子做精确验光是不现实的。他不会说话，更不会看视力表。做了白内障术后无晶状体眼，是高度远视，我其实不需要给他做一般意义上的精确检查的。所以我们不做检查直接给处方了。

患儿家长：这样也行？我不理解。

我：孩子现在是高度远视，我只要查表给按相应同龄幼儿换算的度数就好，无法做精确的。

我：那我先做 +24.00D 的远视眼镜，可以多给点正度数。因为就算不准确，也是可以把孩子戴镜时做成一个近视眼的状态的。毕竟就算是近视眼状态，看近处时是可以看清楚的，至少是避免了弱视。但如果远视还剩着度数，就麻烦了，因为没有晶状体，眼睛没有变焦的功能，看远看近都不清。而且，近视状态也不怕，等以后装人工晶状体的时候，通过度数的计算就可以解决了。

患儿家长：能否再精确一点呢？

我：别急。这么小的孩子，身体的发育是很快的，眼球发育也很快。先让孩子戴着这眼镜，逼着他戴，等他戴习惯了，也就是 3 个月后来复查，到时估计他能配合我们做检查。至少检影我想能试试。所以，你要注意，由于孩子发育得快，每 3 个月必须复查，而且可能每次复查都要重做眼镜调整度数。到时就可以更精确了。

患儿家长：3 个月来一次我们可以接受。

我：还有镜框的问题，你不要考虑好不好看的问题，只考虑能不能戴得紧，不能让孩子随便就扯下来。而且不能过紧，孩子的皮肤很嫩，过紧会压迫皮肤，引起皮肤损害。这个由我帮你挑选，要用专用的小镜架。

患儿家长：我还说要给他戴好看的呢。

我：现在考虑合适为主，这么小的儿童就先不考虑美观了，对他没有意义的。

验光师：梅老师，瞳距怎么测量？刚才试了瞳距尺无法配合，也用不了。

我：直接用直尺测量啊。来我们一起测一下（图 7-1-2）。

我：这个镜架还不错。后面有一个"箍子"孩子不容易扯下来。回去要盯着，不能让他把眼镜扯下来啊。

患儿家长：好的，这个容易做的。

我：那就先这样吧。注意一定要定期复查。有问题随时联系我。

医患交流实录六

女，14 岁，双眼戴角膜塑形 2 年余，右眼间断性疼痛、畏光流泪。

患者家长：孩子不愿意戴框架眼镜，所以就给配了塑形镜。每次去复查，医生都说是好的，但她就是经常感觉右眼疼痛，畏光。

我：在哪里验配的塑形镜？

患者家长：在 ×× 儿童近视防控中心。

我：先检查下。

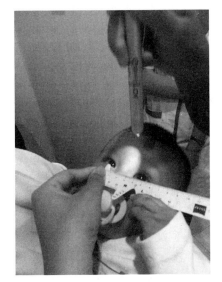

图 7-1-2　给 8 月龄患儿测量瞳距

我：右眼角膜不好啊，当然有问题了。而且是很明显的问题，你说以前去复查给你检查的医生都说没问题？

患者家长：是啊，孩子也说视力还好了。我想也就问题不大。角膜怎么不好？

我：我拍照给你看看吧。（用前节照相把有问题的角膜拍下来指给家长看。）

我：你看到这些角膜上的白点了吗？正常角膜是透明的，这些白点表示角膜有损伤了。

患者家长：啊，怎么办？

我：现在看来，孩子的角膜问题绝对不是近期才发生的，有陈旧性的角膜损伤，也有新发生的损伤，而你又说每次去那边复查都说没事……我接下来做一个角膜染色给你看看。如果是新鲜的角膜损伤，角膜上皮脱落，会有荧光染色，而陈旧性的角膜损伤是在角膜上皮下的，不会染色。

我：我还是拍照给你看好说明一些。这里主要有 3 个明显的绿色染色点是新鲜的角膜损伤。角膜是很敏感的，所以孩子觉得眼痛畏光啊。现在的情况是有旧伤，有新伤，说明角膜就一直不好，或者不断复发，现在都这么多个白点了，说明角膜有问题很久了。

我：角膜塑形不是只看视力的。塑形镜与角膜的配适关系，塑形后角膜的形态，镜片的活动度，泪液交换，这些都比视力重要。先做一个角膜地形图看看。

患者家长：什么角膜地形图？原来都没做过？

我：给你验配的地方没有角膜地形图吗？就这样的设备。（指着地形图向家长说明）

患者家长：没有啊，验配从一开始就从来没做过，他们那边没这个设备。当时就是戴起来看看就完了，很简单的。每次去复查，也检查眼睛，医生都说好的啊。

我：做角膜塑形就是改变眼睛角膜的形状。"塑形"，就是塑造为另外的形状的意思。而角膜地形图是监控这个"塑形"的过程。如果没有地形图，怎么知道角膜塑成了什么形状？怎么知道安全不安全？也就是说，角膜地形图是验配塑形镜的必需工具。即，没有角膜地形图就不具备开展角膜塑形的条件。给你做的这个机构可以说完全是不规范操作。而且如此明显的角膜损伤，还是陈旧性的，却一直都没看出来？

患者家长：我们不知道啊，现在真很懊悔。

我：这个地形图现在看不出什么来，就像是没戴过。

患者家长：她前面10天军训了，就一直没戴，军训完就前天戴了一夜，昨天也没戴。

我：难怪了。还好她没戴，就这个情况如果还接着戴的话就很麻烦了。

患者家长：现在怎么办，很严重？

我：现在发现了就好，还好你来了，要是不问不管接着戴下去就不好说了，如果感染了，处理不当，或贻误，会造成严重后果的。看这样的角膜基质层的白点，像是病毒感染造成的。所以，我再强调一下，角膜塑形不是看视力好不好，镜片定位、角膜健康、近视控制效果都比视力更重要。

患者家长：现在怎么办？

我：我看半年内不要再戴任何接触镜（隐形眼镜）了。现在的角膜都这样了，要好好修复。而且病毒感染的话，病毒会潜伏在神经节中，身体抵抗力差时，很容易复发了。而且对病毒也没有什么特效药物治疗。短期内，就1周内先用点角膜上皮修复的眼药水吧，每天滴3次。我一会儿开给你。

患者家长：好的，但是孩子就是不想戴框架镜。

我：没办法的事情，现在只能戴框架镜了。等半年后，来复查根据检查结果再看看。

患者家长：现在很痛心，后悔死了。

我：你也不要太悲观，我对××机构没有地形图就这样盲配塑形镜是有看法。但你们来检查了，也发现问题了，我们就能解决。你看她角膜上的白点都是在边上的，还好没在角膜中央，否则以后还会影响视力的。现在看，只要治疗好了，以后也没有问题。肉眼更看不出来的。如果说健康的眼睛是100分的话，她治疗好以后还有98分呢，所以不要有心理负担。处理及时就好。

患者家长：哦，那我就放心多了，太感谢了，梅医生。以后都来找你复查了。

我：我是对那些不规范的机构的做法有看法，角膜塑形的复查是非常重要的，没有地形图就是严重问题，角膜都这样了，孩子也说眼痛畏光了，居然还说好？所以说：角膜塑形的验配仅仅是治疗的开始而已，后续的复查一样重要。地形图是做塑形的最重要工具。如果验配塑形的地方没有地形图，可以肯定地说是不规范的。

患者家长：明白。我回去给那些一起去验配的孩子家长说一下。

第二节 角膜塑形，再难也坚持

昨天，一位同学对我说，作为一位做角膜塑形验配的视光师，太累了。

从开展角膜塑形的业务以来，一直都很忙，周六、周日的正常休息没了。做塑形的都是些小朋友，平时都上课，都要求周末来；至少都是晚上下课时间来。

由于塑形需要大量的时间沟通，一旦做了塑形，也表示家长对我信任了，却也很难让其他同事在自己没空或者休息时帮忙处理一下，多数情况下，只能自己亲自处理。

开展塑形后，多了很多担心和牵挂。从镜片配发出去就在操心：效果好不好？使用操作是否恰当？有没有并发症发生。有些出现偏位，或者反复调整都不满意的小孩，更是成为一块心头落不下去的石头，比家长还操心。

后期的复查很多，复查同样占用很多时间并需要大量的沟通解释，但都没有产生销售业绩，因为复查不收费。其实角膜塑形更多的是体现专业的服务，而不是产品。而且，做复查时没时间去做其他的业绩了。

电话变多了，每天都会接到大量的家长咨询电话，同样的话要大量重复；多数时候，要成为一个心理咨询师，不断打消家长莫须有的担忧和疑虑。

随着做的塑形越来越多，发现的问题也越来越多，从一开始的信心满满到现在步步为营，越做越胆小。

一旦产生投诉和退货，不但要承担因为镜片报损的经济损失；感觉对不起信任你的顾客，更严重的是验配的信心受到打击，投诉越多、退货越多打击越大，最后不敢再继续做下去了……

这位做角膜塑形的视光师的感受，相信每一个同行都遇到和经历过。我想起曾经有家长深夜 12 点，因为小孩镜片移位无法取出，带到我家里处理；我想起凌晨 4：00，被焦急家长的电话吵醒，因为小孩半夜叫眼睛痛；还有无数个打断吃饭、休息的电话……

确实，开展角膜塑形是辛苦的。但我们也要认识到：

在刚刚起步阶段，市场对角膜塑形还陌生，不断的咨询和担忧情绪不可避免，确实需要验配师的耐心讲解。

角膜塑形专业性非常强，需要不断地追踪和复查。表面上看，角膜塑形镜价格不便宜，但实际上相当于一次把后面复查的费用都收取了，平均到每次，费用并不多。所以，复查并不是不收费的无价值的事情。

角膜塑形不是配框架眼镜，不是 99% 成功的。角膜塑形是有适应证的，而且塑形的专业化程度高，不是每一个人都能获得满意配戴的，更不是说塑形就一定能成功。就像眼科手术，没人能保证手术一定成功，或没有并发症，更不能保证手术后视力一定恢复正常。做手术的医生也是在不断处理并发症、克服失败后才成为今天的专家的。

角膜塑形的效果受到多种因素的影响，效果不好，不一定全是验配师的问题，可能是这个角膜不是很合适、可能是眼睑的问题，可能是这个品牌的镜片设计与这个眼睛不匹配，可能是……所以，我们不能因为个别或更多的失败案例，就丧失做下去的信心，而应该把失败的案例作为提高自我专业技能的好机会，不断总结，不断进步。

我们应该自豪，能成为一个做角膜塑形的视光师，因为这是和角膜屈光手术一样甚至更复杂的技术；我们应该自豪，因为角膜塑形的工作，能延缓近视，能减少高度近视的出现，能减轻学生、家长的心理负担；我们应该自豪，因为通过角膜塑形，树立了高技能水准的视光师形象，我们不仅是做点简单验光配镜的验光师；我们应该自豪，因为通过角膜塑形，患者对我们更加信任和亲切了。因为患者记住了我们的名字，把我们的电话号码存在了他们的手机里；我们应该自豪，因为我们是做角膜塑形的先锋，多数单位、多数验光师还不会做……

这一切都是我们的辛勤劳动换来的。所以，不管做角膜塑形多么辛苦，还不一定被理解，但每次看到，因为做了塑形，孩子近视进展减缓了，家长欣慰和放心的表情洋溢于脸上时，一切都值了，因为这是通过我们的工作做到的。

每一位做角膜塑形的验配师，不论这项技术多难、不论这个工作多辛苦，我们都要坚持下去，这是非常有意义的工作，是一项伟大的事业——加油，视光师！

第三节　和验光相关的一些简单英语

在中国的外国人越来越多了,门店也常常有"老外"光临。没有一点英语基础很难和那些既不懂汉语又不带翻译的老外交流,看来稍微学习一点相关的英语还是很有必要的。和验光、配镜相关的英语涉及一些专业词,只要掌握了这些词语,或者指着相应的词语,外加比手画脚还是可以沟通的。没有想象得那么难的,来跟我一起学一下吧。

先认识下我们天天接触的视光设备和眼镜产品的英文:

眼镜架 spectacle frames

太阳眼镜 sunglasses

儿童眼镜 kid's eyewear

老花镜 reading glasses

隐形眼镜 contact lens

玻璃镜片 glass optical lenses

塑胶镜片 plastic optical lenses

渐进多焦点镜片 progressive lenses

变色镜片 photochromic lenses

角膜塑形镜 othro-k lenses

眼镜盒 spectacle cases

隐形眼镜护理液 solution for contact lenses

镜布 lens demisting cloths

裂隙灯 slit illumination

屈光度 diopter

球镜 sphere

柱镜 cylinder

棱镜 prism

直径 diameter

焦度计 lensmeter

瞳距 pupil distance

瞳距仪 pd meter

顶点距 vertex distance

视标 chart

综合验光仪 view tester

验光组合台 combined table

验光盘(肺头)optometry box/phoropter

验光镜片箱 trial lens

投影仪 chart projector

角膜曲率仪 keratometer

镜框 frame

镜脚 temple

全框 full frame

半框 half frame

无框 rimless

金属框 metal frame

塑胶框 plastic frame

配眼镜 filling a prescription

验光师 optometrist

眼镜加工、装配、调整 spectacle assembling & adjusting

如果单凭指着几个英文单词和老外交流还有困难，或者说希望多学点验光配镜、眼镜销售相关的英语，就需要学一些简单的英语对话了。下面就门店常用的场景找了一些英文对话，供给大家学习：

一般我们会到眼镜店"配眼镜"（"Filling a prescription"）。眼镜架（frames）各式各样，我们只需要把"形状"加上"frames"便可表达不同款式的眼镜架，例如圆形眼镜架（round frames）、椭圆形眼镜架（oval frames）、长方形眼镜架（rectangular frames）。

怎样表示要"配眼镜"？可以这样说："I need to get glasses."店员便会介绍店内的验光师（optometrist）给你检查视力，店员便可按配镜处方（prescription）为顾客"配眼镜（fill a prescription）"。如果想检查一下镜片度数，就向店员说："Could you please check my glasses against this prescription（麻烦你检查我的眼镜镜片度数是否与配镜处方相符）？"

顾客需求和问诊：

我需要一副新的眼镜。I need a new pair of glasses.

这幅镜框破了。The frame on these glasses is broken.

你可以把它修好吗？Can you repair it?

我的视力越来越差。My eyesight's getting worse.

你戴隐形眼镜吗？Do you wear contact lenses?

你是近视还是远视？Are you short-sighted or long-sighted?

验光过程中需要用到的英语：

你可以把图表上的字母从开始念出来吗？Could you read out the letters on the chart, starting at the top?

你可以把左眼闭上，用你的右眼读这个吗？Could you close your left eye, and read this with your right?

这一个视标能不能看清楚？请指给我一下！

Could you see this sign clearly?Please show me.

我们先验一下您的右眼。

Let's inspect your right eye first.

您的视力是1.0。

Your **Visual acuity** is 20/20.

您的度数是右眼400、左眼375度。

Right eye is four hundred，left eye is three hundred seventy five.

您有散光100度。

Your have cylinder power one hundred.

您比较一下这两行视标哪一行更清楚，还是差不多？

Please compare these two line sign，which one is more clear?or the same?

招呼顾客：

店员：Can I help you（我可以帮助你吗）？

顾客：Yeah，I need to get glasses（可以，我需要配眼镜）.

店员：Please take a seat（请随便坐）. Have you seen an optometrist（你有没有见过视光师）？

顾客：Yeah，she gave me this prescription（有，这配镜处方是她给我的）.

店员：Fine，we can fill that for you（好，我们可根据报告给你配一副眼镜）.

提供镜架挑选意见：

店员须先问清楚顾客的需求，然后再作介绍："What sort of frame would you prefer（你喜欢哪种眼镜架呢）？" 若顾客表示还没有决定要哪种款式的眼镜架："I'm not sure（我暂时还未决定）." 店员可参考以下例句给意见：

例句一：I think the round frame would suit your face nicely.（我认为圆形的眼镜架会更配合你的面型）

例句二：The oval shape frame would look good on you，too.（你配戴椭圆形的眼镜架也会十分好看）

价钱太贵？

顾客：This style looks good. How much is it（这款式看来不错，这个多少钱）？

店员：One thousand five hundred yuan（一千五百元）.

顾客：Do the lenses cost extra（镜片是否另计）？

店员：Yes，prescription lenses cost a thousand yuan（是，配有度数的镜片售价是一千元）.

顾客：Gee，they're too expensive（哗，它们太贵了）.

Sunglasses（太阳眼镜）

眼镜店店员向顾客介绍太阳眼镜（sunglasses）时，除了向他们推介最新的款式（the latest style），也应提供镜片色泽（tints）和防紫外线光膜（ultraviolet coating）的数据，方便顾客选择。

镜架款式

店员想向顾客推介最新款式太阳眼镜时，可参考以下例子：

顾客：I'd like to see some sunglasses（我想看一些太阳眼镜）.

店员：These are new arrivals（这些是最新款式）. Look nice on you（你戴起来十分好看）.

顾客：Yes，it seems to suit my face（是啊，似乎很衬我的面型）.

镜片颜色

店员想介绍太阳眼镜的镜片颜色（lens colour）和颜色深浅度（depths of colour）的数据给顾客，可参考以下例子：

店员：Now，for the lens colour，we have three tints：rose，yellow，and grey. Each has three depths of colour to choose from. So you can decide how dark you want it to be（至于镜片颜色，

我们有玫瑰红色、黄色和灰色三种，每种颜色有三个不同深浅程度，所以你可以选择不同深浅色的镜片).

顾客：Are they different in price（它们的价钱有没有分别）?

店员：No, they all cost the same（没有，它们的售价完全一样）.

顾客：OK. I think I like medium grey（好吧，我喜欢中灰色）.

防紫外线

店员想向顾客提供有关防紫外线功能的数据，可参考以下对话：

店员：Can I also recommend UV coating on your lenses? This will protect your eyes from harmful rays. It costs a little extra, but it's worth it（你大可考虑在太阳眼镜片上加一层防紫外线光膜，这会防止有害光线伤害你的眼睛，价钱是多一点，但是物有所值）.

顾客：OK. I'll have that as well（好吧，我要那个镀膜的）.

改善视力（upgrading）

顾客怀疑镜片度数和配镜处方度数不符合，店员应怎样处理？

协助顾客：顾客要求店员检查镜片度数："Can you check my glasses against this prescription, please? I get headaches every time I read. I think the lenses are not right."（请检查我的眼镜度数是否符合这份视光检验报告。每次我戴这副眼镜阅读时便会头痛，我想是镜片度数不正确。）

查视力

店员想为顾客查视力，可参考以下对话：

店员：Sir, the prescription and glasses are the same. Your eyesight may have changed. If that's the case, you'll need a new prescription. We can check your eyes if you like（先生，配镜处方度数和镜片度数相同，可能是你的视力有变。假如是这样，你便需要再做一次视光检查，我们可以替你检查视力）.

顾客：Yeah, I'd like to have a check（好，请替我检查一下）.

店员：Alright, please go over to the machine and sit down. Rest your chin on the ledge and look through the eyepieces. We'll just run through some pictures and you can tell me which one is the clearest（没问题，请到那边的验眼机前坐下，把你的下腭放在座架上，然后从视镜注视画面。稍后你会看到一些图片，请你说出哪一张图片最清晰）.

提出意见

店员认为顾客须配另一副眼镜时，可参考以下例子：

店员：Well, your left eye is OK, but your right eye is probably the cause of your headache. You should get a new glasses lens for your right eye（你的左眼没有问题。你的头痛可能是右眼引起的，你应更换你的右眼镜片）.

顾客：Well. I should probably get both lenses replaced as the old ones are a bit scratched（我可能应该把两块镜片都更换。旧的两块都划花了）.

店员：Great. I'll rewrite your prescription and order the new lenses to fit this frame（好，我会给你再写一下处方度数和订购镜片）.

contact lenses（隐形眼镜）

眼镜店店员应了解隐形眼镜的类别、特色和配戴方式，以便向顾客介绍。

协助顾客

顾客向店员提出有关隐形眼镜的问题,店员能向他们解释清楚。

顾客:Hi, I want to ask about contact lenses(你好,我想问有关隐形眼镜的问题).

店员:Sure, please take a seat. What do you want to know(没问题,请坐。你想知道什么)?

顾客:Can I get them for my prescription(我的视力度数可否配隐形眼镜)?

店员:Let me see...Yes, we would be able to do that-contacts can be used in most prescription nowadays(让我看看……我们可以替你配隐形眼镜。现在大部分情况都可配隐形眼镜).

隐形眼镜种类

店员想向顾客解释隐形眼镜的特色,可参考以下例子:

顾客:What types are available(市面上有哪种隐形眼镜呢)?

店员:Well, there are basically three types: hard, soft and disposable(基本上分硬镜、软镜和抛弃镜三种).

顾客:What do you mean by disposable(抛弃镜是什么意思)?

店员:They are designed to be worn only once and thrown away. So it minimizes wear and tear to the lens. They also stay sterilized, and it minimizes the risk of infection(设计上它们只可戴一次,然后便要弃置,这样能把镜片的磨损程度减至最低,而且它们可以保持消毒,把感染的可能性降低).

顾客:Interesting, but I bet they cost more(很有趣,但我相信它们比较昂贵).

店员:Yes, as you have to keep replacing them(没错,因为你要不断替换它).

顾客:What about keeping the other types clean(其他类型的隐形眼镜如何保持清洁呢)?

店员:We sell special cleaning and disinfecting solution for soaking overnight(我们售卖一种特别的清洁消毒药水,可以把隐形眼镜浸过夜清洁).

第四节　谈谈如何做优秀的视光医生

在刚刚结束的2016年12月的"明日之星"杭州集训中,听了很多大咖们的授课,完全被他们的知识和智慧折服了,重点是,这些专家很多都是我们的同龄人,甚至是年龄比我还小几岁的。其中印象最深刻的是浙江大学管理学院的谢小云教授,1979年生,是最年轻的正教授,博士生导师,他组织的MBA课程学费都50万一期的……2015年12月曾受邀到温州医科大学给在校生讲视光学医生的职业生涯规划,今天正好看到了当时做的演讲课件,一年过去了,这一年间又有很多的人生起伏,一时又有些感慨,思绪万千。结合本次"明日之星"集训,再写点文字分享给大家。

一、人生是马拉松

想起曾经在央视的一个访谈节目中听到一个报道,分析了从1977年到2008年全国各省市高考第一名求学和就业情况,结果当年的高考状元今天都发展情况不佳。以我老家云南为例,改革开放30多年来高考第一名有64个,到目前为止,还没有发现这批人在相关领域里面成为领军人物,或者是创新型的人才。当时专家的结论是:凭一张试卷来评价一个学生 12 年的学习成绩，评价一个学生的综合素质，这显然是不公平、不科学、不合理的。

而我的想法却是：这个问题倒过来理解也是一样的，今天各领域的佼佼者，当年都不是高考状元！

2015 年"明日之星"井冈山集训时，瞿佳教授对我们说："别看我一时，且看我一世！"当时听了这课，像打了鸡血一样兴奋，如果对现实不满意的还可以重新选择，努力还是有可能跑赢人生的马拉松。

二、有效社交

中国人是最害怕孤独，喜欢社交的。国人饭局多，再陌生的朋友，两三盏酒喝下去，也会变得熟络起来。有人手机电话簿里储存了 1000 多个电话，但那么多朋友，经常联系的有几位？我想多数人不会超过 30 位。也就是说，剩下的 970 多个联系人未必是有用的人脉资源，在饭局上结交的朋友和要来的电话没有产生社交价值，这些社交也是无效社交。

每天 24 小时，时间对每一个人都是公平的。除去工作、交通、睡眠的时间，我们每天可自由支配的时间是不多的。把时间用于思考、读书、培养兴趣、提升自我、休息放松娱乐、健身养生、接私活、创业等，是不是更有价值？

路上只要有打架的，就会有一帮看热闹的，这帮看热闹的肯定都是 loser？微信群里面最活跃的，谁发个东西都积极响应的，常常就是个闲得没事干的屌丝？我想年轻人不要把精力和聪明劲都用在黑别人、骂社会、做键盘侠上。而是要多思考，认清自己，向前看。

人是在思考中沉淀优势，明确方向，获得成长的。如果只顾埋头苦干而没有独立思考，是不会有进步的。我们需要思考今天在工作中的问题，有什么经验和教训，怎样改进；思考明天的工作和生活有什么计划；思考今天在上班时突发的一个灵感；思考还有什么重要的事没有做……

我想避免无效社交，适度脱离群体，学会思考，这也是一种不得了的能力。听过一句话——"孤独让你变得出众，而不是合群。在孤独的时候积蓄能量，才能在不孤独的时候爆发"。所以，在饭桌无效社交的人很容易淹没于芸芸众生。

我想重要的是"不是你认识多少人，而是多少人认识你"——这才是有效社交，是人脉吧？

三、职业选择

选择视光医生作为自己终生职业的人，主要应该是出于他的个人兴趣。有兴趣才会感觉每天做的事情有意义，越做越有劲，有了一个发现和新技术的掌握，更有一阵狂喜，这样地周而复始，便会形成一种正反馈式的循环。做视光医生，也许不如临床医生收入高，但事业是崇高的，是人类视觉健康的守护者。这话说起来是很激动人心的，但真正实践起来是很累的。所以做一线视光临床工作的人，既要有远大的抱负，又要有脚踏实地的精神（图 7-4-1）。

那如果不感兴趣怎么办？那就只有两

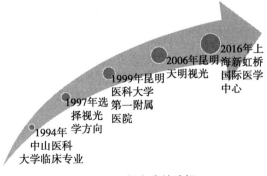

图 7-4-1 视光我的选择

种选择：①想办法让自己感兴趣；②换感兴趣的专业，换感兴趣的工作。——现实中是没有太多机会给你换专业换工作的，所以我建议第一种选择。

四、"对数式"与"指数式"学习曲线

人的技能水平增长有两种不同的类型：对数式与指数式（图7-4-2）。

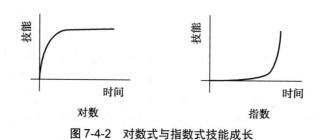

图 7-4-2　对数式与指数式技能成长

（一）对数式的技能成长

在技能的学习初期的进步非常快，到后期则越来越慢。哪怕付出了极大的努力也只能获得一点小突破。对数式的技能增长容易让人自我感觉良好，忘乎所以。

比如体育运动：刚开始时进步很快，但到了顶级运动员的层面来说进步会很难，世界冠军与普通运动员的差异就那么一点点。

比如学英语：初期学习几百个基本的单词加上点肢体语言就可以有一定的交流能力，但想达到在各种场合和话题都能运用自如，像母语一样的交流确实非常困难。

中学学过王安石的一篇《伤仲永》，至今印象深刻："仲永生五年，未尝识书具，忽啼求之。父异焉，借旁近与之，即书诗四句，并自为其名。""指物作诗立就，其文理皆有可观者。"——仲永这孩子，从小就是"神童"，但成年后也只是平庸之辈。这就像有些小孩子，自幼就能背诵唐诗宋词，或是会下围棋，我想这些都算是对数式的学习，将来是很难成为文学家和职业选手的。

（二）指数式的技能成长

开始学习，到之后相当长的一段时间内，几乎没有进步。直到某个时候，就好像突然突破了，水平一下子显现出来了，然后还越增长越快。指数式的技能增长，在初期是很寂寞的，容易妄自菲薄。

比如学术。以眼视光学的学习为例。在学校学了很多基础知识，除了医学基础如生理、生物化学等外，还有高等数学、几何光学、统计学……当时是觉得没什么用，毕业后在相当长的一段时间内也很难看懂和理解一篇学术论文。但有一天突然之间似乎自己什么都懂了，会分析临床案例，视光学的问题能联想和考虑到眼科临床甚至是大临床（内外妇儿科）的问题。自己也可以有些新想法、创新；写点文字也不是什么困难的事情；看密密麻麻的文献甚至外文文献都能变成一种习惯。

比如写博客：我最早2010年在新浪博客写文，开始的几年几乎是没有人看的，博客也就真是一个给自己看的自娱自乐的网络笔记而已，但现在坚持下来每一篇写的文字也有一些同道关注了（图7-4-3）。

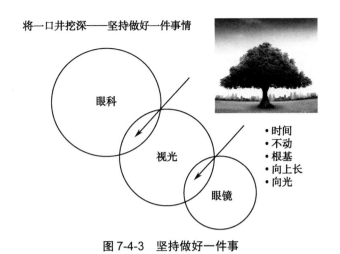

图 7-4-3　坚持做好一件事

（三）对数式赚钱与指数式值钱

这个道理似乎也可以用于说工作价值。

比如一个大学生，如果去打零工、发传单等做兼职，可以立即获得回报，是一件赚钱的事情——这是对数式赚钱，注意这里是赚钱。

如果他把时间用于钻研学习，提升综合能力和认知水平，是没有短期回报的。但却是在做一件值钱的事情：通过学习获得的高级思维模式以及反复练习获得的沟通能力就是强大的竞争力——这是指数式值钱，注意这里是值钱。

《肖申克的救赎》（我最喜欢的电影之一）中主人公安迪，每天都在用一把雕刻用的小鹤嘴锄挖洞，然后用海报将洞口遮住，这个过程坚持了二十年，最后终于成功越狱。二十年！这就是一个指数式的工作。

"指数式"像朋友圈流行的大树理论：成为一棵大树的条件是需要相对的时间、不动、有良好的根基、向上长、向光——坚持到厚积薄发。但这也是有风险的：如果坚持不住中途退出，前面的努力就白费了。

如果坚持了很久但没有正面反馈和回报，是不是先分析下做的事情是对数式的还是指数式的？如果是指数式的，那是否像炒股一样设置止损——在多长的时间内坚持下去，如果到期了还没有成就、没有希望，就重新选择。

五、目标管理——人生需要"进度条"

曾听闻一个段子：一个男孩追一个女孩，苦苦追了一年，女孩死活不答应，男孩没办法只好撤了。女孩又反过来问：你为啥撤了？你为啥不追我了？男孩说：你倒是给我一个进度条啊，让我知道距离成功还有百分之多少！——这个故事告诉我们：人生需要进度条。

在有微博、个人微信平台前，我是懒得写东西的。但是有了微博微信，大家就爱写。你发一条，马上有人评论、点赞，有人转发。粉丝一个一个地就可以攒起来，这就是很细密的反馈。

如果你说我要是天天在家埋头写一篇几十万字的长篇小说，然后去出版，最后功成名就？那样的长期反馈，我们普通人是等不了的，我们受不了那种长期孤寂的耕耘。所以"进度条"是必需的。先设定一个目标，今年增加 10 000 个粉丝行不行？怎么达到，每个月要吸

231

引多少粉丝？要写什么样的内容，写什么样的深度才能吸引更多的人阅读？——"进度条"就是有效的目标管理。

比如说高考，考上清华大学这是一个目标。请问你怎么把这个目标分解？

认真听一堂课有用吗？可能效果是不明显的，我们感受不到这一堂课学习带来的效果，不知道距离考清华成功了多少"进度"。要长年累月地认真听讲，认真做作业，认真复习，才可能考上清华。

所以要调动我们的理想、勤奋，而这些东西都是在目标分解的"进度条"里才容易实现的。学霸就是设置了合理的"进度条"；而学渣没有建立"进度条"的机制。

有了"进度条"，其实就是设置了合理的目标，可以提高工作效率，避免拖延症。比如：我要在……之前写一本书；今晚写完这一篇文章，明早在微信公众号发布等。

目标管理同时还包括计划能力。有了目标，还要有实现这个目标的计划能力。举个例子：我从来没有去过美国，但想去美国旅游，还是去租车自驾旅游，而且是自己单独去的、持续20几天的、跨越7个州的长时间、长距离的旅游。怎么做计划呢？

1. 看游记，别人去的经验是怎么——相当于查文献，写综述。

2. 写详细行程——制订目标。

3. 考虑细节——预设 GPS 目标和确认（很多重复地名）；一些可能要用的英语怎么说？（加油？几号油？）路线规划，如果因为天气原因（10月初黄石公园天气变化多端，如果下雪公园会封路）要改变路线怎么办，如何绕路？住宿预订。如果发生事故怎么办，怎么用英语报警和处理？

4. 完美的行程——行动，实施。

最后我做了大量的准备工作，如果打印出来也是一本 10 万字的论文了。结果按计划第一次去美国就顺利完成了单车自驾 4000 公里，26 天的行程。

六、高效学习的方法

（一）不重复工作

掌握任何技能、策略或目标的最快方式就是照着前面的人开辟的路走下去，避免无效的重复工作，通过书本、博客、培训视频、咨询或上网等方式获得任何问题的解决方案。毕加索说："好的艺术家抄袭，伟大的艺术家剽窃"。比如专业学习，通过查阅文献、综述可以快速地学习到这一领域最前沿的知识。

（二）心无旁骛，一心不二用

人脑无法像电脑一样处理"多任务"，做事和学习时甩开你的手机和微信吧。研究表明，人如果分心后平均需要 25 分钟才能让心思回到手头的工作上。所以不要被所谓的"碎片化"时间效率迷惑。我认为"碎片化"的时间只能用于看点娱乐新闻和段子，不适合认真做事。

（三）万事开头难

开了头就容易了，完成任务比你想象的容易。现在回看我 2010 年写的那些博客文章，实在是文字粗陋得很，也缺乏逻辑。但虽然如此，至少是一个开头，只要开了这个头，就能不断走下去，不断进步。

（四）反馈和及时改进

学习工作中，反馈和及时改进很重要，有错就改。以学习角膜塑形验配为例，我认为看错误的案例更重要。这里的错误案例不仅是自己的失败案例的总结分析，也可以是别人的错误，正所谓他山之石，可以攻玉。我曾经写过《硬性角膜接触镜验配案例图解》一书，期望能提供我自己经历过的成功的、不成功的、错误的案例给同行参考，也是一种给自己、给别人的反馈。

七、勤奋

做临床工作不是要最聪明的人，关键在于有心去学习、总结，做学生时向老师学；独立工作后向同事或同行学，向书本学。"勤奋、认真"更重要。

这里面，最重要的是"自律"——就是管得住自己，有目标、按计划做事。有计划、有节制、自我激励，才能高效，完成别人做不到的事情，也就成就了你自己。

没有行动，懒惰就会生根发芽；没有梦想，堕落就会生根发芽。别说勤能补拙了，聪明的人也要勤奋。

八、一点学习心得

最后，回到视光，想跟大家分享下我的学习心得。视光需要丰富的知识基础，仅满足于"插片验光"是远远不够的。

（一）经常自我反馈

每天都想想今天做了一些什么工作，遇到了什么特殊的病例？

每月想想本月在技术上学了什么新东西。定期总结自己哪些技术熟练了，哪些技术还不懂，要找什么途径学习，要找谁学习？

及时跟踪随访，才知道你的处理是否有效，患者有没有不适主诉。一个调整了塑形参数的患者，定片后效果好不好？你的处理方法对了吗？——而且要动笔写下来。

（二）多查阅书籍、文献

个人经验是需要验证的。当人们主观地认为某种技术有效后，还需要临床科学的观察来证实。所以遇到问题还要会查阅各类书籍文献，不随口说我的经验是如何处理的。

（三）不耻下问

遇到不懂的或是解答不了的，不能打肿脸充胖子，不懂装懂"忽悠"患者，要向更高级的技术人员寻求帮助。这十分正常，是每一个技术人员的成长之路。

（四）将心比心

不妨假设每一个患者都是你的亲人朋友，每一个小孩都像你自己的，以这样的心态去工作，你就会发现很多检查和处理也许就不这么轻易了，可能要反复询问、查阅求证了。

（五）案例讨论

毕竟一个人遇到的疑难特殊案例是有限的。但如果大家都把自己的案例拿出来分享讨论，就相当于你也身临其境地处理了这些案例，丰富了你的知识经验。看看别人的案例如何，我有没有遇到过？别人怎么处理的，处理正确吗？如果是我会怎么处理？以后如果我遇到了这样的情况，我会处理吗？多思考这些问题，带着问题去讨论分析，不懂的查阅资料，经过一段时间的病案讨论，你自然能快速成长。当然也不要吝惜自己的案例，在与别人讨论的过程中，你也一定会有新的认识和发现。

（六）学会沟通

另外，技术再高明，如果不能用通俗的语言传达给患者，患者是不能理解你专业的技术知识的，也不能认可和信任你。所以良好的沟通非常重要。怎样把专业技术知识传达给非专业的对象是一门艺术，是需要时间来沉淀的。多听听这方面的沟通高手是怎么做的，提高自身的语言表达能力吧。当然，扎实的理论基础和广阔的知识面是必不可少的。

九、小结

成功没有捷径，在不同的阶段，设置不同的目标，逐渐接近你的梦想（图7-4-4）！

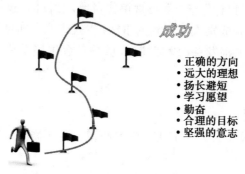

图7-4-4　成功没有捷径

参考文献

1. 王光霁. 双眼视觉学. 第2版. 北京：人民卫生出版社，2011.

2. 瞿佳. 眼视光学理论和方法. 第2版. 北京：人民卫生出版社，2011.

3. 杨智宽. 临床视光学. 第2版. 北京：科学出版社，2014.

4. 赵堪兴，杨培增，眼科学. 第8版. 北京：人民卫生出版社，2013.

5. 吕帆. 斜弱视和双眼视处理技术. 第2版. 北京：高等教育出版社，2014.

6. 石一宁. 中国儿童青少年近视形成机制以及预测与防控. 西安：陕西科学技术出版社，2015.

7. 王冬梅，杨智宽调节滞后与隐斜对青少年近视眼影响的研究进展. 眼视光学杂志，2009，11（4）：313-317.

8. 王冬梅，王平，蓝卫忠，等. 内隐斜视青少年近视眼矫正时个体化下加的确立方法. 中华医学杂志，2010，90（7）：443-446.

9. 杨必，贺庆军，刘陇黔. 视光学专业本科教育模式的比较与思考. 中国高等医学教育，2011（12）：1-16.

10. 刘陇黔，杨必，杨昕等. 眼视光学人力资源现状与发展建议. 中国循证医学杂志 2015，15（5）：497-499.

11. 张勇，万川，潘虹飚，等. 减少旁中心远视离焦镜片治疗儿童近视的疗效观察. 眼科新进展，2016，36（10）：967-969.

12. Wildsoet C，Wallman J. Choroidal and scleral mechanisms of compensation for spectacle lenses in chicks. Vision Res，1995，35：1175-1194.

13. Woo GC. Diversity in optometric education within and across China: challenges for harmonization. Clinical Experiment Optometry，2005，88（6）：420-425

14. World Council of Optometry. United Kindom. 2016.http://www.world optometry.org

15. Schaeffel F，Glasser A，Howland HC. Accommodation，refractive error and eye growth in chickens. Vision Res，1988，28（5）：639-657.

16. Gwiazda J，Thorn F，Bauer J，et al. Myopic children show insufficient accommodative response to blurInvest Ophthalmol Vis Sci，1993，34（3）：690-694.

17. ByakunoI，Okuyama F，Tokoro T，et al. Accommodationin astigmatic eyes. Optom Vis Sci，1994，71：323-331.

18. Hung L-F，Crawford MLJ，Smith III EL. Spectacle lenses alter eye growth and the refractive status of young monkeys. Nature Med，1995，1：761-765.

19. Wildsoet C，Wallman J. Choroidal and scleral mechanisms of compensation for spectacle lenses in chicks. Vision Res，1995，35：1175-1194.

20. Diether S, Schaeffel F. Local changes in eye growth induced by imposed local refractive error despite active accommodation. Vision Res, 1997, 37: 659-668.

21. Smith III EL, Hung L-F. The role of optical defocus in regulating refractive development in infant monkeys. Vision Res, 1999, 39: 1415-1435.

22. Shaikh AW, Siegwart JT, Norton TT. Effect of interrupted lens wear on compensation for a minus lens in tree shrews.Optom Vis Sci, 1999, 76: 308-315.

23. Hung LF, Wallman J, Smith EL, 3rd. Vision-dependent changes in the choroidal thickness of macaque monkeys. Invest Ophthalmol Vis Sci, 2000, 41: 1259-1269.

24. Whatham A, Judge S. Compensatory changes in eye growth and refraction induced by daily wear of soft contact lenses in young marmosets. Vision Res, 2001, 41: 267-273.

25. Seidemann A, Schaeffel F, Guirao A, et al. Peripheral refractive errors in myopic, emmetropic, and hyperopic young subjects. J Opt Soc Am A, 2002, 19: 2363-2373.

26. Stark LR, Strang NC, Atchison DA, et al., Dynamic accommodationresponse in the presence of astigmatism. J Opt Soc Am A OptImage Sci Vis, 2003, 20: 2228-2236.

27. Duncan G, Collison DJ. Role of the non-neuronal cholinergic system in the eye: a review. Life Sci, 2003, 72(18-19): 2013-2019.

28. Phillips JR. Monovision slows juvenile myopia progression unilaterally. Brit J Ophthalmol, 2005, 89: 1196-1200.

29. Mutti DO, Mitchell GL, Hayes JR, et al. Accommodative Lag before and after the Onset of Myopia.Invest Ophthalmol Vis Sci, 2006, 47(3): 837-846.

30. Mutti DO, Hayes JR, Mitchell GL, et al. Refractive error, axial length, and relative peripheral refractive error before and after the onset of myopia. Invest. Ophthalmol. Vis. Sci, 2007, 48: 2510-2519.

31. Lan Weizhong, Yang Zhikuan, Liu Wen, et al. A longitudinal study on the relationship between myopia development and near accommodation lag in myopic children.Ophthal Physiol Opt, 2008, 28: 57-61.

32. Rose KA, Morgan IG, Ip J, et al. Outdoor activity reduces the prevalence of myopia in children. Ophthalmology, 2008, 115(8): 1279-1285.

33. Rose KA, Morgan IG, Smith W, et al. Myopia, Lifestyle, and Schooling in Students of Chinese Ethnicity in Singapore and Sydney. Archives of Ophthalmology, 2008, 126(4): 527-530.

34. Smith III EL, Huang J, Hung L-F, et al. Hemiretinal form deprivation: evidence for local control of eye growth and refractive development in infant monkeys. Invest Ophthalmol Vis Sci, 2009, 50: 5057-5069.

35. Howlett MH, McFadden SA. Spectacle lens compensation in the pigmented guinea pig. Vision Res, 2009, 49: 219-227.

36. Huang J, Hung L-F, Ramamirtham R, et al. Effects of form deprivation on peripheral refractions and ocular shape in infant rhesus monkeys(Macacamulatta). Invest Ophthalmol Vis Sci, 2009, 50: 4033-4044.

37. Tong L, Huang XL, Koh AL, et al. Atropine for the treatment of childhood myopia: effect on myopia progression after cessation of atropine. Ophthalmology, 2009, 116(3): 572-579.

38. Smith III EL, Hung L-F, Huang J, et al. Effects of optical defocus on refractive development in monkeys:

evidence for local, regionally selective mechanisms. Invest Ophthalmol Vis Sci, 2010, 51: 3864-3873.

39. Sankaridurg P, Donovan L, Varnas S, et al. Spectacle Lenses Designed to Reduce Progression of Myopia: 12-Month Results.Optom Vis Sci, 2010, 87 (9): 631-641.

40. Liu Y, Wildsoet CF. The effect of 2-zone concentric bifocal spectacle lenses on refractive error development and eye growth in young chicks. Invest Ophthalmol Vis Sci, 2011, 52: 1078-1086.

41. Tse DY, To C-H. Graded competing regional myopic and hyperopic defocus produce summated emmetropization set points in chick. Invest Ophthalmol Vis Sci, 2011, 52: 8056-8062.

42. Song YY, Wang H, Wang BS, et al. Atropine in ameliorating the progression of myopia in children with mild to moderate myopia: a meta-analysis of controlled clinical trials. J Ocul Pharmacol Ther, 2011, 27 (4): 361-368.

43. McBrien NA, Arumugam B, Gentle A, et al. The M4 muscarinic antagonist MT-3 inhibits myopia in chick: evidence for site of action. Ophthalmic Physiol Opt, 2011, 31 (5): 529-539.

44. Arumugam B, McBrien NA. Muscarinic antagonist control of myopia: evidence for M4 and M1 receptorbased pathways in the inhibition of experimentallyinduced axial myopia in the tree shrew. Invest Ophthalmol Vis Sci, 2012, 53 (9): 5827-5837.

45. Chia A, Chua WH, Cheung YB, et al. Atropine for the treatment of childhood myopia: safety and efficacy of 0.5%, 0.1%, and 0.01% doses (Atropine for the Treatment of Myopia 2). Ophthalmology, 2012, 119 (2): 347-354.

46. Smith III EL, Hung L-F, Arumugam B, et al. Negative lens-induced myopia in infant monkeys: Effects of high ambient lighting. Invest Ophthalmol Vis Sci, 2013, 54: 2959-2969.

47. Smith EL 3rd, Hung LF, Huang J, et al. Effects of local myopic defocus on refractive development in monkeys. Optom Vis Sci, 2013, 90: 1176-1186.

48. French AN, Ashby RS, Morgan IG, et al. Time outdoors and the prevention of myopia. Experimental Eye Research, 2013, 114: 58-68.

49. Harvey EM, Miller JM, Apple HP, et al. Accommodation in astigmatic children during visual task performance.Invest Ophthalmol Vis Sci, 2014, 55: 5420-5430.

50. Chu CH, Zhou Y, Zheng Y, et al. Bi-directional corneal accommodation in alert chicks with experimentally-induced astigmatism. Vision Res, 2014, 98: 26-34.

51. Benavente-Pérez A, Nour A, Troilo D.Axial Eye Growth and Refractive Error Development Can Be Modified by Exposing the Peripheral Retina to Relative Myopic or Hyperopic Defocus. Invest Ophthalmol Vis Sci, 2014, 55 (10): 6765-6773.

52. Lam CS, Tang WC, Tse DY, et al. Defocus Incorporated Soft Contact (DISC) lens slows myopia progression in Hong Kong Chinese schoolchildren: a 2-year randomised clinical trial. Br J Ophthalmol, 2014, 98 (1): 40-45.

53. PaunéJ, Queiros A, Lopes-Ferreira D, et al. Efficacy of a Gas Permeable Contact Lens to Induce Peripheral Myopic Defocus. Optometry and Vision Science, 2015, 92 (5): 596-603.

54. Gardner DJ, Walline JJ, Mutti DO, et al.Choroidal Thickness and Peripheral Myopic Defocus during Orthokeratology. Optom Vis Sci, 2015, 92: 579-588.

55. Huang J, Wen D, Wang Q, et al.Efficacy Comparison of 16 Interventions for Myopia Control in Children: A Network Meta-analysis.Ophthalmology, 2016, 123（4）: 697-708.

56. Shih KC, Chan TC, Ng AL, et al. Use of Atropine for Prevention of Childhood Myopia Progression in Clinical Practice. Eye & Contact Lens, 2016, 42: 16-23.

后 记

　　前久听闻我国血管外科领域的知名专家张强的一段轶事。这位张强医生就是在 2012 年底离开体制自由执业，2014 年创立张强医生集团的那位传奇人物。有一天深夜张强接到桐庐县医院的电话，一位因交通事故腹腔动脉出血的危重病人在手术台上处理不了，情况危急，想请他去处理。张强二话不说，立即自驾车从杭州开到桐庐，半小时就驾车开完了平时要一个半小时的路程。但到了现场后才发现情况特殊，他也没有见过这种情况。病人生命危在旦夕……结果他用了一个很创新的方法，大腿根部动脉处插一根尿管直到腹腔动脉破裂处。用导尿管头的小球把破口暂时堵住，结果救回了患者的生命。

　　结局自然是皆大欢喜，但细细说起来，张强其实有三次违法。第一，交通违法，超速。据说他当时车开到了 140km/h。第二，当时医生还没有多点执业的政策，即使把病人救活，也是违法的。第三，导尿管可不是血管外科的医疗器械。如果这位病人当时死了，这就是一个医疗事故，为什么用一个从来没有用过的医疗器械？

　　另外一个例子，1981 年，Warren 和 Marshall 发现消化性溃疡是由于一种幽门螺杆菌造成的，但是当时学术界一致认为胃内有腐蚀性的胃酸，胃是无菌的，不可能有细菌生长，对他们的发现嗤之以鼻。为了挑战这个"正统的"观念，时年仅 32 岁的 Marshall 喝了一个消化性溃疡患者的呕吐物，然后他果然也得了消化性溃疡，证明给医学界看消化性溃疡就是这种细菌导致的。

　　医学界这样的例子实在是比比皆是，不胜枚举。但我印象最深刻的还不仅仅是医生为了医学进步要冒极大的牵涉到自身利益和安全的风险，更重要的是要敢于挑战传统的精神。用导尿管做动脉止血，挑战"胃酸中不可能生长细菌"的想法，不是普通人能想到的，即使想到也未必敢去做，因为一旦不对，会严重影响个人声誉和行业地位。比如今天已经有移植人工心脏的技术，而在 19 世纪，心脏一直都是手术禁区。最先尝试做心脏手术，甚至心脏移植的医生，难道是一次就成功的？肯定是经历的多少的失败才完成了从 0 到 1 的突破。现在回看这些人都觉得是多么了不起，但在当时，他们的失败必然是被学界当做笑话来看的。可以想象当时的这些医生背负着多少屈辱和骂名，而在过世以后他们的成绩才得到了世人的认可。

　　对视光学而言，也是同样如此。关于近视进展的原因，关于儿童验光扩瞳，关于配镜原则等，我们都可以提出与教科书不一样的新观点，这些观点不一定对，但敢提出来也是担负着声誉受损的风险。我和温州医科大学的毛欣杰教授，是明日之星团队的同学，都在提一些书上没有的观点和想法，而且还是在网络上发出声音，同样是在冒这样的风险。我由衷感激有这样的"竞争对手"和伙伴，因为如果没有毛教授，我就没有如此的热情去创作，也不敢冒可能"身败名裂"的风险。感谢毛教授，因为我们一起在冒险，我没有一个人在战斗。毕竟医学很特殊，它不是爱迪生发明电灯，可以做1000多次实验来找到钨丝做灯芯。医生是没有这样的机会的，对于患者来说，实验错误是不能重来的。比如，做角膜塑形验配（做手术也一样），越是困难的患者，越是会汇集到专家的手中，但专家也不能保证能做好，如果做不好，患者会怎么看？请专家来会诊的单位会怎么看？——"这个专家也是不行，徒有虚名"。

　　本书作为一本"笔记"，自然会有一些个人观点和猜想，肯定有不足之处。希望同行和前辈多多批评，多多指导，多多包容。

　　吴伯凡老师说，"简历美德"是在求职时说的话，比如"积极主动""能吃苦""执行力强"等词汇，是体现自己工作能力或者个人美德的一些内容，是可以被别人（公司）利用的东西，是一种"私德"。而"葬礼美德"则有所不同，它是在你死后，举行葬礼的时候，被主持人讲出来的一些内容，是你对朋友的一些帮助，对社会的贡献，对这个世界的改变所作出的努力，是一种"个人公德（功德）"。写下这段文字时，我已过四十不惑之年，也想积一点"葬礼美德"。愿《视光医生门诊笔记》能对我国视光事业尽一点微薄之力，能给从业者一点帮助！

梅颖

2016年12月于上海

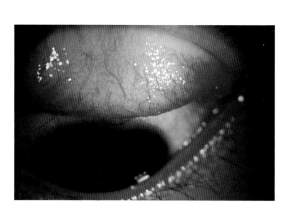

彩图 3-2-2 用弥散光线照明法观察睑结膜

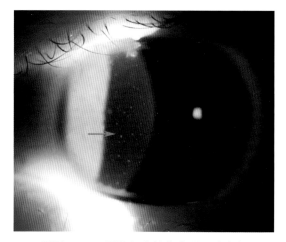

彩图 3-2-4 裂隙灯直接焦点照明法案例

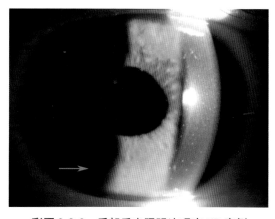

彩图 3-2-6 后部反光照明法观察 KP 案例

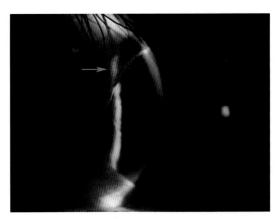

彩图 3-2-7　后部反光照明法观察角膜新生血管案例

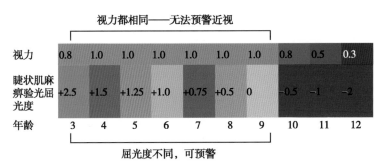

彩图 3-8-1　用视力与屈光度做近视预警的比较

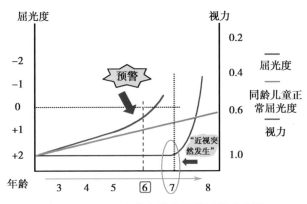

彩图 3-8-2　屈光发育档案预警近视示意图

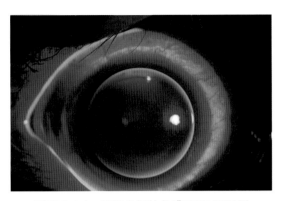

彩图 6-4-1　配适良好的角膜 RGP 配适图

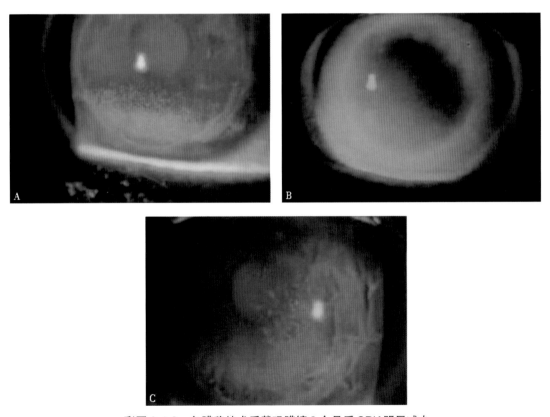

彩图 6-4-2　角膜移植术后戴巩膜镜 2 个月后 SPK 明显减少

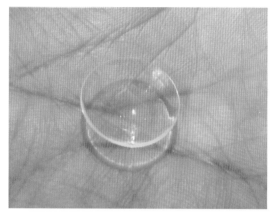

彩图 6-4-3A　巩膜镜（为了容易辨认，做了荧光染色）

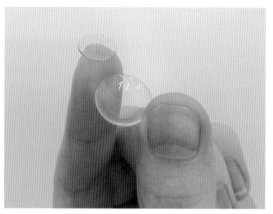

彩图 6-4-3B　巩膜镜与 RGP

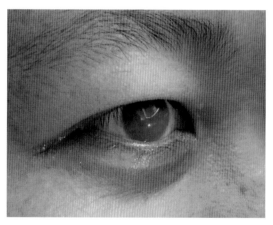

彩图 6-4-5　配戴巩膜镜的效果

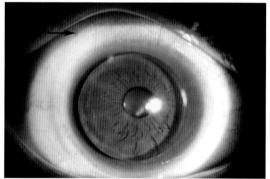

彩图 6-4-6　Piggyback 验配：先在角膜上戴软镜，在软镜上再戴 RGP 镜；黑色箭头所指为软镜的边缘

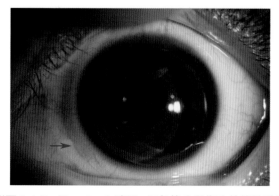

彩图 6-4-7　Piggyback 验配，红色箭头所指为软镜的边缘

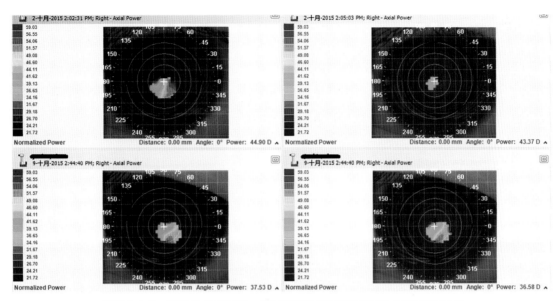

彩图 6-4-8　严重的角膜圆锥,曲率超出地形图测量范围,图像采集不全

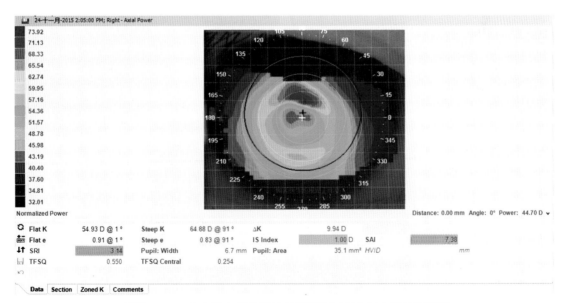

彩图 6-4-9　在角膜上戴软性接触镜后可以采集到完整的地形图

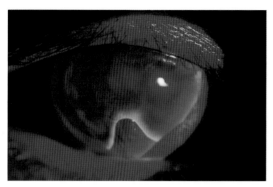

彩图 6-4-10 角膜圆锥非常不规则,
导致软镜戴上后形成皱褶

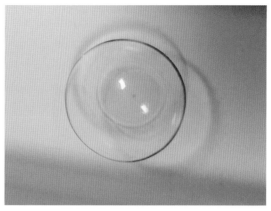

彩图 6-4-11 软硬结合镜
中央蓝色部分是硬镜设计,周边的透明部分是软镜材料

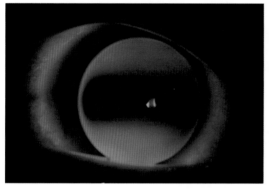

彩图 6-4-12 角膜散光 5.95D,右眼配戴常规球面
RGP 镜,上下方镜片边翘非常大,配适差

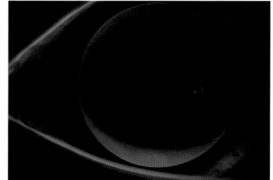

彩图 6-4-13 右眼复曲面 RGP 镜配适佳,
戴镜舒适,视力矫正好

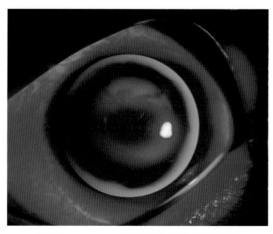

彩图 6-4-14 三点接触法圆锥角膜配适

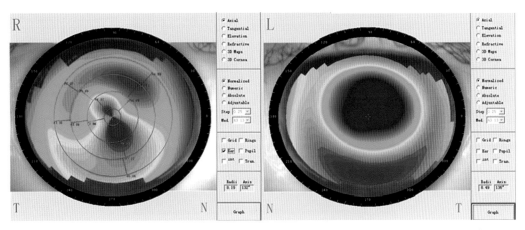

彩图 6-4-15　双眼 LASIC 术后 2 年, 右眼后继发性圆锥角膜, 右眼视力 0.2, 矫正不提高

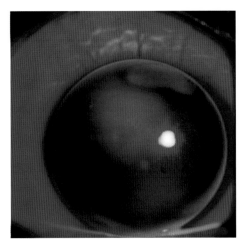

彩图 6-4-16　LASIC 术后继发性圆锥角膜 RGP 配适效果

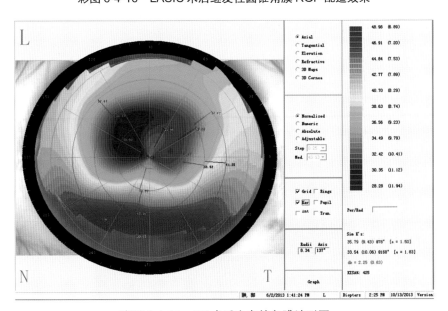

彩图 6-4-19　RK 术后患者的角膜地形图

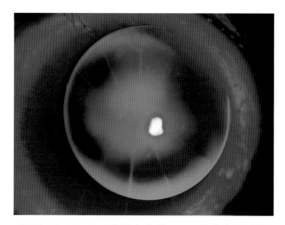

彩图 6-4-20　RK 术后患者戴 RGP 的荧光配适图

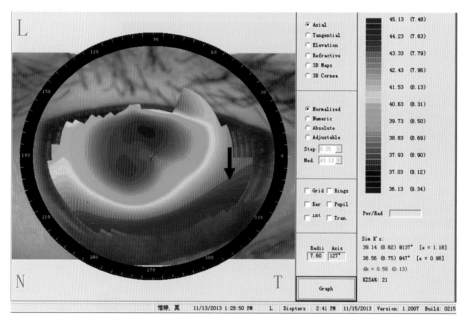

彩图 6-4-21　LASIC 术后屈光回退

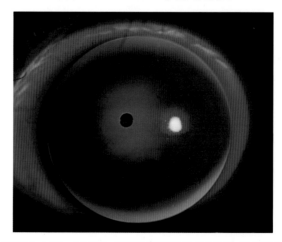

彩图 6-4-22　LASIC 术后屈光回退的 RGP 荧光配适图

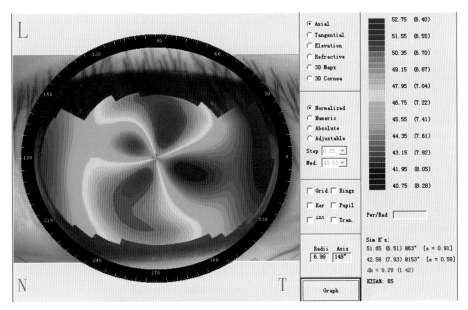

彩图 6-4-23　角膜移植术后的不规则散光角膜地形图

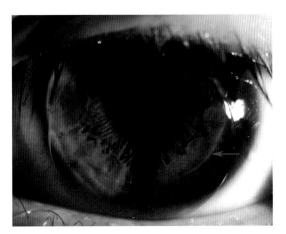

彩图 6-4-24　角膜移植术后不规则散光角膜,箭头所指是植片愈合后的瘢痕

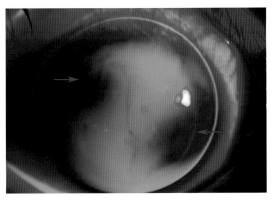

彩图 6-4-25　角膜移植术后不规则散光角膜的 RGP 配适效果

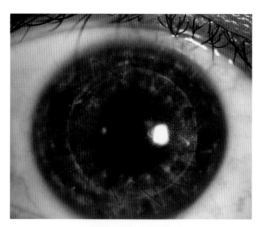

彩图 6-4-26　角膜移植术后未拆除缝线，塌陷状植片

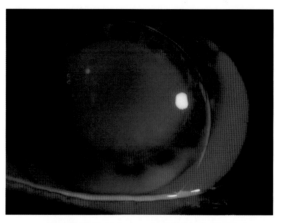

彩图 6-4-27　塌陷状植片的 RGP 配适效果，如要做 Piggy-back
验配需要注意缝线处的感染风险，需要密切监控

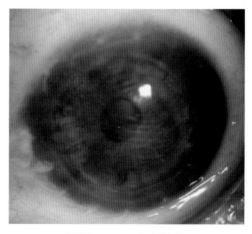

彩图 6-4-28　倾斜植片

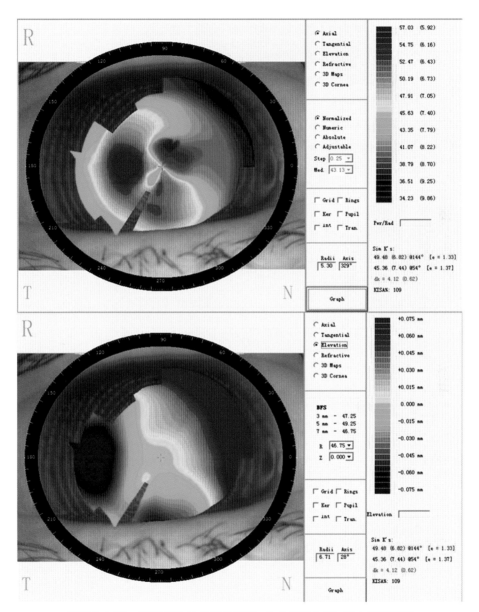

彩图 6-4-29　倾斜植片的角膜地形图，上方是轴向图，下方是高度图

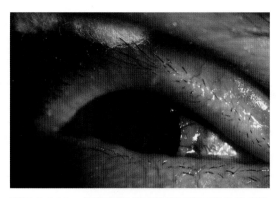

彩图 6-4-30　角膜移植术后戴接触镜不当并发感染

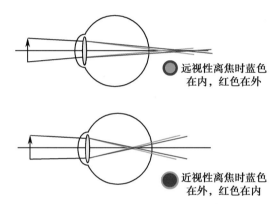

远视性离焦时蓝色
在内，红色在外

近视性离焦时蓝色
在外，红色在内

彩图 6-7-4　近视性／远视性离焦时的色散效应

28检